イラストでわかる
病態生理
― なぜ症状が現われるのか ―

監訳：山内　豊明　名古屋大学教授　医学部基礎看護学講座
　訳：青山　　弘　財団法人　日産厚生会診療所所長

総合医学社

Authorized translation of the original English edition,
Portable Pathophysiology
by Springhouse Corporation

Copyrights©2007 by Lippincott Williams & Wilkins.
All rights reserved.

©First Japanese edition 2008 by SOGO IGAKU SHA Ltd., Tokyo,
Japanese translation rights arranged with Lippincott Williams &
Wilkins / Wolters Kluwer Health, Inc., USA
through Japan UNI Agency, Inc., Tokyo.

イラストでわかる
病態生理
― なぜ症状が現われるのか ―

定価（本体 3,400 円＋税）

2008 年（平成 20 年）9 月 27 日発行　　第 1 版第 1 刷©

監訳者　山内 豊明（やまうち とよあき）
訳　者　青山 弘（あおやま ひろむ）

発行者　渡辺 嘉之
発行所　株式会社 総合医学社
　　　　〒101-0061　東京都千代田区三崎町 1-1-4
　　　　電話 03-3219-2920　FAX 03-3219-0410
　　　　URL：http://www.sogo-igaku.co.jp

Printed in Japan
ISBN978-4-88378-198-0　C3047　￥3400E

株式会社シナノ
検印省略

・本書に掲載する著作物の複製権・翻訳権・上映権・譲渡権・公衆送信権（送信可能化権を含む）は株式会社総合医学社が保有します。

・JCLS 〈(株)日本著作出版権管理システム委託出版物〉
　本書の無断複製は著作権法上での例外を除き禁じられています。複写される場合は、その都度事前に(株)日本著作出版権管理システム（電話 03-3817-5670，FAX 03-3815-8199）の許諾を得てください。

監訳者序文

　「病態生理」というと一見難しく思われてしまうかもしれません．しかし基本的・原則的なことを理解していれば，人間の体の出来事とその逸脱とは，いたってシンプルなことなのです．人間の体の構造とその働きは，驚く程よくできていますが，ややこしいことではないのです．ひとたびこの本質に気が付いて，原理・原則のレベルでの理解をすれば，病気や病態というものがすごく良く分かるようになります．

　本書は簡潔に示されていながら本質的な要点は外していません．看護学生の学習のてびきとしては，多く記述された書籍が必ずしもベストとは限りません．コンパクトながらも必要不可欠な事項はビジュアルに示されており，臨床実習の際の参考書としても最適なものでしょう．
　さらに本書は学習のためのみならず，病状を適切に説明する際にも大いに役立つので，患者や家族への説明用にも相応しいものと考えます．
　また，実践家にとっても要所がコンパクトに押さえてある本書を活用することで後輩ナースの指導に，また看護職のみならず医師・研修医にも非常に役立つものと考えます．

　本書は米国で非常に好評を博していたために，この度邦訳版の出版となりました．人間の体の仕組みや機能は万国共通ですが，医療が展開される場は，文化や制度の影響も受けるでしょう．そのために日本の現状に即するための「訳者注」も随所につけました．
　日々の学習や実践場面で，本書がお役に立てますことを切に願っています．

2008年8月

山内　豊明
名古屋大学教授
医学部基礎看護学講座

監訳者略歴
山内 豊明

1985年　新潟大学医学部医学科卒業
1991年　同大学院博士課程（神経内科学専攻）修了
1993-1995年　カリフォルニア大学医学部神経科学部門勤務を経て，
1996年　ニューヨーク州ペース大学看護学部卒業
1997年　同大学院看護学修士課程修了
1998年　オハイオ州ケース・ウエスタン・リザーヴ大学大学院博士課程（看護学）修了
2002年より名古屋大学大学院医学系研究科臨床アセスメント看護学分野教授

訳者略歴
青山　弘

1980年　東京医科歯科大学医学部卒業
1984年　東京大学大学院医学系研究科博士課程（病理学専攻）終了
東京大学医学部病理学教室助手，同附属看護学校講師（併任），同附属病院内科勤務
　　等を経て
1999年より財団法人 日産厚生会診療所 所長

目　次

1 循環器系　1

高血圧症 2 ／ 高脂血症 4 ／ 冠動脈疾患 6 ／ 急性冠症候群 8 ／ 心筋梗塞 10 ／ 心不全 12 ／ 心原性ショック 14 ／ 循環血液量減少性ショック 16 ／ 敗血症性ショック 18 ／ リウマチ性心疾患 20 ／ 大動脈弁閉鎖不全症 22 ／ 大動脈弁狭窄症 24 ／ 肺動脈弁狭窄症 26 ／ 僧帽弁閉鎖不全症 28 ／ 僧帽弁狭窄症 30 ／ 僧帽弁逸脱症 32 ／ 心房中隔欠損症 34 ／ 心室中核欠損症 36 ／ ファロー四徴症 38 ／ 動脈管開存症 40 ／ 大血管転位症 42 ／ 大動脈縮窄症 44 ／ 心内膜炎 46 ／ 心筋炎 48 ／ 拡張型心筋症 50 ／ 拘束型心筋症 52 ／ 閉塞性肥大型心筋症 54 ／ 心膜炎 56 ／ 心タンポナーデ 58 ／ 腹部大動脈瘤 60 ／ レイノー病 62 ／ 深部静脈血栓症 64

2 呼吸器系　67

上気道感染症 68 ／ 重症急性呼吸器症候群（SARS）70 ／ 肺炎 72 ／ 肺結核 74 ／ サルコイドーシス 76 ／ 慢性気管支炎 78 ／ 喘息 80 ／ 肺気腫 82 ／ 特発性肺線維症 84 ／ 肺高血圧症 86 ／ 肺水腫 88 ／ 急性呼吸窮迫症候群（ARDS）90 ／ 肺塞栓症 92 ／ 脂肪閉塞症候群 94 ／ 気胸 96 ／ 肺癌 98 ／ 胸水 100

3 神経・感覚器系　103

片頭痛 104 ／ 脳卒中 106 ／ 頭蓋内出血 108 ／ 脳動脈瘤 110 ／ 脳動静脈奇形 112 ／ 脳腫瘍 114 ／ 多発性硬化症 116 ／ ギラン・バレー症候群 118 ／ パーキンソン病 120 ／ 筋萎縮性側索硬化症（ALS）122 ／ 重症筋無力症 124 ／ 髄膜炎 126 ／ 西ナイル脳炎 128 ／ ライム病 130 ／ 水頭症 132 ／ アルツハイマー病 134 ／ てんかん 136 ／ うつ病 138 ／ 口唇裂と口蓋裂 140 ／ 喉頭癌 142 ／ 白内障 144 ／ 緑内障 146 ／ 黄斑変性 148 ／ 難聴 150 ／ 中耳炎 152 ／ メニエル病 154 ／ むち打ち損傷 156 ／ 脊髄損傷 158 ／ 椎間板ヘルニア 160 ／ 二分脊椎 162

4 消化器系　　165

食道裂孔ヘルニア 166 ／ 胃食道逆流症 168 ／ 食道癌 170 ／ 胃炎 172 ／ 消化性潰瘍 174 ／ 胃癌 176 ／ 幽門狭窄 178 ／ クローン病 180 ／ 潰瘍性大腸炎 182 ／ 過敏性腸症候群 184 ／ 憩室性疾患 186／ 大腸ポリープ 188 ／ 大腸癌 190 ／ ヒルシュスプルング病 192 ／ 虫垂炎 194 ／ 痔 196 ／ 鼠径ヘルニア 198 ／ ウイルス性肝炎 200 ／ 肝硬変 202 ／ 門脈圧亢進症 204 ／ 肝癌 206 ／ 胆嚢炎 208 ／ 膵炎 210 ／ 膵癌 212 ／ 腹膜炎 214

5 筋骨格系　　217

筋ジストロフィー 218 ／ 挫傷 220 ／ 腱炎 222 ／ 捻挫 224 ／ 痛風 226 ／ 滑液嚢炎 228 ／ 骨関節炎 230 ／ 手根管症候群 232 ／ 側彎 234 ／ 股関節発達形成障害 236 ／ 骨髄炎 238 ／ 骨粗鬆症 240／ 骨折 242 ／ 骨腫瘍 244

6 造血器系　　247

真性多血症 248 ／ 鉄欠乏性貧血 250 ／ 悪性貧血 252 ／ サラセミア 254 ／ 再生不良性貧血 256 ／ 急性白血病 258 ／ 急性骨髄性白血病 260 ／ 慢性リンパ性白血病 262 ／ 慢性骨髄性白血病 264 ／ ホジキン病 266 ／ 非ホジキンリンパ腫 268 ／ 多発性骨髄腫 270 ／ 血友病 272 ／ 播種性血管内凝固症候群（DIC）274

7 免疫系　　277

アナフィラキシー 278 ／ アレルギー性鼻炎 280 ／ 後天性免疫不全症候群（AIDS）282 ／ 全身性エリテマトーデス（SLE）284 ／ 関節リウマチ 286 ／ 強皮症 288 ／ 強直性脊椎炎 290

8 内分泌系 293

甲状腺機能亢進症 294 ／ 甲状腺機能低下症 296 ／ 甲状腺癌 298 ／ クッシング症候群 300 ／ 副腎機能低下症 302 ／ 尿崩症 304 ／ 抗利尿ホルモン不適合分泌症候群（SIADH）306 ／ 糖尿病 308 ／ メタボリックシンドローム 310

9 泌尿器系 313

糸球体腎炎 314 ／ 腎盂腎炎 316 ／ 腎血管性高血圧 318 ／ 急性腎不全 320 ／ 急性尿細管壊死 322 ／ 腎結石 324 ／ 水腎症 326 ／ 多嚢胞性腎疾患 328 ／ 腎癌 330 ／ 膀胱炎 332 ／ 膀胱癌 334

10 皮膚系 337

接触皮膚炎 338 ／ アトピー性皮膚炎 340 ／ 蕁麻疹 342 ／ 熱傷 344 ／ 褥瘡 346 ／ 痤瘡 348 ／ 蜂窩織炎 350 ／ 帯状疱疹 352 ／ 疣贅 354 ／ 乾癬 356 ／ 脂漏性角化症 358 ／ 日光角化症 360 ／ 基底細胞癌 362 ／ 有棘細胞癌 364 ／ 悪性黒色腫 366

11 生殖器系 369

前立腺炎 370 ／ 前立腺肥大症 372 ／ 前立腺癌 374 ／ 精巣捻転 376 ／ 精索静脈瘤 378 ／ 陰嚢水腫 380 ／ 精巣癌 382 ／ 梅毒 384 ／ トリコモナス症 386 ／ 2型単純疱疹 388 ／ 骨盤炎症性疾患 390 ／ 乳管内乳頭腫 392 ／ 乳癌 394 ／ 子宮筋腫 396 ／ 子宮内膜症 398 ／ 子宮内膜癌 400 ／ 子宮頸癌 402 ／ 卵巣嚢腫 404 ／ 卵巣癌 406 ／ 外陰部癌 408

12 遺伝子疾患 411

ダウン症候群 412 ／ 鎌状赤血球貧血 414 ／ 嚢胞性線維症 416

■電解質異常 420 ／ 感染性疾患 422 ／ 参考文献 427 ／ 索 引 428

循環器系

高血圧症………2
高脂血症………4
冠動脈疾患……6
急性冠症候群………8
心筋梗塞………10
心不全………12
心原性ショック………14
循環血液量減少性ショック………16
敗血症性ショック………18
リウマチ性心疾患………20
大動脈弁閉鎖不全症………22
大動脈弁狭窄症………24
肺動脈弁狭窄症………26
僧帽弁閉鎖不全症………28
僧帽弁狭窄症………30
僧帽弁逸脱症………32

心房中隔欠損症………34
心室中核欠損症………36
ファロー（Fallot）四徴症………38
動脈管開存症………40
大血管転位症………42
大動脈縮窄症………44
心内膜炎………46
心筋炎………48
拡張型心筋症………50
拘束型心筋症………52
閉塞性肥大型心筋症………54
心膜炎………56
心タンポナーデ………58
腹部大動脈瘤………60
レイノー（Raynaud）病………62
深部静脈血栓症………64

高血圧症

- 収縮期血圧の間欠性または持続性上昇．
- 本態性高血圧症と二次性高血圧症に分類できます．

何が原因？

本態性高血圧症
- 不　明
- 危険因子：加齢，家族歴，生活習慣，民族，睡眠時無呼吸

二次性高血圧症
- 脳腫瘍，頭部外傷，四肢麻痺
- コカイン，エポエチンアルファ，エストロゲン代償療法，チラミンを含むモノアミン酸化酵素阻害剤，非ステロイド系抗炎症剤，経口避妊薬，交感神経刺激剤
- クッシング（Cushing）症候群；高アルドステロン血症，甲状腺・下垂体・副甲状腺の機能障害；褐色細胞腫
- 腎実質性疾患，腎動脈狭窄

 病態生理学的に現われる変化は？

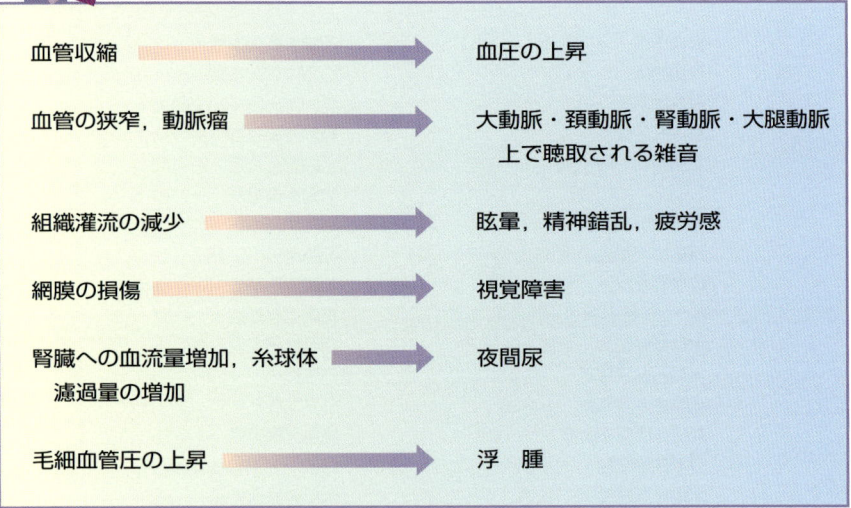

高血圧症における血管障害

動脈内圧の上昇によって血管内皮が傷害されます．

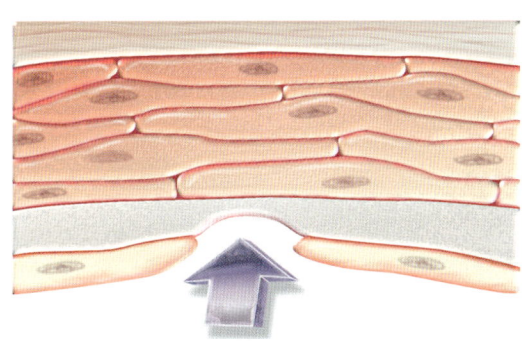

アンジオテンシンⅡ※が血管内皮壁の収縮を促進し，血漿が血管内皮間腔に滲出していくようになります．

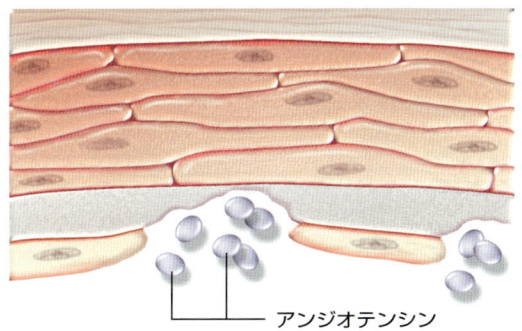

アンジオテンシン

血漿構成物質が血管壁に沈着し，血管中膜壊死をひき起こします．

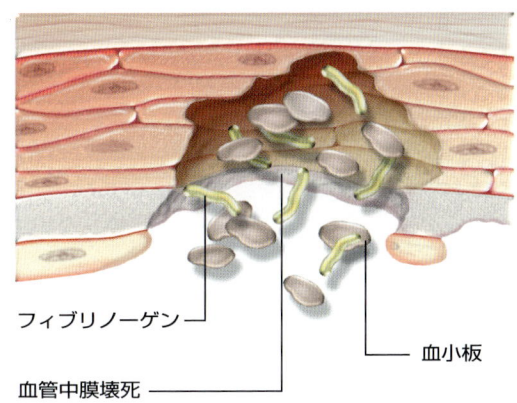

フィブリノーゲン

血管中膜壊死

血小板

※訳者注……アンジオテンシンⅡ：アンジオテンシン変換酵素の作用でアンジオテンシンⅠから生成されたペプチド．

高脂血症

- 血中の脂質が上昇した状態.
- 脂質:コレステロール,コレステロールエステル,リン脂質,トリグリセリド(中性脂肪)があります.
- 冠動脈疾患や末梢血管疾患の前段階に大きく関与しています.

何が原因？
原発性の原因
- 遺伝性疾患

二次性の原因
- 糖尿病
- 脂肪の多い食事摂取
- 過剰な飲酒
- 甲状腺機能低下症
- 肥　満
- 膵　炎
- 腎疾患

病態生理学的に現われる変化は？

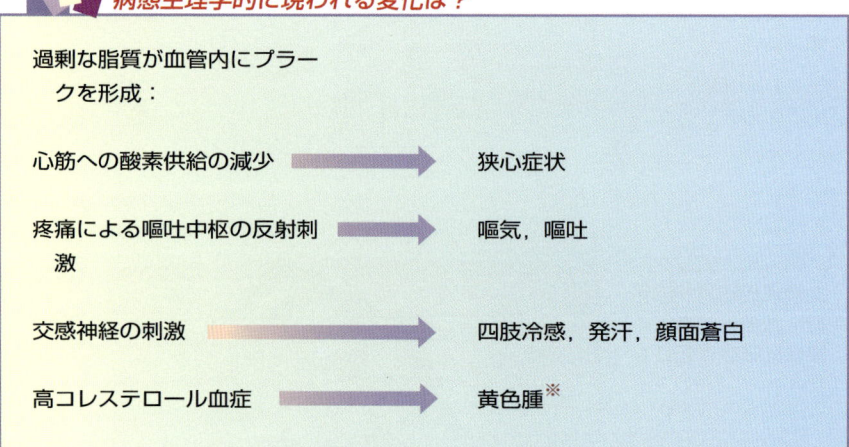

過剰な脂質が血管内にプラークを形成:

心筋への酸素供給の減少 →	狭心症状
疼痛による嘔吐中枢の反射刺激 →	嘔気,嘔吐
交感神経の刺激 →	四肢冷感,発汗,顔面蒼白
高コレステロール血症 →	黄色腫※

※訳者注……黄色腫:脂質を貪食した組織球から成る皮膚の黄色い小結節性病変.

高脂血症の図解

血液中のコレステロール輸送

リポ蛋白が，血流内へのコレステロール輸送の脂肪運送屋としての働きをします．
超低濃度リポ蛋白（VLDL）は，血流の中を流れ，毛細血管の内皮に付着し，そこで，コレステロールの脂肪の核が抽出されます．

コレステロールの作られ方

血中にとどまっている中間濃度リポ蛋白（IDL）の小粒子が，高濃度リポ蛋白（HDL；善玉コレステロール）の小さな円盤型粒子を放出します．

低濃度リポ蛋白（LDL；悪玉コレステロール）は，血中にとどまり，肝臓に戻ります．

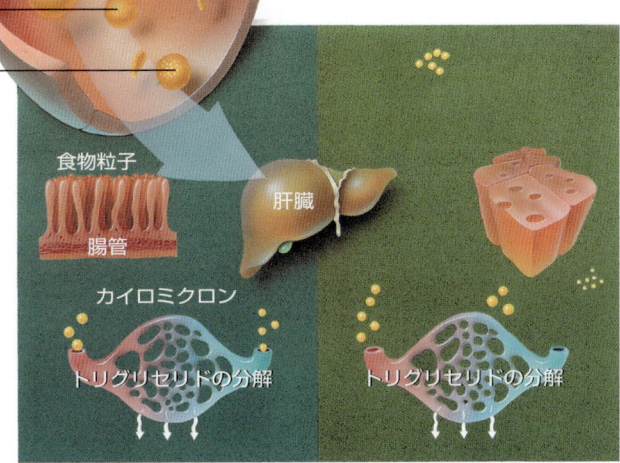

赤血球
毛細血管
VLDL
IDL
HDL
LDL
食物粒子
腸管
肝臓
カイロミクロン
トリグリセリドの分解
トリグリセリドの分解
遊離脂肪酸

冠動脈疾患

- 冠状動脈の狭小化によって起こります．
- 心筋組織への血流量減少によって，酸素や栄養の供給が減少します．

何が原因？
- 粥状硬化症（じゅくじょう）（最も高頻度）
- 先天性欠損
- 解離性大動脈瘤
- 感染性血管炎
- 梅　毒

 病態生理学的に現われる変化は？

心臓へ血液供給する動脈が硬く狭くなり，心筋への酸素供給量が減少 ⟶	狭心症状
疼痛による嘔吐中枢の反射刺激 ⟶	嘔気，嘔吐
交感神経の刺激 ⟶	四肢冷感，発汗，顔面蒼白

粥状硬化症の冠状動脈

正常の冠状動脈

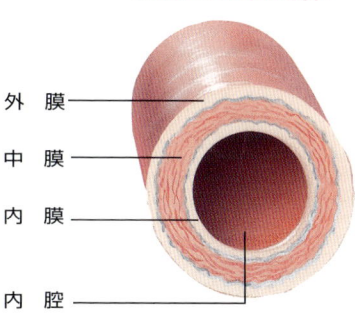

- 外膜
- 中膜
- 内膜
- 内腔

脂肪線条

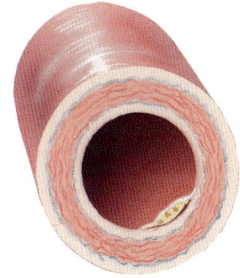

線維性プラーク

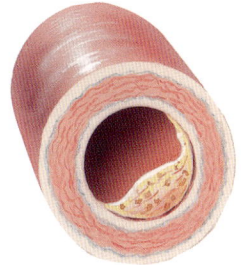

複雑なプラーク

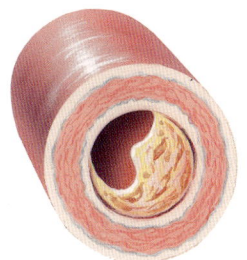

急性冠症候群

- プラーク※の破綻または びらん（ただれ）により発症します．
- 血小板の癒着，線維素凝塊形成，トロンビンの活性化によって血栓が大きくなってひき起こされます．
- 種類（冠状動脈の閉塞の程度によって決まる）：不安定狭心症，心電図上STの上昇のみられない心筋梗塞，STの上昇を認める心筋梗塞があります．

何が原因？
- 粥状硬化症(じゅくじょう)
- 塞栓症

病態生理学的に現われる変化は？

狭心症	
心筋虚血症 →	ニトログリセリンによって軽快する胸痛
心筋梗塞	
冠状動脈の閉塞 →	安静やニトログリセリンによって軽快しない胸痛
疼痛，交感神経刺激 →	発汗，不安感，高血圧，死んでしまうような感じ
心筋機能の障害 →	疲労感，呼吸促迫，四肢の冷感，低血圧
疼痛，迷走神経刺激 →	嘔気，嘔吐

※訳者注……プラーク：動脈内膜に沈着した脂肪によって生じる黄色調の病変．

冠状動脈

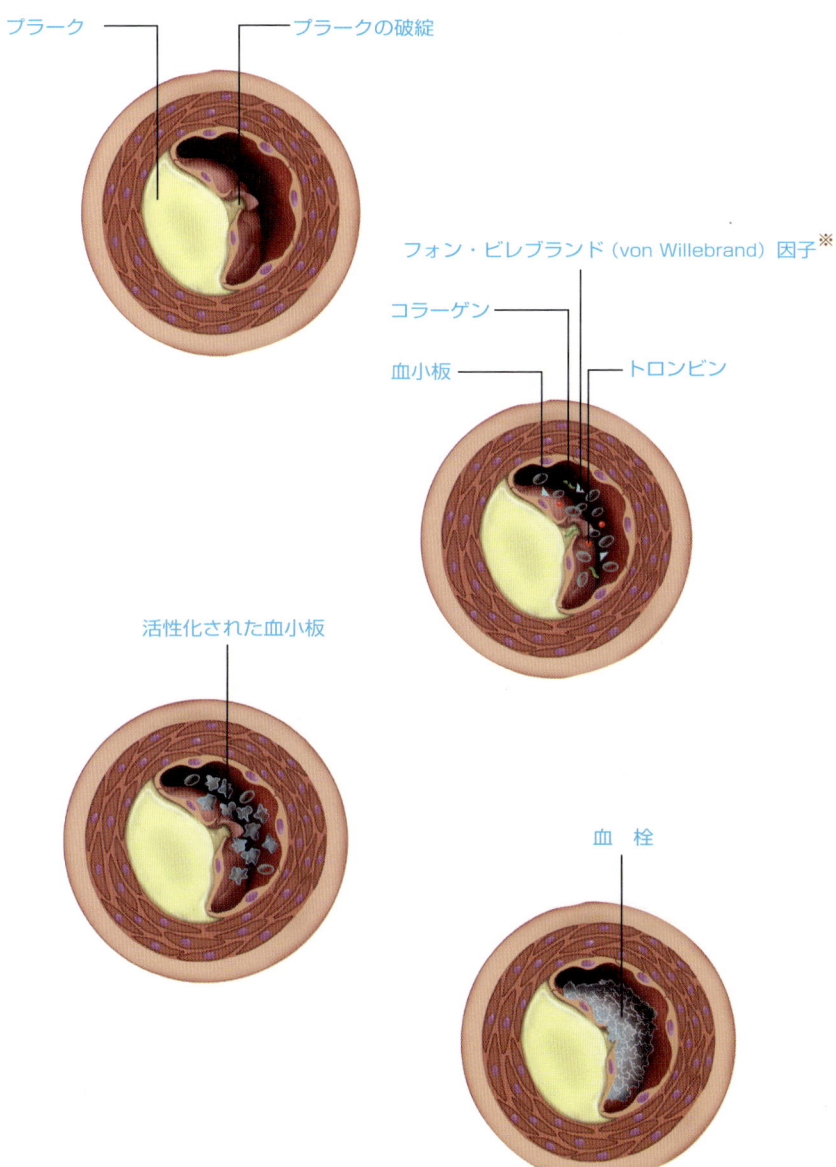

※訳者注……フォン:ビレブランド因子：第Ⅷ因子関連抗原.

心筋梗塞

- 急性冠状動脈症候群の一型.
- 1本ないしは それ以上の冠状動脈における血流量が減少し，心筋の虚血や壊死をひき起こします．

何が原因？
- 冠状動脈の狭窄や攣縮
- 薬剤の使用，特にアンフェタミンやコカイン
- 血栓症

 病態生理学的に現われる変化は？

冠状動脈の閉塞 →	安静やニトログリセリンによって改善しない胸痛
酸素欠乏 →	持続性破砕性の胸骨下の疼痛で，左腕，顎，頚部，肩甲骨部などへ放散する痛みを自覚することもあります．
疼痛，交感神経刺激 →	発汗，不安感，高血圧，死んでしまうような感じ
心筋機能障害 →	疲労感，呼吸促迫，四肢冷感，低血圧
疼痛，迷走神経刺激 →	嘔気，嘔吐

心筋梗塞における組織の破壊

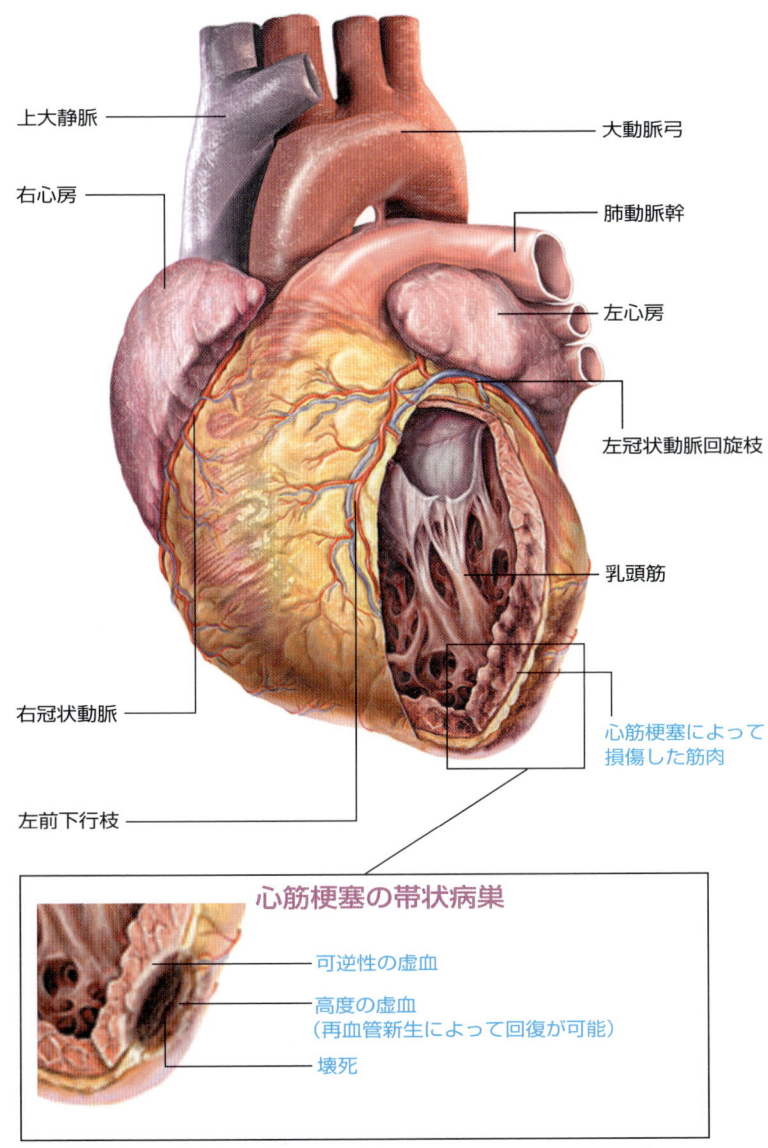

心不全

- 体内の組織代謝に必要な血液を心臓が駆出できない病態．
- 血管内や間質の容量が過剰となり，組織内への血液灌流が減少します．
- 心臓の障害されている側による分類（左心不全と右心不全）や，障害されている心臓の周期による分類（収縮機能障害と拡張機能障害）などがあります．

何が原因？
- 心筋の機能異常
- 左心室の容量，圧，充満の異常

 病態生理学的に現われる変化は？

左心不全

原因	症状
肺うっ血	呼吸困難，起坐呼吸，発作性夜間呼吸困難，喀痰のない咳，水泡音
酸素欠乏；身体の活動に反応して心拍出量を上昇させることができない状態	疲労感
左心室の肥大	心尖拍動の最強点が左前腋窩線のほうに偏位
交感神経の刺激	Ⅲ音聴取※1
反応しない心室に対する心房の収縮	Ⅳ音聴取※2
末梢血管の収縮	冷たく青白い皮膚

※1 訳者注……Ⅲ音聴取：Ⅱ音に続く低調音で，心室が急速に充満する時に聴取できます．小児では正常ですが，30～35歳以後では，左心不全や容量負荷を意味します．

※2 訳者注……Ⅳ音聴取：Ⅰ音に先行する低調音で，拡張障害のある心室に向かって心房が収縮する際に聴取できます．

右心不全

原因	症状
静脈のうっ血	頸静脈の拡張，肝腫大
肝臓や腸管のうっ血	食欲不振，腹部膨満感，嘔気
過剰な体液量	体重増加，浮腫
体液の貯留	腹水，全身浮腫

心不全の病態

左心不全

左心室の収縮機能障害

左心室の駆出能の低下

全身に向けての心拍出量の減少

左心房や肺への血液逆流

肺うっ血，呼吸困難，活動不耐性

肺水腫と右心不全

右心不全

右心室の収縮機能障害

右心室の駆出能の低下

肺に向けての心拍出量の減少

右心房や末梢循環への血液逆流

体重増加，末梢性浮腫，腎臓その他の諸臓器のうっ血

心原性ショック

- 心拍出量の減少によって生じ，組織灌流が著しく障害された状態．
- ポンプ失調とも呼ばれます．

何が原因？
- 急性の僧帽弁閉鎖不全症または大動脈弁閉鎖不全症
- 末期の心筋症
- 心筋梗塞
- 心筋虚血症
- 心筋炎
- 乳頭筋機能障害
- 心室瘤
- 心室中隔欠損症

 病態生理学的に現われる変化は？

交感神経刺激 →	頻脈，速脈
脳低酸素症 →	不安感，興奮状態，呼吸促迫
血管収縮 →	尿量減少；冷たく青白い皮膚
代償機能不全 →	低血圧
心拍出量の減少 →	脈圧の狭心化；弱くて速く糸のように細い脈
腎灌流量の減少 →	尿量の減少
低酸素血症 →	チアノーゼ
脳灌流量の減少，酸-塩基平衡の異常，電解質異常 →	無意識状態，反射の消失
衰弱，呼吸中枢の活動低下 →	ゆっくりした呼吸，浅い呼吸，チェーン・ストークス（Cheyne-Stokes）呼吸※

※訳者注……チェーン・ストークス呼吸：呼吸の深さが徐々に増して最大となり，次いで減少して無呼吸となる，交代性無呼吸のことをいいます．周期は通常30秒から2分の持続で5〜30秒間の無呼吸となります．

心原性ショックの病態

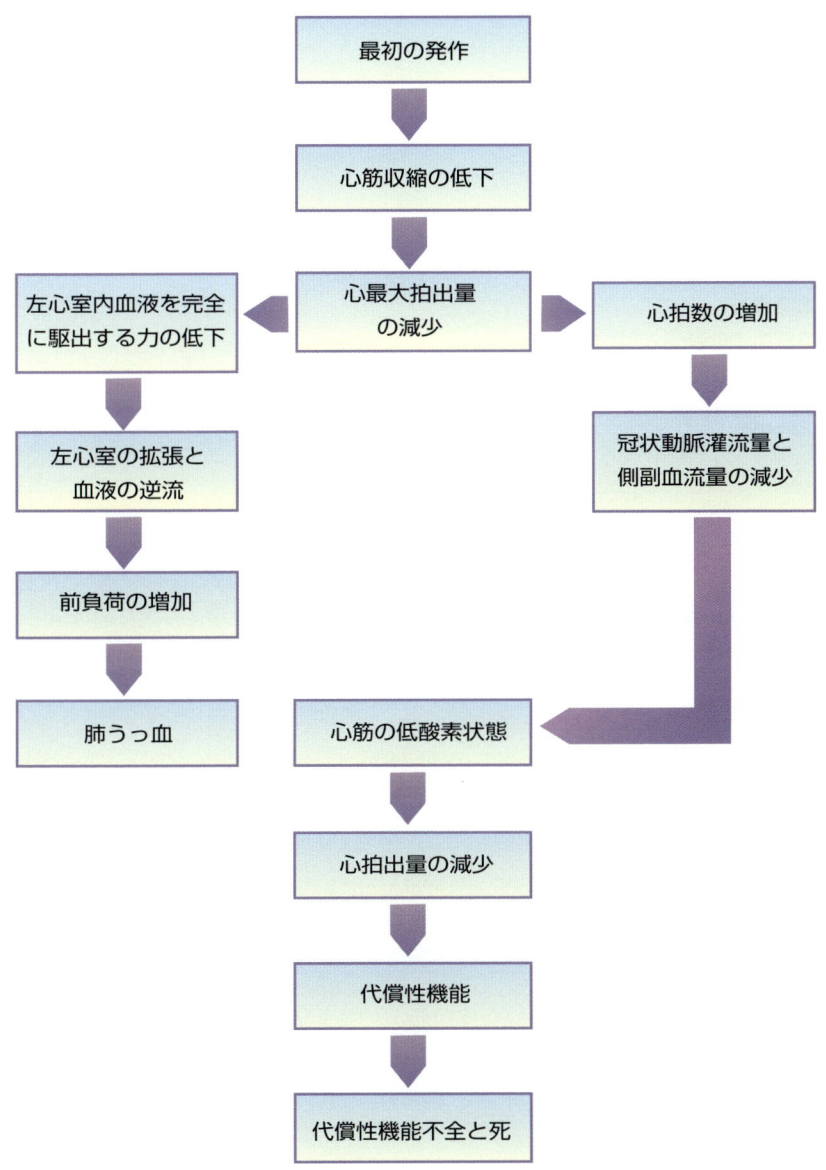

循環血液量減少性ショック

■血管内血液量の減少によって起こる循環不全と組織灌流量の減少．
■早期に気付くことと迅速な治療が，良好な予後を得るのに不可欠です．

何が原因？
- 腹水
- 失血
- 熱傷
- 体液の移動
- 消化管液の喪失
- 血胸
- 腹膜炎
- 腎血流の喪失

 病態生理学的に現われる変化は？

交感神経刺激 →	頻脈
脳低酸素症 →	不安感，興奮状態，呼吸促迫
体液量の減少，血管収縮 →	尿量の減少；湿って冷たい青白い皮膚
代償機能不全 →	低血圧
心最大拍出量の減少，心拍出量の低下 →	脈圧の狭小化；弱くて速く糸のように細い脈
衰弱 →	浅い呼吸
腎灌流量の減少 →	尿量の減少
低酸素血症 →	チアノーゼ
組織無酸素症 →	代謝性アシドーシス

循環血液量減少性ショックの病態

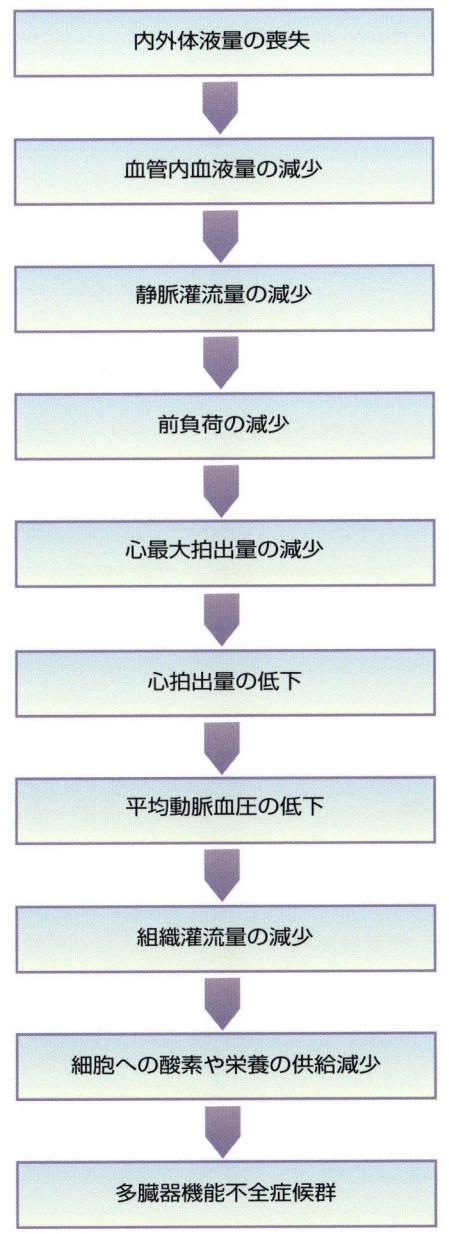

敗血症性ショック

- 感染に反応して起こる組織灌流量の減少，代謝の変化，循環虚脱．
- グラム陰性菌血症患者の25％に発生します．

何が原因？
- グラム陰性菌
- グラム陽性菌

病態生理学的に現われる変化は？

原因	→	症状
感染	→	悪寒，発熱
交感神経刺激	→	頻脈，速脈
脳低酸素症	→	不安感，興奮状態，呼吸促迫
血管収縮	→	尿量の減少
血管拡張	→	暖かく乾燥した皮膚
代償性機能不全	→	低血圧
低酸素血症	→	チアノーゼ
脳灌流量の減少，酸-塩基平衡の異常，電解質異常	→	無意識状態，反射の消失
代償性機能不全	→	急速な血圧低下
呼吸中枢の活動低下	→	ゆっくりした呼吸，浅い呼吸，チェーン・ストークス（Cheyne-Stokes）呼吸

敗血症性ショックの病態

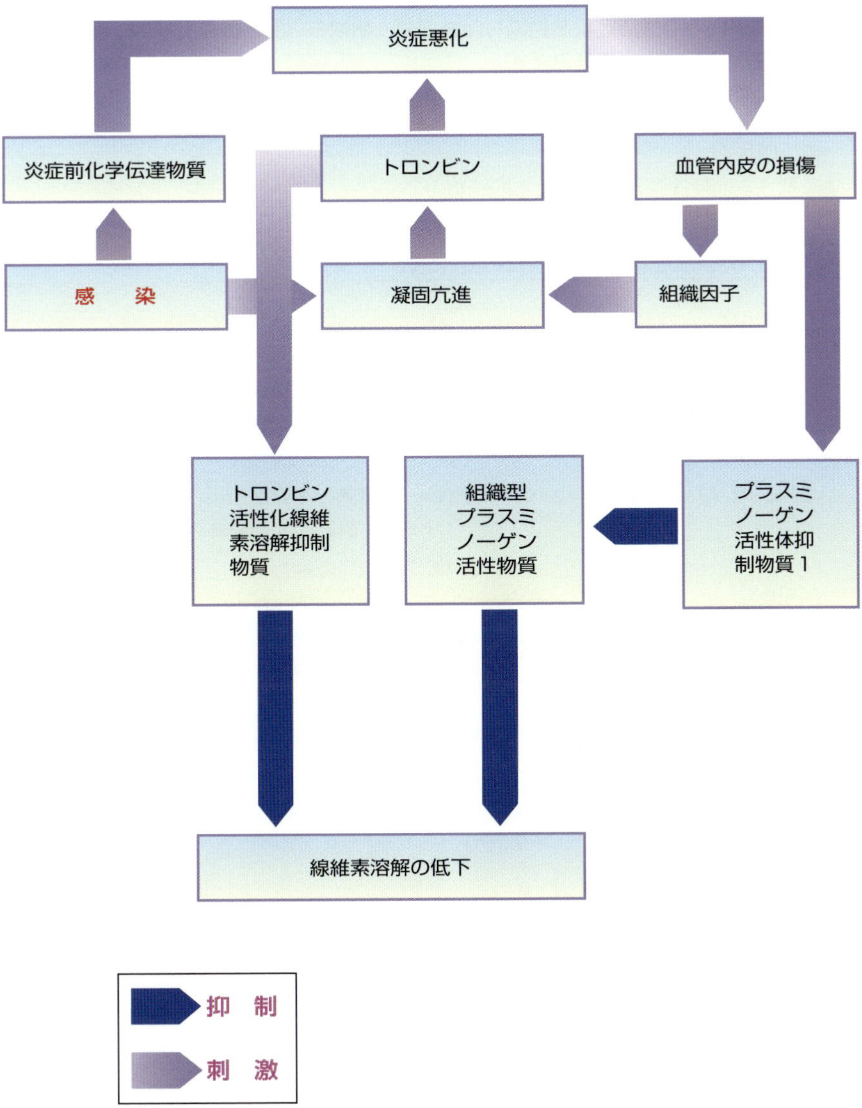

```
                    炎症悪化
          ↗           ↑           ↖
  炎症前化学伝達物質   トロンビン    血管内皮の損傷
       ↑              ↑              ↓
      感 染    →    凝固亢進   ←    組織因子
                       ↓
  ┌──────────┐   ┌──────────┐   ┌──────────┐
  │ トロンビン │   │  組織型   │   │ プラスミ │
  │活性化線維 │   │ プラスミ  │ ← │ ノーゲン │
  │素溶解抑制 │   │ ノーゲン  │   │ 活性体抑 │
  │  物質    │   │ 活性物質  │   │ 制物質1  │
  └──────────┘   └──────────┘   └──────────┘
        ↓              ↓
            線維素溶解の低下
```

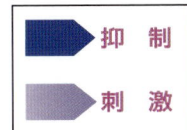

⬛ 抑 制
🟪 刺 激

敗血症性ショック

リウマチ性心疾患

- 幼少時の全身性炎症性疾患．
- リウマチ熱が心臓に症状を発現したもので，初期の心臓全体の炎症や，後期の慢性心臓弁膜症性疾患を含みます．
- 心臓，関節，中枢神経系，皮膚，皮下組織に病変が及びます．

何が原因？
- A群β溶血性連鎖状球菌による咽頭炎

 病態生理学的に現われる変化は？

過敏性反応 →	有縁性紅斑※，体幹や上腕・大腿の内側面に発生する非瘙痒性の一過性斑状発疹，やがて，中心部が白い発赤調病変となる
炎症および感染症過程 →	発熱，多発関節炎，関節痛，関節腫脹，関節発赤
心内膜炎 →	弁の腫脹，弁の縫合線に沿って発生する びらん性病変，弁に生じる増殖物
心臓炎 →	腱や関節内骨隆起の近くに認められる皮下結節の増大

※訳者注……有縁性紅斑：ピンク色の皮疹で中心部は白色で辺縁は丘状になっている斑．

リウマチ性心疾患の続発症

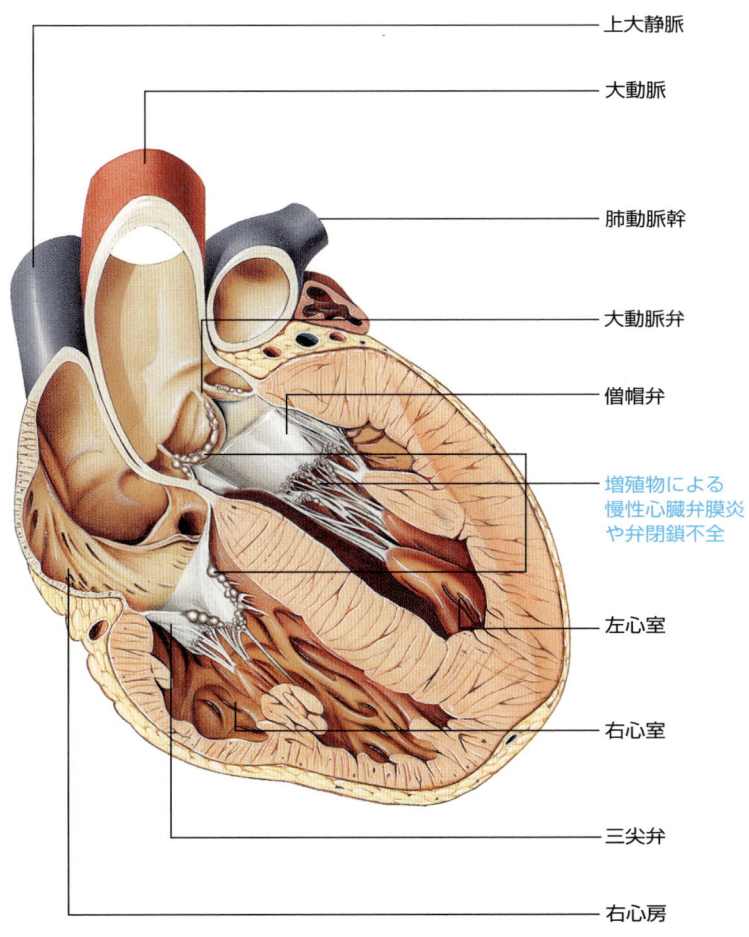

- 上大静脈
- 大動脈
- 肺動脈幹
- 大動脈弁
- 僧帽弁
- 増殖物による慢性心臓弁膜炎や弁閉鎖不全
- 左心室
- 右心室
- 三尖弁
- 右心房

大動脈弁閉鎖不全症

- 大動脈弁の不完全な閉鎖．
- 弁の瘢痕化や収縮によって起こるのがふつうです．

何が原因？

急性大動脈弁閉鎖不全症
- 急性の上行大動脈解離
- 胸部外傷
- 心内膜炎
- 人工的弁機能不全

慢性大動脈弁閉鎖不全症
- 強直性脊椎炎
- 高血圧
- マルファン（Marfan）症候群 ※
- リウマチ熱
- 梅　毒
- 心室中隔欠損症

※訳者注……マルファン症候群：骨格変化，血管障害，水晶体転位を特徴とする結合組織の多系統障害で，常染色体優性遺伝性疾患．

病態生理学的に現われる変化は？

急性大動脈弁閉鎖不全症
左心室不全 →	肺うっ血，ショック

慢性大動脈弁閉鎖不全症
肺静脈圧の亢進と心臓機能不全 →	呼吸困難，起坐呼吸，発作性夜間呼吸困難
左心室機能不全 →	疲労感，労作不耐性，肺うっ血，左心室不全，爪床の拍動，Ⅲ音聴取
冠状動脈の不充分な血液灌流量 →	狭心症状
左心室の過剰活動と頻拍 →	動　悸
拡張期圧の低下 →	脈圧の増大
血液の逆流 →	胸骨左縁で聴取される拡張期吹鳴性雑音

大動脈弁閉鎖不全症の図解

正常の半月弁

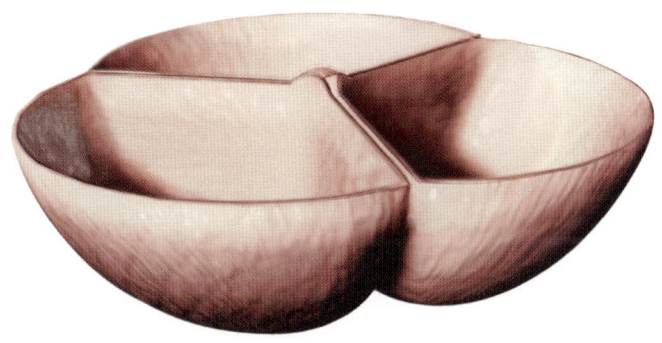

閉鎖不全の半月弁

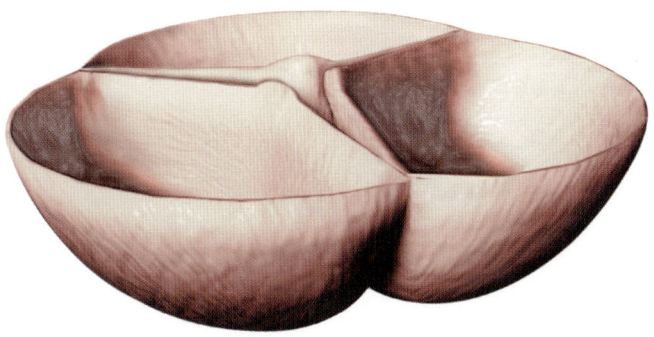

大動脈弁狭窄症

- 大動脈弁の狭小化．
- 後天性すなわちリウマチ性と，先天性とに分類できます．
- 古典的な三つの特徴的臨床症状として，狭心症状，失神，呼吸困難があります．

何が原因？
- 粥状硬化症
- 先天性大動脈弁二尖弁
- 特発性線維化と石灰化
- リウマチ熱

 病態生理学的に現われる変化は？

拡張期機能異常 →	労作時呼吸困難
心筋の酸素必要量の増加と酸素放出の減少 →	狭心症状
全身の血管拡張や不整脈 →	失神
左心室不全 →	肺うっ血
狭窄弁を押し分けて流れる血液 →	粗い漸増漸減性の収縮期雑音

大動脈弁狭窄症の図解

正常の半月弁

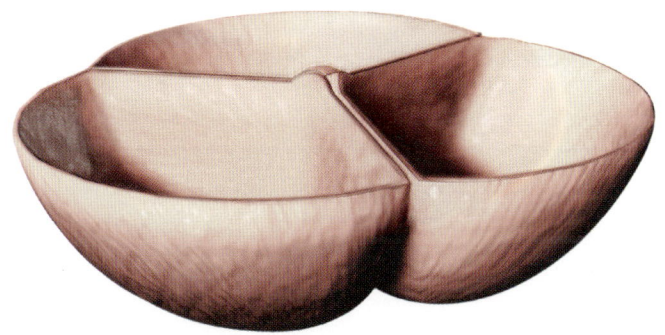

狭窄した半月弁

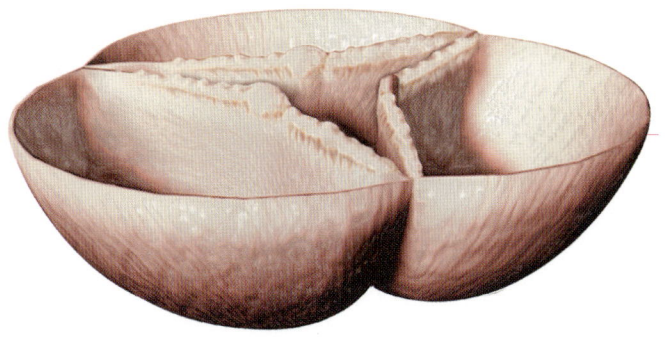

肺動脈弁狭窄症

- 肺動脈弁口の狭小化．
- 右心室からの血液流出路が閉塞するため右心室が肥大します．
- 右心不全を起こします．
- ファロー（Fallot）四徴症に合併します．
- 無症状のことが多い．

何が原因？
- 先天的な弁尖の狭窄
- リウマチ熱（頻度としては少ない）

 病態生理学的に現われる変化は？

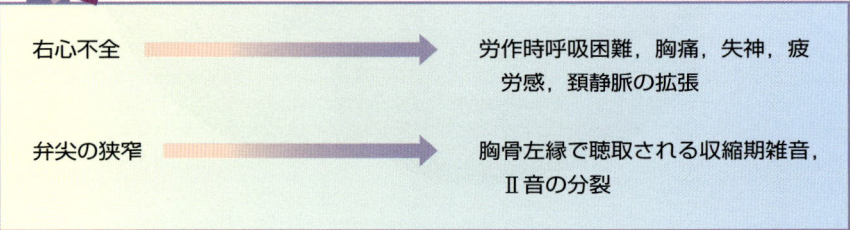

右心不全 →	労作時呼吸困難，胸痛，失神，疲労感，頚静脈の拡張
弁尖の狭窄 →	胸骨左縁で聴取される収縮期雑音，Ⅱ音の分裂

肺動脈弁狭窄症の図解

正常の半月弁

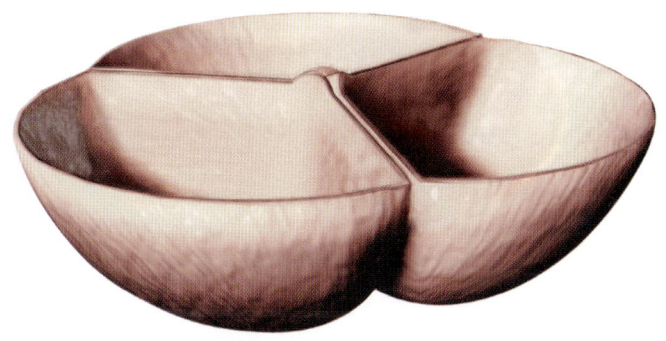

狭窄した半月弁

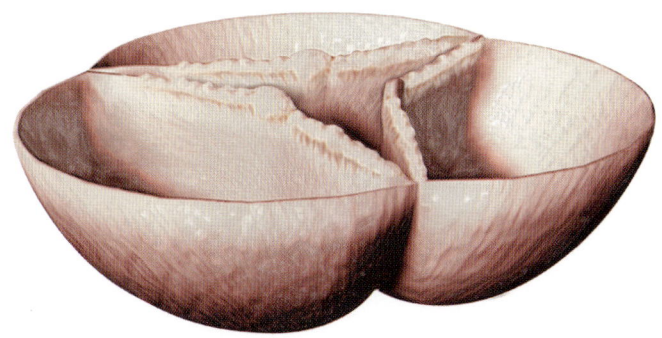

僧帽弁閉鎖不全症

- 僧帽弁の不完全な閉鎖．
- 収縮期に，左心室から左心房に血液が逆流します．

何が原因？
- 閉塞性肥大型心筋症
- 僧帽弁逸脱症
- 心筋梗塞
- リウマチ熱
- 腱索の断裂
- 大血管転位症

 病態生理学的に現われる変化は？

僧帽弁閉鎖不全と左心室機能障害によって生じる異常	→	起坐呼吸，呼吸困難，疲労感，末梢性浮腫，頚静脈の拡張，頻脈，水泡音，肺水腫，動悸，狭心症状
不完全な冠状動脈循環	→	狭心症状
血液の逆流	→	心尖部における汎収縮性雑音，心尖拍動

僧帽弁閉鎖不全症の図解

正常の房室弁

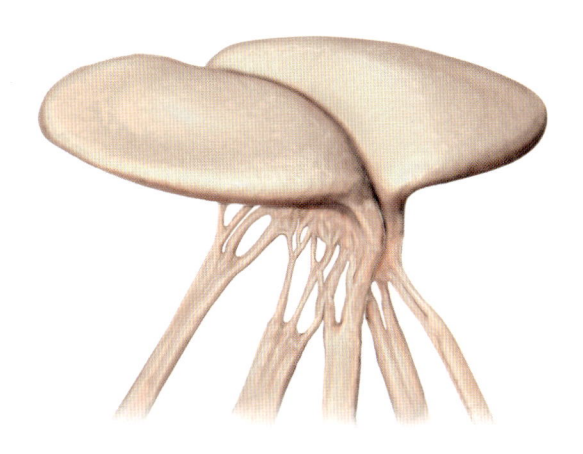

閉鎖不全の房室弁

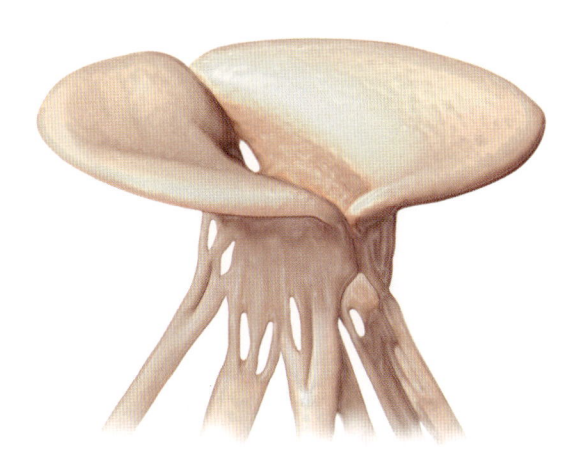

僧帽弁狭窄症

- 僧帽弁口の狭小化.
- 弁が,線維化や石灰化によって肥厚します.

何が原因？
- フェンフルラミンやフェンテルミンなどのやせ薬の組み合わせによる有害作用
- 心房の粘液腫
- 先天性異常
- 心内膜炎
- リウマチ熱

病態生理学的に現われる変化は？

心臓機能障害 ➡	労作時呼吸困難,発作性夜間呼吸困難,起坐呼吸,衰弱,疲労感,動悸
心不全 ➡	末梢性浮腫,頚静脈の拡張,肝腫大,頻脈,水泡音,肺水腫
狭窄弁上における血液の乱流 ➡	僧帽弁開放音と拡張期雑音の聴取

僧帽弁狭窄症の図解

正常の房室弁

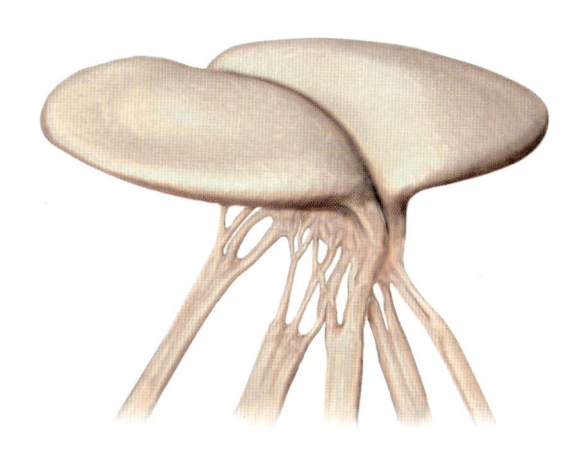

狭窄した房室弁

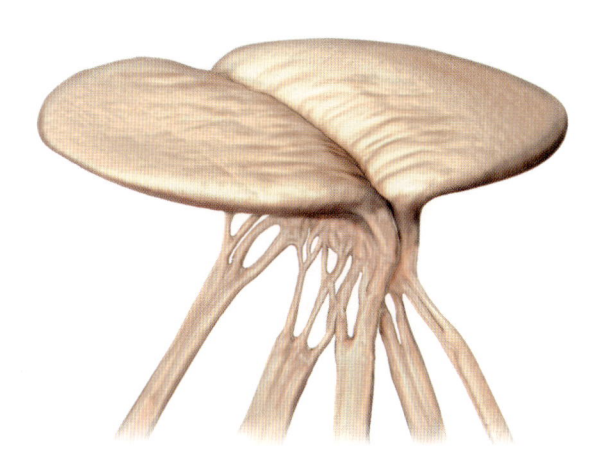

僧帽弁逸脱症

- 僧帽弁がうねって不完全にしか閉鎖しない状態．
- 男性より女性に多い．

何が原因？
- 常染色体優性遺伝
- 妊娠5～6週の弁の成長過程における遺伝的あるいは環境的な阻害要因
- エーラース・ダンロス（Ehlers-Danlos）症候群※，マルファン（Marfan）症候群，骨形成不全症などの遺伝性結合織性疾患

病態生理学的に現われる変化は？

左心室から左心房への血液の逆流 →	眩暈，失神，動悸，胸痛，心雑音
心房性あるいは心室性の不整脈 →	動　悸

全く症状がないのが，ふつうです．

※訳者注……エーラース・ダンロス症候群：結合組織成分の先天性代謝異常により，皮膚の異常な進展性，脆弱性，易出血性，関節の異常な可動性亢進等がみられる，常染色体優性遺伝性疾患．

僧帽弁逸脱症における弁の位置

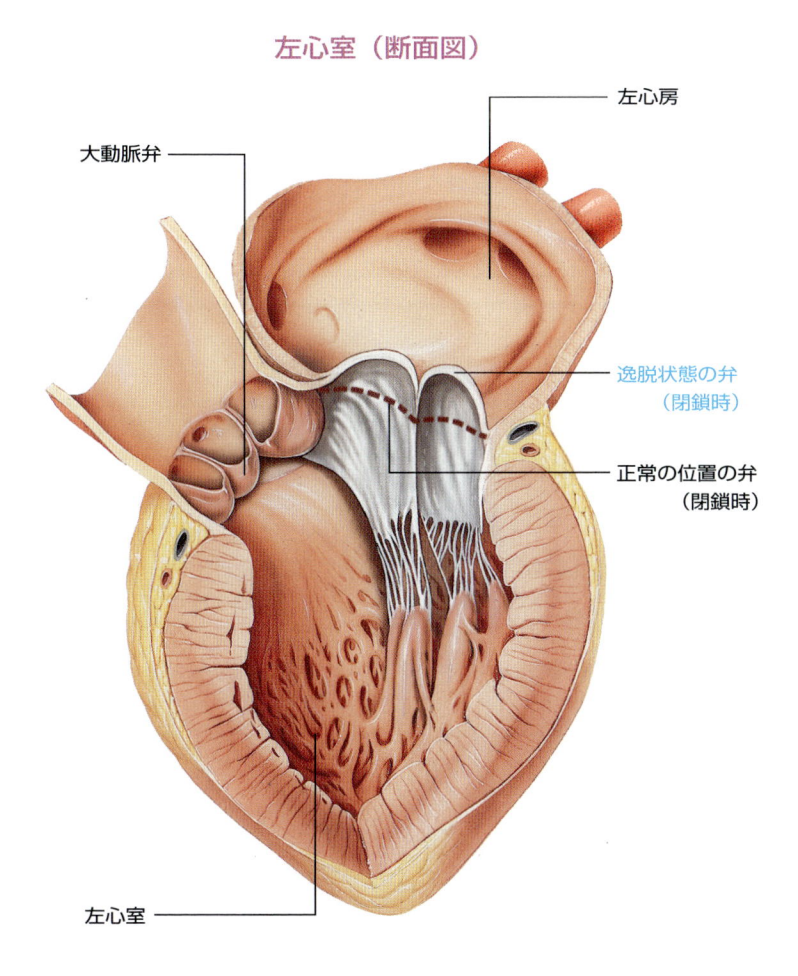

左心室（断面図）

- 左心房
- 大動脈弁
- 逸脱状態の弁（閉鎖時）
- 正常の位置の弁（閉鎖時）
- 左心室

心房中隔欠損症

- 血流に影響を及ぼす非チアノーゼ性の先天性心臓壁欠損疾患．
- 左右心房間に異常開口が認められます．血流短絡は，左心房から左心室への血流より，左心房から右心房への血流のほうが多い．
- 心臓の無効な拍出を招き，心不全の危険性が増します．

何が原因？
- 不　明
- ダウン（Down）症候群に合併

病態生理学的に現われる変化は？

心拍出量の低下 →	疲労感
肺動脈弁を通過する大量の血液 →	第2または第3肋間で聴取される収縮早期から中期にかけての雑音
右心系の負荷 →	右心房と右心室の拡大
青春期後期における僧帽弁逸脱 →	収縮期駆出クリック音または収縮後期の雑音
遅れて閉鎖する肺動脈弁 →	II音の分裂

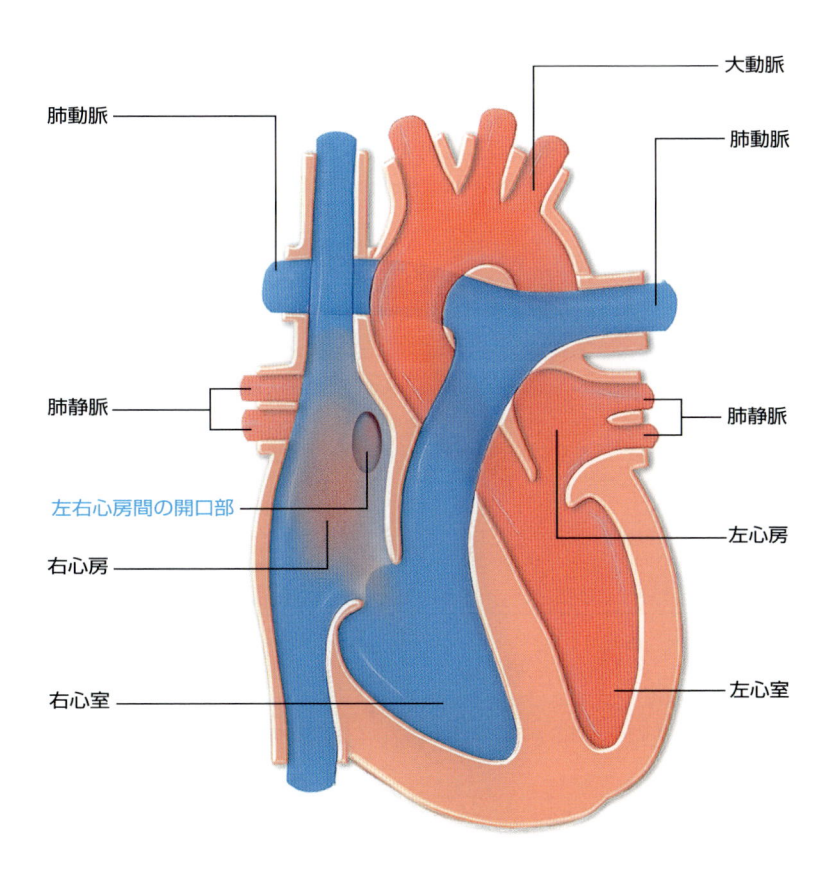

心房中隔欠損症

- 肺動脈
- 大動脈
- 肺動脈
- 肺静脈
- 肺静脈
- 左右心房間の開口部
- 左心房
- 右心房
- 右心室
- 左心室

心室中隔欠損症

- 非チアノーゼ性の先天性心疾患で，先天性心疾患の中では最も頻度が高い．
- 左右両心室間の心室中隔に開口部があり，左心室から右心室へ血液が短絡します．
- 心臓の駆出効果が不充分となり，心不全をひき起こすことになります．

何が原因？
- ダウン（Down）症候群およびその他の常染色体トリソミー疾患
- 胎児性アルコール症候群
- 動脈管開存症と大動脈縮窄症
- 未熟児
- 腎臓奇形

病態生理学的に現われる変化は？

心室中隔欠損を通過する異常な血液の流れ	→ 大きな粗い収縮期心雑音と，触知できる心臓拍動
心室中隔欠損を隔てた左右の圧勾配の増加	→ Ⅱ音肺動脈成分の大きくて広い分裂音
心臓の肥大	→ 最大の拍動点の位置が移動

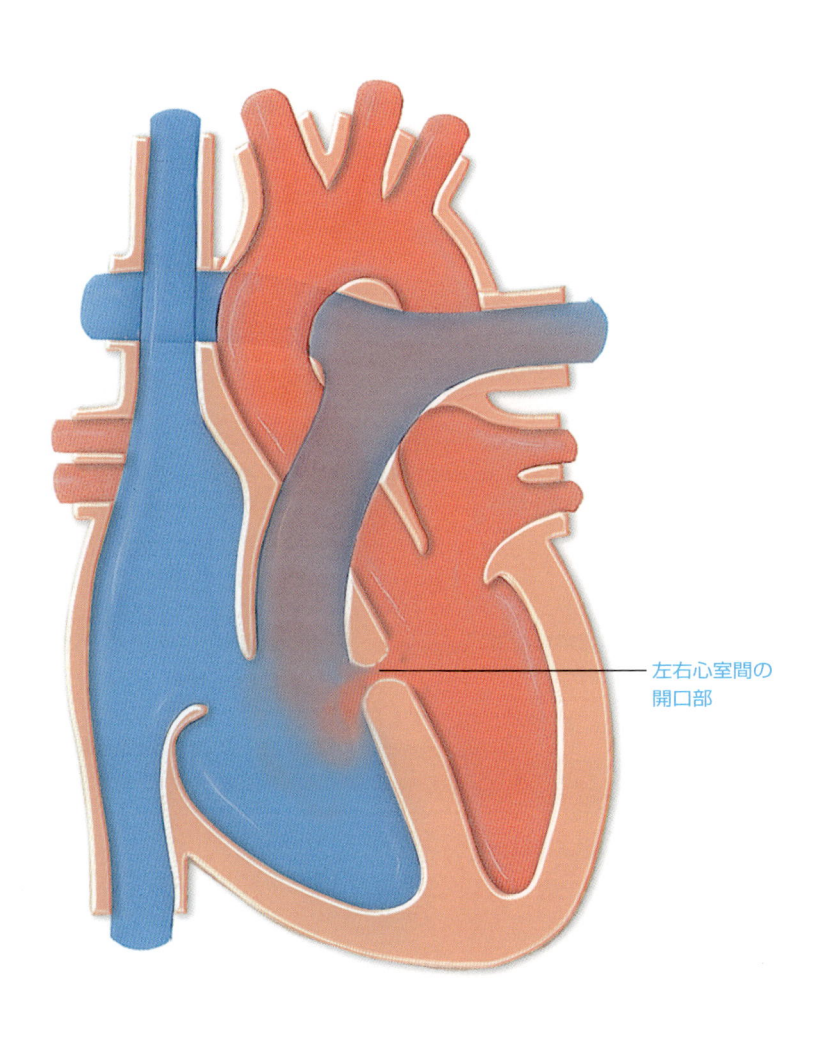

心室中隔欠損症

左右心室間の開口部

ファロー（Fallot）四徴症

- 心室中隔欠損，右心室流出路閉塞，右心室肥大，大動脈騎乗（心室中隔欠損の上に大動脈が位置し，右方偏位している）の四つの心臓異常が特徴．
- 異常な血液短絡のため，酸素濃度の低い血液と高い血液とが混ざりあう結果となります．
- 他の先天性非チアノーゼ性心疾患を合併することもあります．

何が原因？
- 胎児性アルコール症候群
- 妊娠中のサリドマイド服用

病態生理学的に現われる変化は？

心室中隔欠損を通る血液の右左短絡 →	チアノーゼ
酸素欠乏 →	呼吸困難，深い呼吸，徐脈，失神，痙攣発作，太鼓ばち指，呼吸が短くなりしゃがみこむ，意識喪失
心臓内を通過する異常な血液の流れ →	収縮期の大きな心雑音，胸骨左縁でふれる振動
右心室肥大 →	右心室で感じられる拍動

ファロー四徴症の図解

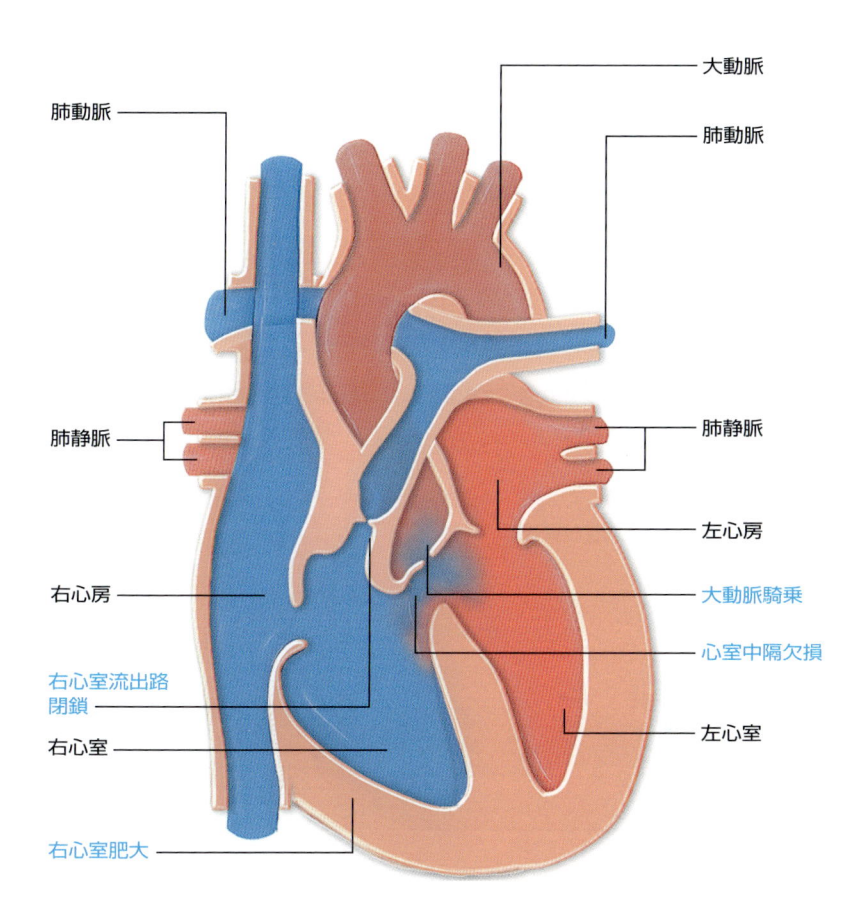

- 肺動脈
- 大動脈
- 肺動脈
- 肺静脈
- 肺静脈
- 左心房
- 右心房
- 大動脈騎乗
- 心室中隔欠損
- 右心室流出路閉鎖
- 左心室
- 右心室
- 右心室肥大

ファロー（Fallot）四徴症

動脈管開存症

- 閉じるはずの動脈管が，出生後も内腔が開存している状態．
- 大動脈から肺動脈へ，血液が左から右へ短絡し，動脈血が肺へ再循環します．
- 外科手術によって修復しないと，致命的になることもあります．

何が原因？
- 大動脈縮窄症
- 高地での生活
- 未熟児
- 肺動脈弁狭窄症，大動脈弁狭窄症
- 風疹症候群
- 心室中隔欠損症

病態生理学的に現われる変化は？

肺を通過する短絡血液量の増加と心臓への過剰負荷 →	乳幼児期における心不全に伴う呼吸困難
収縮期と拡張期を通して大動脈から肺動脈へ血液が短絡します →	ギブソン（Gibson）雑音[※]の聴取
左心室肥大 →	左心室拍動の増強
収縮期血圧の上昇 →	脈圧の拡大
心不全 →	運動発達の遅延，成長不良

※訳者注……ギブソン雑音：動脈管開存症において聴取される典型的な連続性機械様雑音．

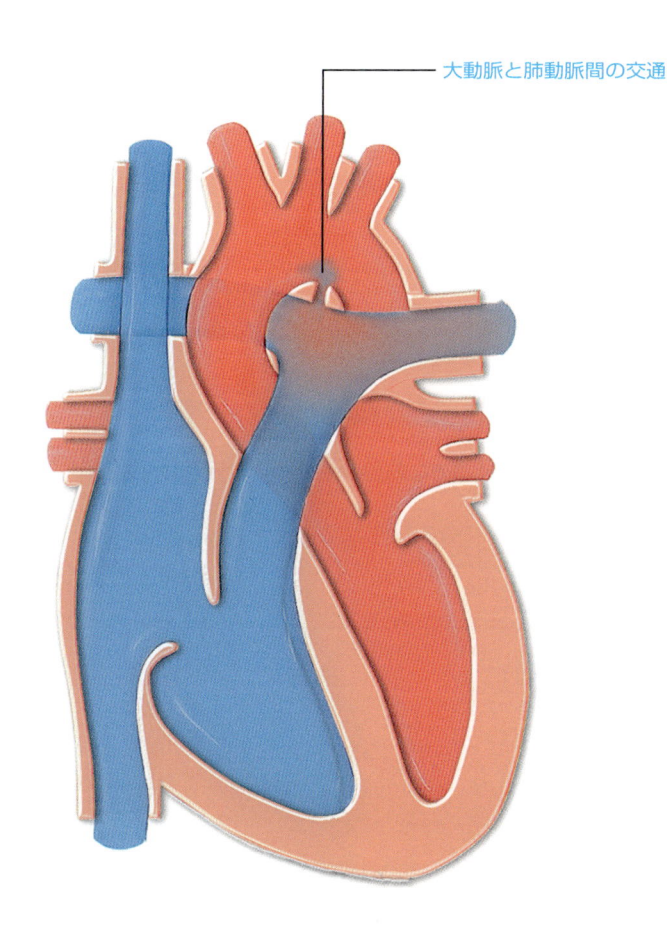

動脈管開存症

大動脈と肺動脈間の交通

大血管転位症

- チアノーゼを起こす先天性心疾患．
- 大血管の位置が逆になっています．つまり，大動脈が右心室から，肺動脈が左心室から，それぞれ起始しています．
- 二つの交通しない循環系，つまり，肺循環と全身循環ができあがっています．

何が原因？
- 不　明

病態生理学的に現われる変化は？

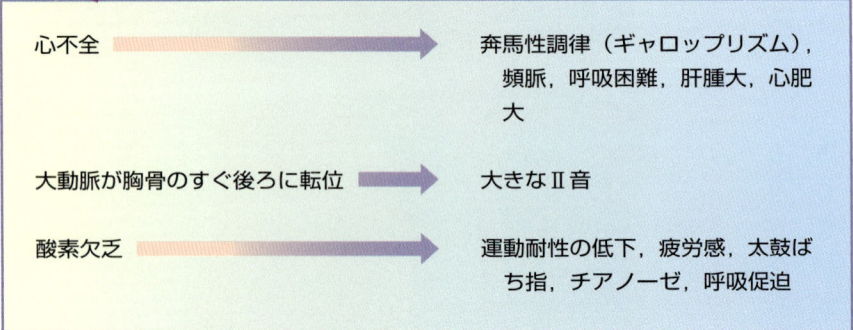

心不全 →	奔馬性調律（ギャロップリズム），頻脈，呼吸困難，肝腫大，心肥大
大動脈が胸骨のすぐ後ろに転位 →	大きなⅡ音
酸素欠乏 →	運動耐性の低下，疲労感，太鼓ばち指，チアノーゼ，呼吸促迫

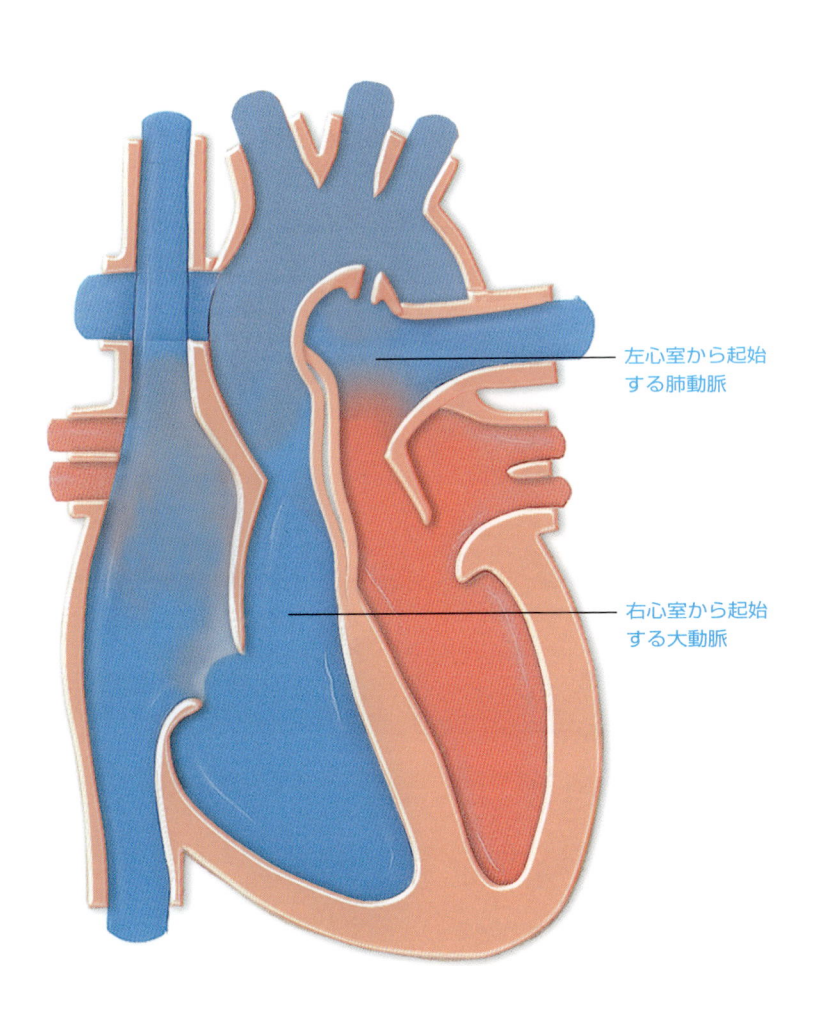

大血管転位症

左心室から起始する肺動脈

右心室から起始する大動脈

大動脈縮窄症

- 大動脈が狭小化する疾患で，左鎖骨下動脈直下の肺動脈が大動脈と合流する部位に認められることが多い．
- 血流の閉塞によって心臓の無効な拍出と心不全を招きます．
- 合併する他の心奇形の重症度によって予後が決まります．

何が原因？
- 不　明
- ターナー（Turner）症候群※に合併することもある．

病態生理学的に現われる変化は？

心不全 →	呼吸促迫，呼吸困難，肺水腫，顔面蒼白，頻脈，成長不良，心肥大，肝腫大
血流量の減少 →	跛　行
縮窄部位より近位の動脈では圧が上昇 →	上半身の血圧上昇
下肢への血流量が減少 →	大腿動脈の拍動が消失ないし弱くなる
血液の左→右短路 →	収縮中期の持続性雑音

※訳者注……ターナー症候群：染色体数が45でX染色体を1本だけもつ性染色体異常疾患．身長が低く，未熟な性的発育を示します．

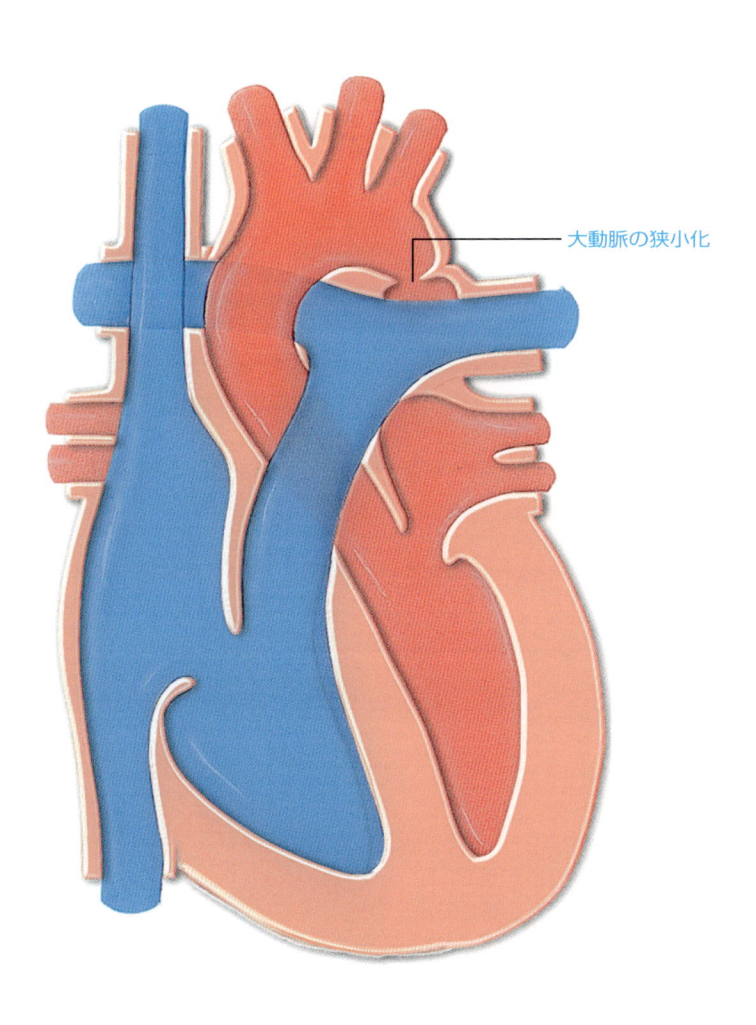

大動脈縮窄症

大動脈の狭小化

心内膜炎

- 心内膜，心臓弁膜，人工弁における細菌や真菌による感染症です。
- 歯科処置や泌尿生殖器系器具使用後に，細菌が血流内に入り，それが誘因となって発症することもあります。
- 危険因子：静脈内薬剤投与，長期に及ぶ中心静脈栄養カテーテルの留置，先行する心臓弁膜手術，弱っている心臓弁膜

何が原因？
- 細菌（連鎖状球菌，ブドウ状球菌，腸球菌，グラム陰性菌）
- 真菌（頻度としては少ない）

病態生理学的に現われる変化は？

感染過程 →	発熱，夜間発汗，悪寒
感染性病原体が心臓弁膜上で増殖し，肺梗塞を起こす →	咳，胸膜炎型の疼痛，胸膜摩擦音，呼吸困難，喀血
末梢血管閉塞 →	腕・下肢・指趾の感覚麻痺とヒリヒリした感じ
心臓弁膜機能不全 →	倦怠感，衰弱，疲労感，体重減少，食欲不振

心内膜炎における組織変化

正常な心臓壁

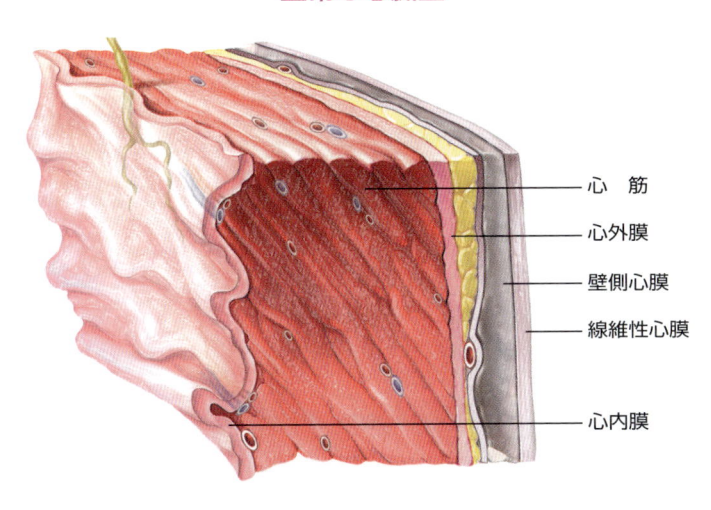

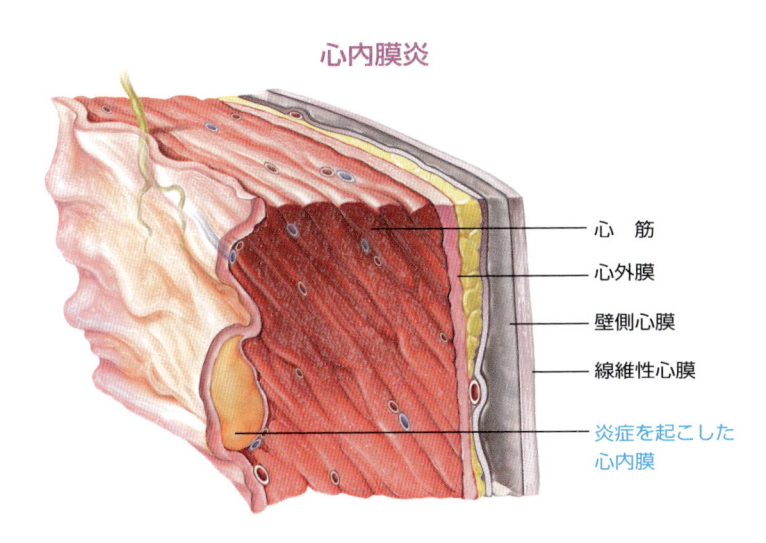

- 心　筋
- 心外膜
- 壁側心膜
- 線維性心膜
- 心内膜

心内膜炎

- 心　筋
- 心外膜
- 壁側心膜
- 線維性心膜
- 炎症を起こした心内膜

心筋炎

- 心筋の限局性または びまん性の炎症．
- 急性と慢性があり，どの年齢にも発症します．
- 心臓血管症状や心電図上の変化は，認められないのがふつうです．

何が原因？
- 化学療法や放射線治療
- 慢性アルコール中毒
- 過敏性免疫反応
- 感染症
- 全身性自己免疫性疾患
- 化学物質，コカイン，鉛などの毒素

病態生理学的に現われる変化は？

全身性感染症 →	疲労感，呼吸困難，動悸，発熱
代償性交感神経反応 →	頻脈
心不全 →	Ⅲ音，Ⅳ音の奔馬性調律（ギャロップリズム）の聴取
炎症 →	胸部の軽い持続性圧迫感と疼痛

心筋炎における組織変化

正常の心臓壁

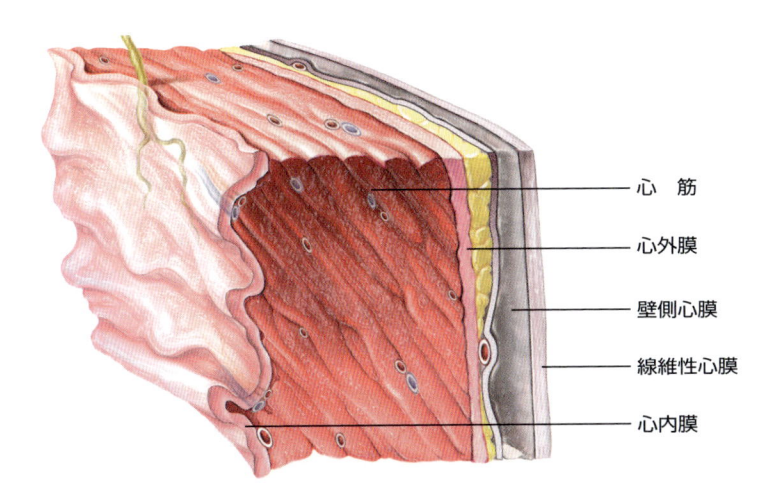

- 心筋
- 心外膜
- 壁側心膜
- 線維性心膜
- 心内膜

心筋炎

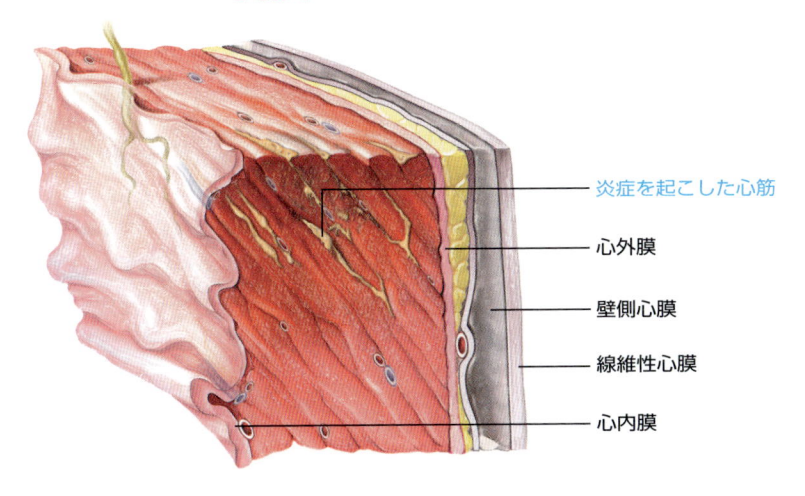

- 炎症を起こした心筋
- 心外膜
- 壁側心膜
- 線維性心膜
- 心内膜

拡張型心筋症

- 心筋線維の疾患.
- かなり病状が進行してからでないと診断するのが難しいことが多く，一般的に予後は不良です．

何が原因？
- 薬剤やアルコールの心毒性の影響
- 化学療法
- 薬剤過敏性
- 高血圧
- 虚血性心疾患
- 毒素と関連する周産期症候群
- 心臓弁膜症性疾患
- ウイルス性または細菌性感染症

病態生理学的に現われる変化は？

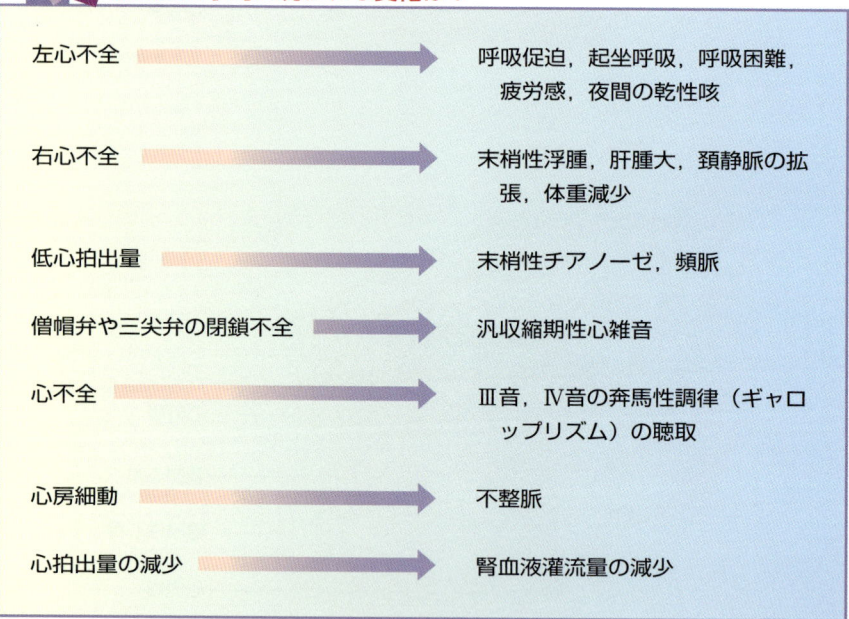

左心不全 →	呼吸促迫，起坐呼吸，呼吸困難，疲労感，夜間の乾性咳
右心不全 →	末梢性浮腫，肝腫大，頸静脈の拡張，体重減少
低心拍出量 →	末梢性チアノーゼ，頻脈
僧帽弁や三尖弁の閉鎖不全 →	汎収縮期性心雑音
心不全 →	Ⅲ音，Ⅳ音の奔馬性調律（ギャロップリズム）の聴取
心房細動 →	不整脈
心拍出量の減少 →	腎血液灌流量の減少

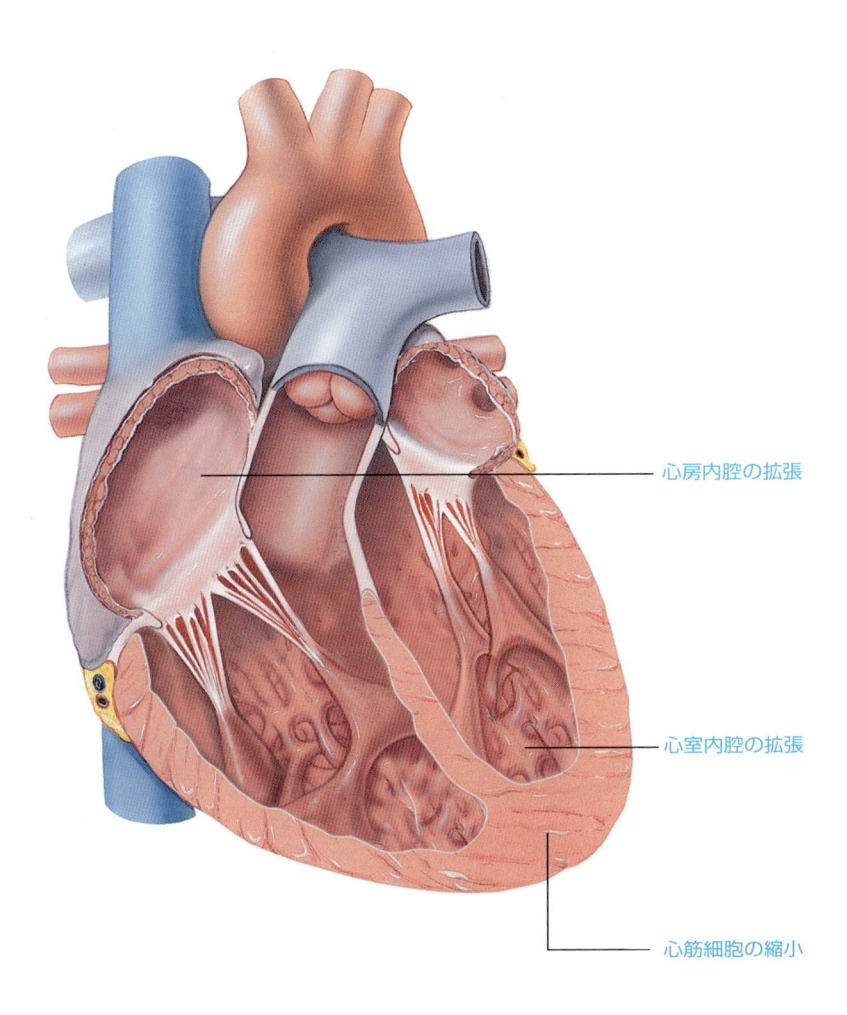

拡張型心筋症の特徴

- 心房内腔の拡張
- 心室内腔の拡張
- 心筋細胞の縮小

拘束型心筋症

- 心筋線維の疾患．
- 心室の弛緩障害，心内膜の線維化と肥厚により，心室内に充満する血液量が制限されます．
- 重症な場合は，非可逆性です．

何が原因？
- アミロイドーシス
- ヘモクロマトーシス※
- 浸潤性新生物性疾患
- サルコイドーシス

病態生理学的に現われる変化は？

心不全 →	疲労感，呼吸困難，起坐呼吸，胸痛，浮腫，肝うっ血，末梢性チアノーゼ，顔面蒼白，Ⅲ音またはⅣ音の奔馬性調律（ギャロップリズム）の聴取
僧帽弁や三尖弁の閉鎖不全 →	収縮期雑音

※訳者注……ヘモクロマトーシス：鉄含有蛋白質であるヘモジデリンの沈着が特徴で，組織障害を起こして肝硬変や糖尿病を伴うことがあります．

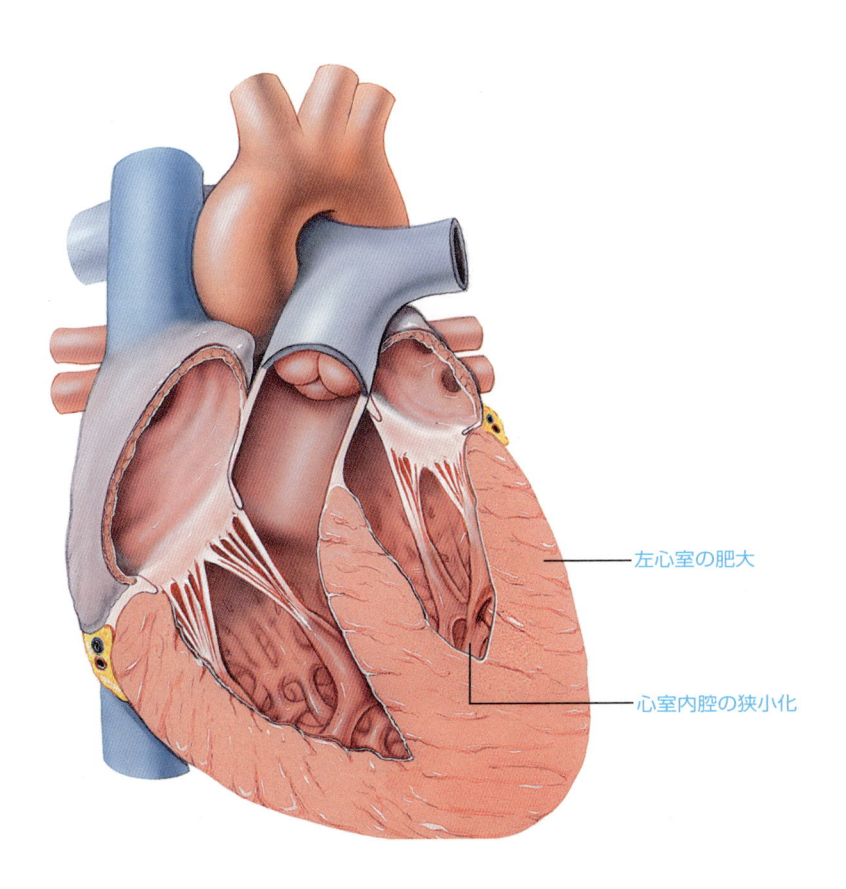

拘束型心筋症の特徴

- 左心室の肥大
- 心室内腔の狭小化

閉塞性肥大型心筋症

- 心筋の原発性疾患．
- 心室中隔の不均衡で非対称性の肥厚と，左心室の肥大が特徴です．
- 競技選手の突然死の約半数を占めます．

何が原因？
- 常染色体優性遺伝
- 高血圧
- 閉塞性心臓弁膜性疾患
- 甲状腺疾患

病態生理学的に現われる変化は？

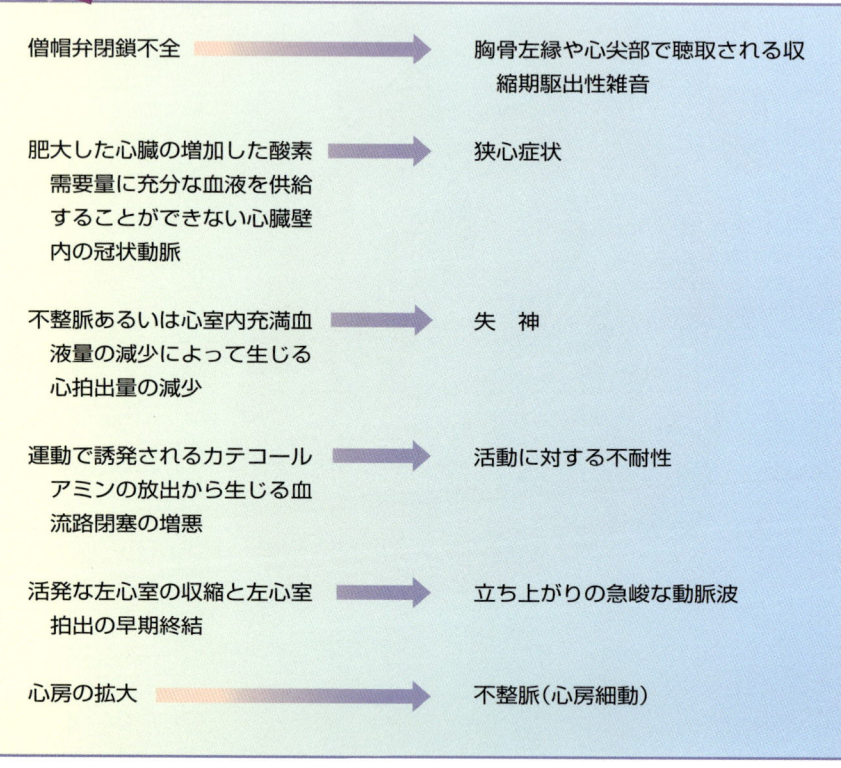

僧帽弁閉鎖不全 →	胸骨左縁や心尖部で聴取される収縮期駆出性雑音
肥大した心臓の増加した酸素需要量に充分な血液を供給することができない心臓壁内の冠状動脈 →	狭心症状
不整脈あるいは心室内充満血液量の減少によって生じる心拍出量の減少 →	失神
運動で誘発されるカテコールアミンの放出から生じる血流路閉塞の増悪 →	活動に対する不耐性
活発な左心室の収縮と左心室拍出の早期終結 →	立ち上がりの急峻な動脈波
心房の拡大 →	不整脈（心房細動）

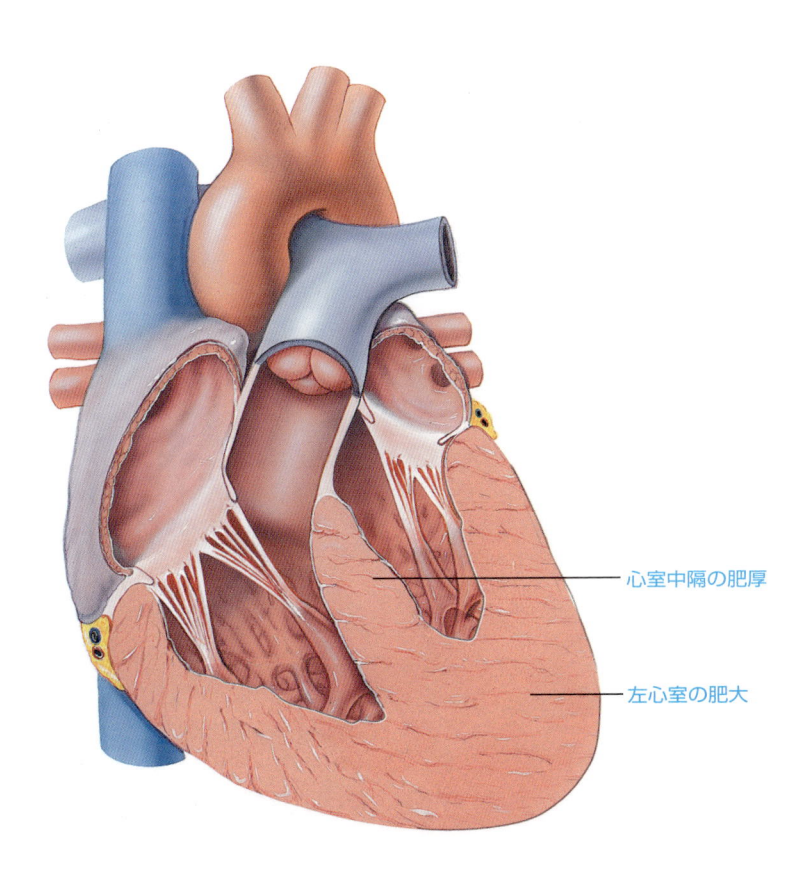

肥大型心筋症の特徴

心室中隔の肥厚

左心室の肥大

閉塞性肥大型心筋症

心膜炎

- 心膜の炎症．
- 線維性心膜炎と,化膿性・漿液性・出血性の滲出液を伴う滲出性心膜炎があります（急性心膜炎）．
- 密な線維性の心膜肥厚を特徴とします（慢性心膜炎）．

何が原因？
- 自己免疫性疾患，過敏性疾患
- 細菌性，真菌性，ウイルス性の感染症
- 心臓外傷，心臓手術
- ヒドララジン，プロカインアミドなどの薬剤
- 胸部への大量の放射線照射
- 特発性
- 新生物
- 尿毒症

病態生理学的に現われる変化は？

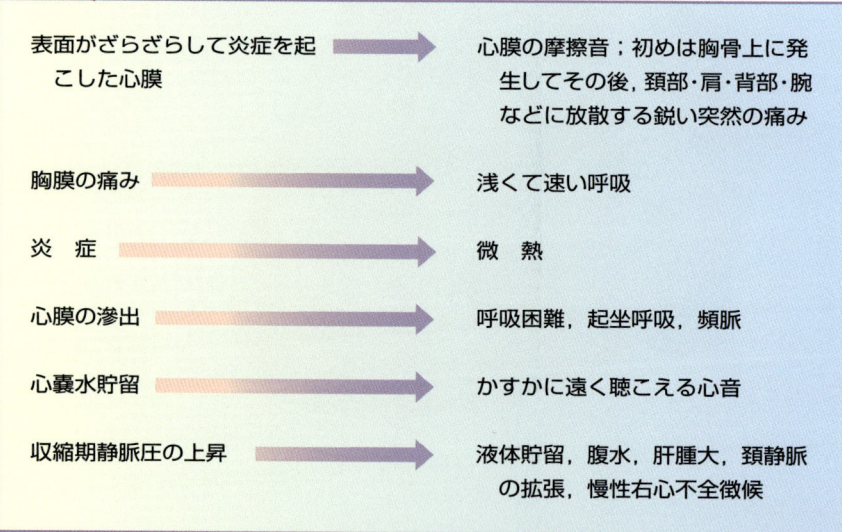

表面がざらざらして炎症を起こした心膜	心膜の摩擦音；初めは胸骨上に発生してその後，頚部・肩・背部・腕などに放散する鋭い突然の痛み
胸膜の痛み	浅くて速い呼吸
炎　症	微　熱
心膜の滲出	呼吸困難，起坐呼吸，頻脈
心嚢水貯留	かすかに遠く聴こえる心音
収縮期静脈圧の上昇	液体貯留，腹水，肝腫大，頚静脈の拡張，慢性右心不全徴候

心膜炎における組織変化

正常の心臓壁

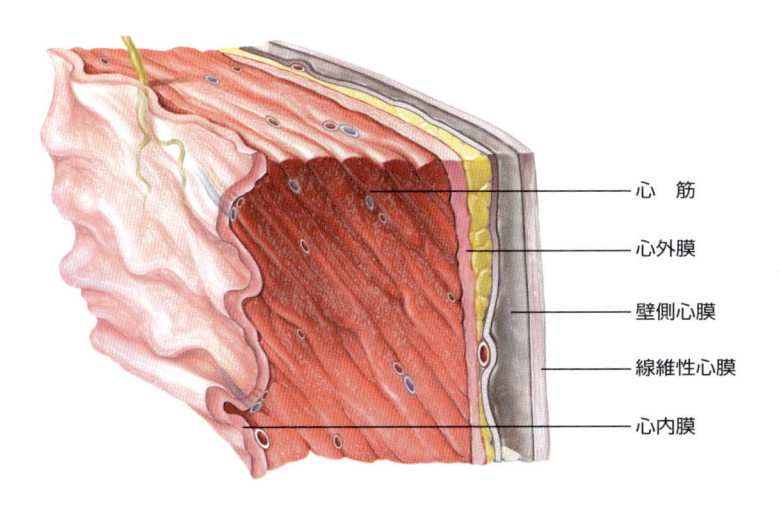

- 心　筋
- 心外膜
- 壁側心膜
- 線維性心膜
- 心内膜

心膜炎

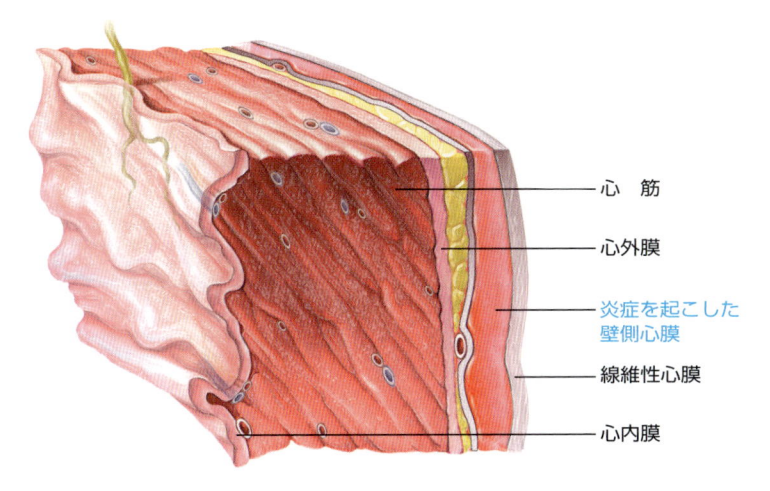

- 心　筋
- 心外膜
- 炎症を起こした壁側心膜
- 線維性心膜
- 心内膜

心タンポナーデ

- 心膜腔内圧が急速に上昇し，心膜腔に血液や液体が貯留したもの．
- 心臓が圧迫され，拡張期の心腔内血液充満障害と心拍出量の減少が起こります．

何が原因？
- 急性心筋梗塞
- 慢性腎不全
- 結合組織性疾患
- 薬剤反応性
- 滲出性
- ヘパリンまたはワーファリン誘発性
- 特発性
- 心膜炎
- 心臓手術後
- 外傷性または非外傷性の出血

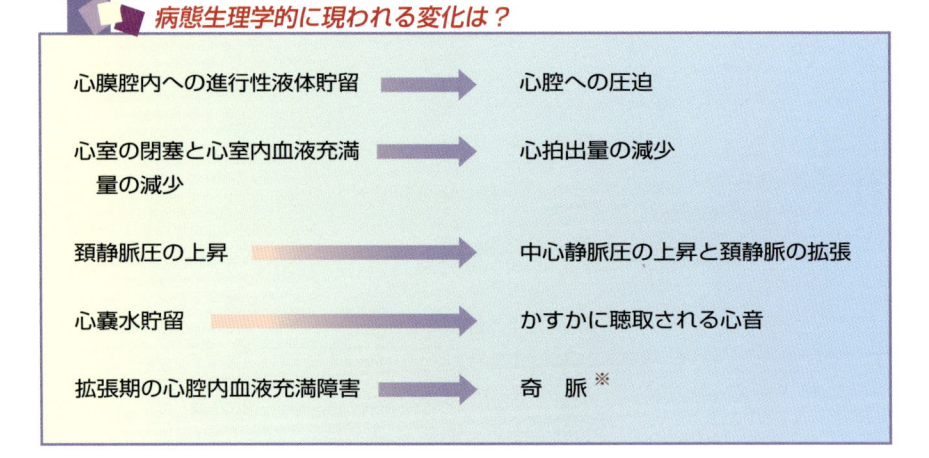

病態生理学的に現われる変化は？

心膜腔内への進行性液体貯留 →	心腔への圧迫
心室の閉塞と心室内血液充満量の減少 →	心拍出量の減少
頸静脈圧の上昇 →	中心静脈圧の上昇と頸静脈の拡張
心囊水貯留 →	かすかに聴取される心音
拡張期の心腔内血液充満障害 →	奇　脈※

※訳者注……奇脈：吸気時に弱く，呼気時に強くなる脈のことで，心タンポナーデに特徴的な脈．

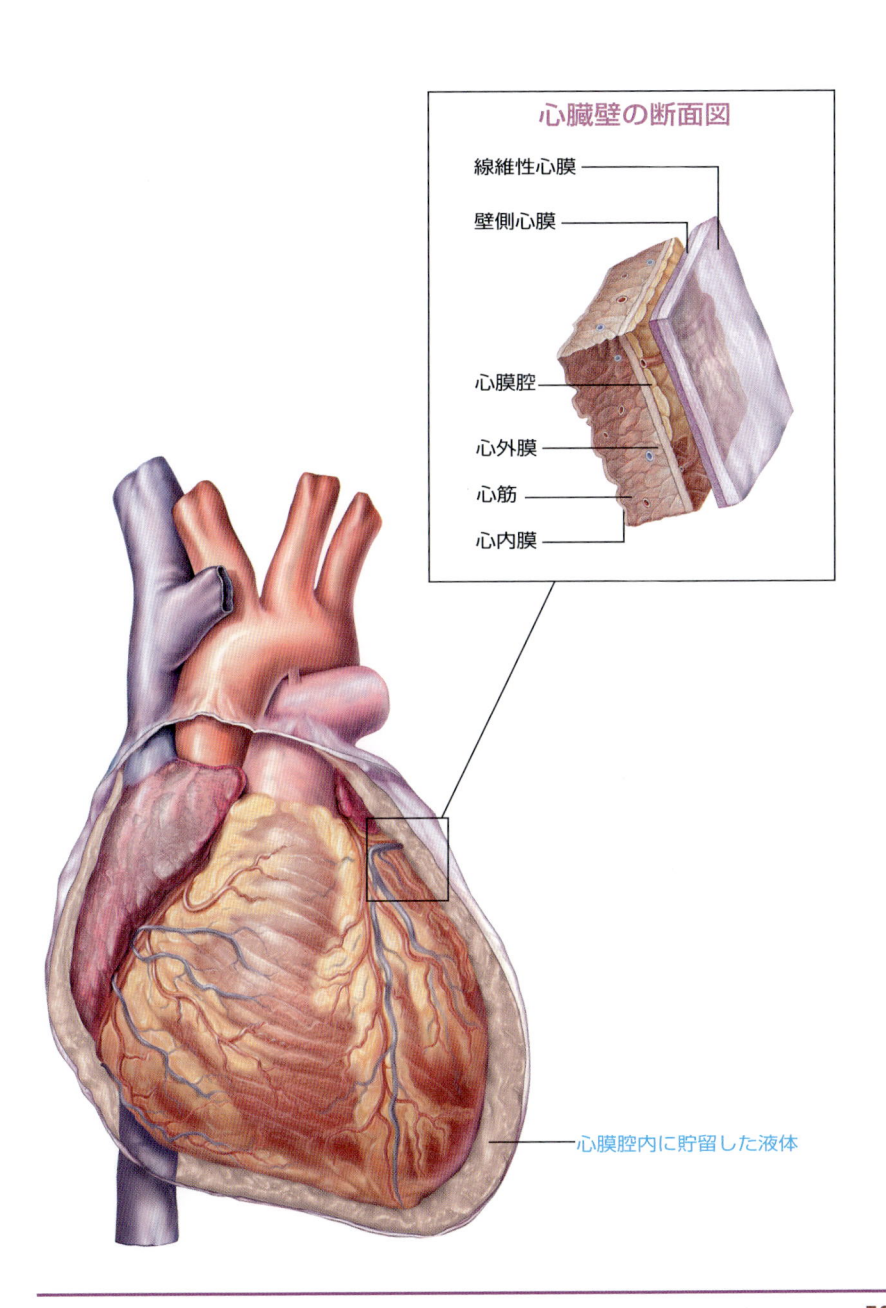

心タンポナーデの図解

心臓壁の断面図

- 線維性心膜
- 壁側心膜
- 心膜腔
- 心外膜
- 心筋
- 心内膜

心膜腔内に貯留した液体

腹部大動脈瘤

- 大動脈壁の異常な拡張をみる疾患.
- 臍の周囲に拍動性の腫瘤を認めた場合は，診断が容易です．
- 腎動脈と腸骨動脈分岐部との間に発生する場合が多い．
- 解離性動脈瘤の場合は，出血によって大動脈壁が解離します．緊急対応が必要で，迅速な手術と安静の確保が求められます．
- 嚢状動脈瘤は，動脈壁が外側へ袋状に突出するために起こります．
- 紡錘状動脈瘤は，紡錘状の外観を示し，大動脈周囲全体を取り巻くように見えます．
- 仮性動脈瘤は，血管壁が全層にわたって損傷して袋状となり，動脈や心臓に影響を及ぼします．

何が原因？
- 加齢，家族歴
- 動脈硬化症
- 嚢胞状中膜壊死
- 感染症
- 梅毒やその他の炎症性疾患
- 外 傷

病態生理学的に現われる変化は？

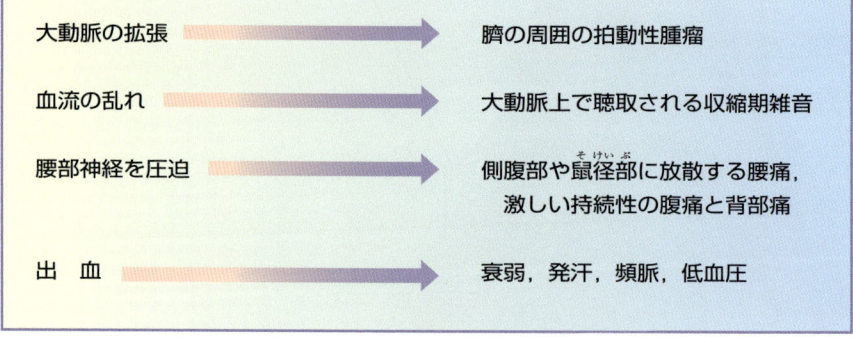

大動脈の拡張 →	臍の周囲の拍動性腫瘤
血流の乱れ →	大動脈上で聴取される収縮期雑音
腰部神経を圧迫 →	側腹部や鼠径部に放散する腰痛，激しい持続性の腹痛と背部痛
出 血 →	衰弱，発汗，頻脈，低血圧

大動脈瘤の種類

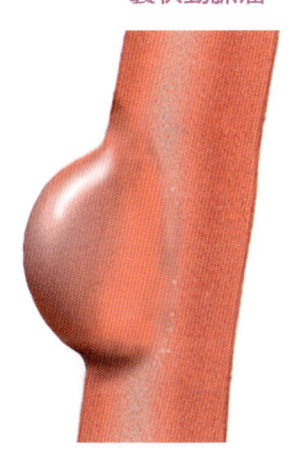

囊状動脈瘤

紡錘状動脈瘤

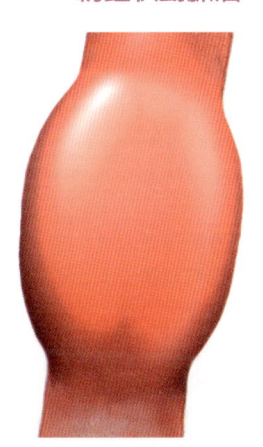

仮性動脈瘤

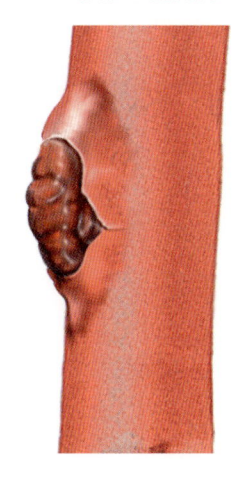

レイノー（Raynaud）病

- ■動脈攣縮性疾患で，おもに手，ときに足に影響を与えます．
- ■小さな末梢動脈や小動脈の血管攣縮が特徴です．
- ■寒冷曝露やストレスに対して反応します．

何が原因？
- ■不　明
- ■家族歴

病態生理学的に現われる変化は？

ストレスや寒冷曝露の後，血管攣縮や血管収縮によって血流量が減少 →	手指や足が，青白くチアノーゼになり，腫脹し，ピリピリ痛む
小動脈へ血液が流れる →	血管攣縮がおさまり，手指や足が発赤する
虚　血 →	手指強皮症，潰瘍形成，慢性爪甲周囲炎

レイノー病における進行性血管変化

血流の減少ないし欠如による蒼白

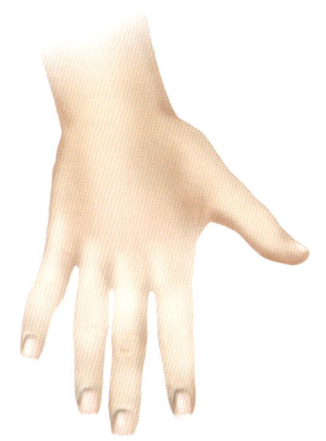

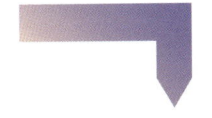

毛細血管の拡張によるチアノーゼ

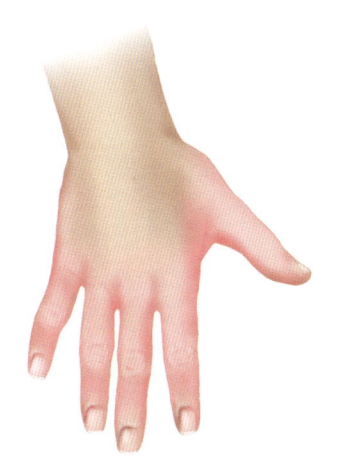

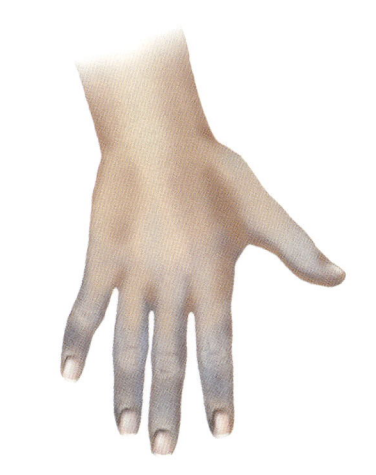

反応性血管拡張による過剰な
うっ血のために生じる発赤

レイノー (Raynaud) 病

深部静脈血栓症

- 炎症と血栓形成が特徴です．
- 下肢の深部静脈内の血栓症のことを指すのがふつうです．
- 肺塞栓症をひき起こします．
- 静脈炎として始まり，血栓形成を誘発することになります．

何が原因？
- 血液凝固の促進
- 心内膜の損傷
- 特発性
- 血流量の減少や停滞

病態生理学的に現われる変化は？

血管を裏打ちしている上皮の変化，それによって生じる血小板凝集と血栓形成 →	静脈触知，リンパ節炎，疼痛，圧痛，ホーマン（Homan）徴候[※] 陽性
罹患四肢の炎症 →	罹患部の浮腫，発赤，熱感
炎症過程 →	発熱，悪寒，倦怠感

※訳者注……ホーマン徴候：足を強く背屈すると腓腸筋部に疼痛を感じる徴候．

静脈血栓

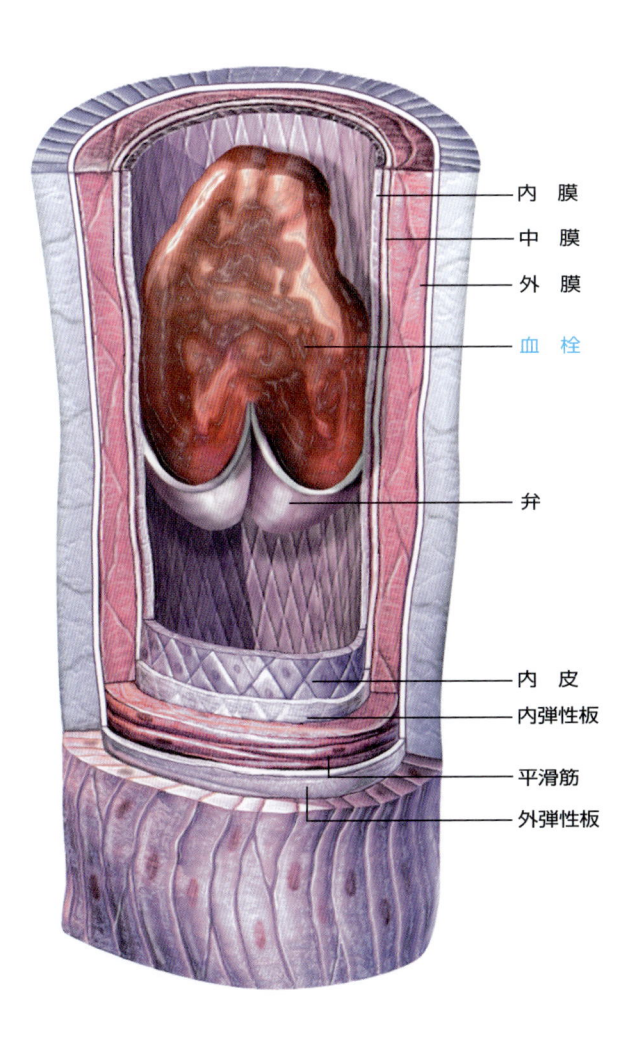

- 内　膜
- 中　膜
- 外　膜
- 血　栓
- 弁
- 内　皮
- 内弾性板
- 平滑筋
- 外弾性板

深部静脈血栓症

2

呼吸器系

上気道感染症………68
重症急性呼吸器症候群（SARS）………70
肺　炎………72
肺結核………74
サルコイドーシス………76
慢性気管支炎………78
喘　息………80
肺気腫………82
特発性肺線維症………84
肺高血圧症………86
肺水腫………88
急性呼吸窮迫症候群（ARDS）………90
肺塞栓症………92
脂肪閉塞症候群………94
気　胸………96
肺　癌………98
胸　水………100

上気道感染症

- 最もよくみられる感染性疾患．
- 急性のウイルス感染症で，あまり熱が出ないことが多く，副鼻腔・鼻咽頭・咽頭・喉頭・気管などの上気道に炎症を起こします．
- 感冒や急性はなかぜとも呼ばれ，二次的に細菌性感染症をひき起こすこともあります．

何が原因？
- ライノウイルス，コロナウイルス，ミクソウイルス，アデノウイルス，コクサッキーウイルス，エコウイルスなどによるのがふつう．
- 上気道のウイルス性感染症

病態生理学的に現われる変化は？

全身の炎症反応 →	発熱，悪寒，筋肉痛，関節痛，不快感，嗜眠
上気道の炎症 →	咽頭炎；鼻粘膜のうっ血，大量の鼻汁；頭痛；熱感，流涙；鼻水，くしゃみ

感冒の合併症

副鼻腔炎

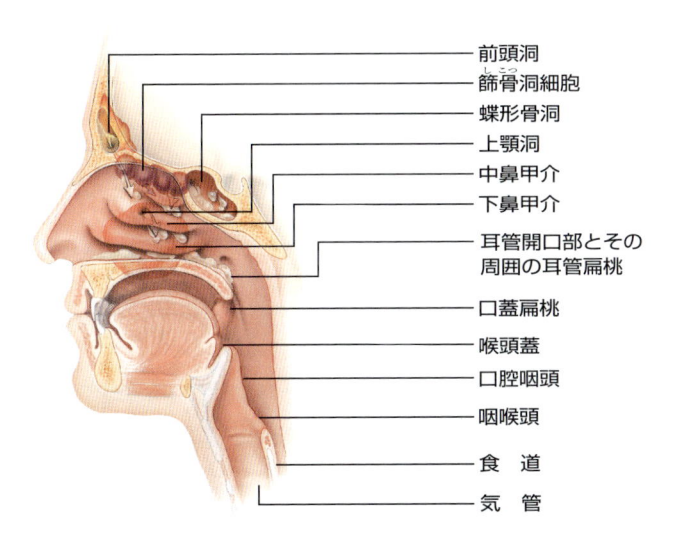

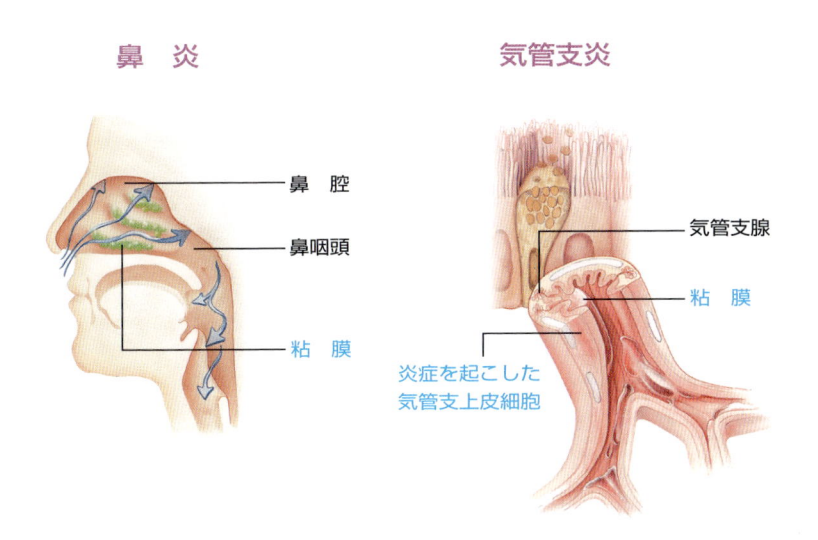

- 前頭洞
- 篩骨洞細胞
- 蝶形骨洞
- 上顎洞
- 中鼻甲介
- 下鼻甲介
- 耳管開口部とその周囲の耳管扁桃
- 口蓋扁桃
- 喉頭蓋
- 口腔咽頭
- 咽喉頭
- 食道
- 気管

鼻炎

- 鼻腔
- 鼻咽頭
- 粘膜

気管支炎

- 気管支腺
- 粘膜
- 炎症を起こした気管支上皮細胞

上気道感染症

重症急性呼吸器症候群（SARS）

- 生命を脅かすウイルス感染症．
- 推定潜伏期間は2〜7日です．
- 起源は不明ですが，ジャコウ猫との密な接触によってコロナウイルスの突然変異型がヒトへ伝搬された可能性が考えられます．
- 適切な防護措置が施行されれば，伝染性は必ずしも高くありません．

何が原因？
- SARS関連コロナウイルスとして知られているコロナウイルス
- 危険因子：感染者との接触，感染者からの飛沫や体液との接触，流行地域への旅行

病態生理学的に現われる変化は？

感染過程 →	喀痰を伴わない咳，発疹，高熱，頭痛，全身倦怠感，全身の痛み，肺炎
酸素飽和の低下 →	呼吸促迫，呼吸困難（末期）

重症急性呼吸器症候群（SARS）における肺と肺胞

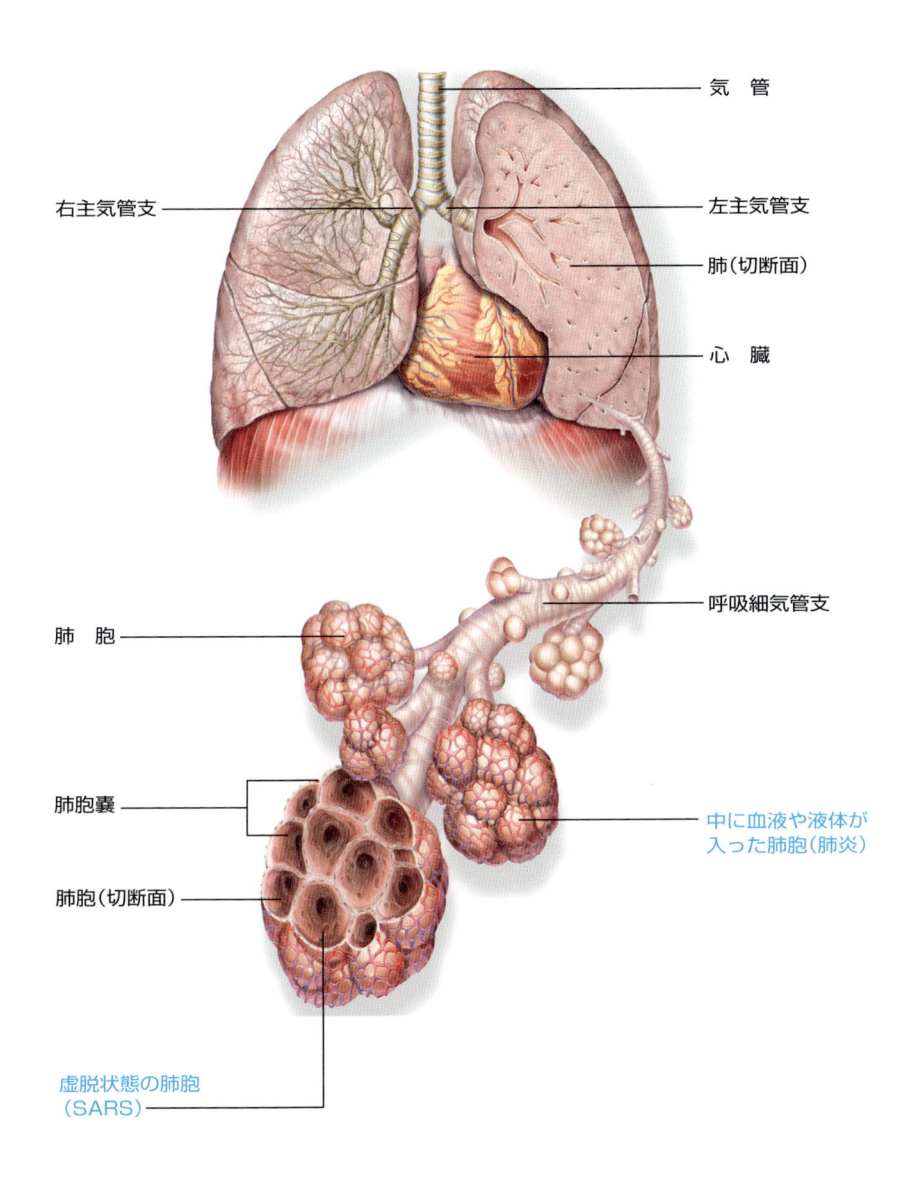

- 気　管
- 右主気管支
- 左主気管支
- 肺（切断面）
- 心　臓
- 呼吸細気管支
- 肺　胞
- 肺胞囊
- 中に血液や液体が入った肺胞（肺炎）
- 肺胞（切断面）
- 虚脱状態の肺胞（SARS）

重症急性呼吸器症候群（SARS）

肺　炎

- 肺実質の急性感染症で，ガス交換が障害されます．
- 病因，発生部位，型によって分類されます．
- 細菌性肺炎では，感染が引き金になって肺胞の炎症や浮腫が起こり，血液や滲出物によって肺胞が満たされ，最終的には無気肺となります．
- ウイルス性肺炎では，ウイルスが気管支上皮細胞を侵し，炎症や細胞剥離を起こします．

何が原因？
- 誤　嚥
- 細菌やウイルスの感染

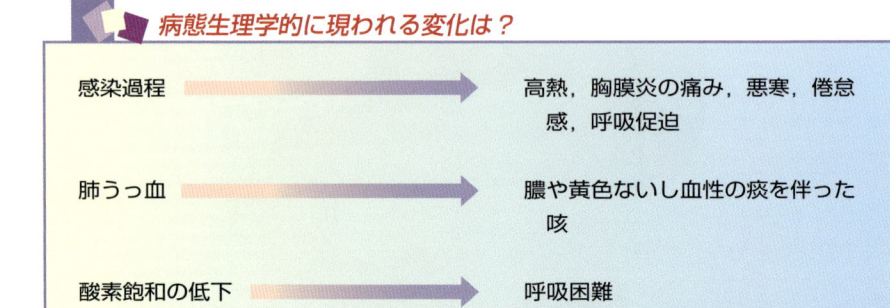

病態生理学的に現われる変化は？

感染過程 →	高熱，胸膜炎の痛み，悪寒，倦怠感，呼吸促迫
肺うっ血 →	膿や黄色ないし血性の痰を伴った咳
酸素飽和の低下 →	呼吸困難
肺うっ血 →	水泡音聴取，呼吸音減弱

肺炎の種類

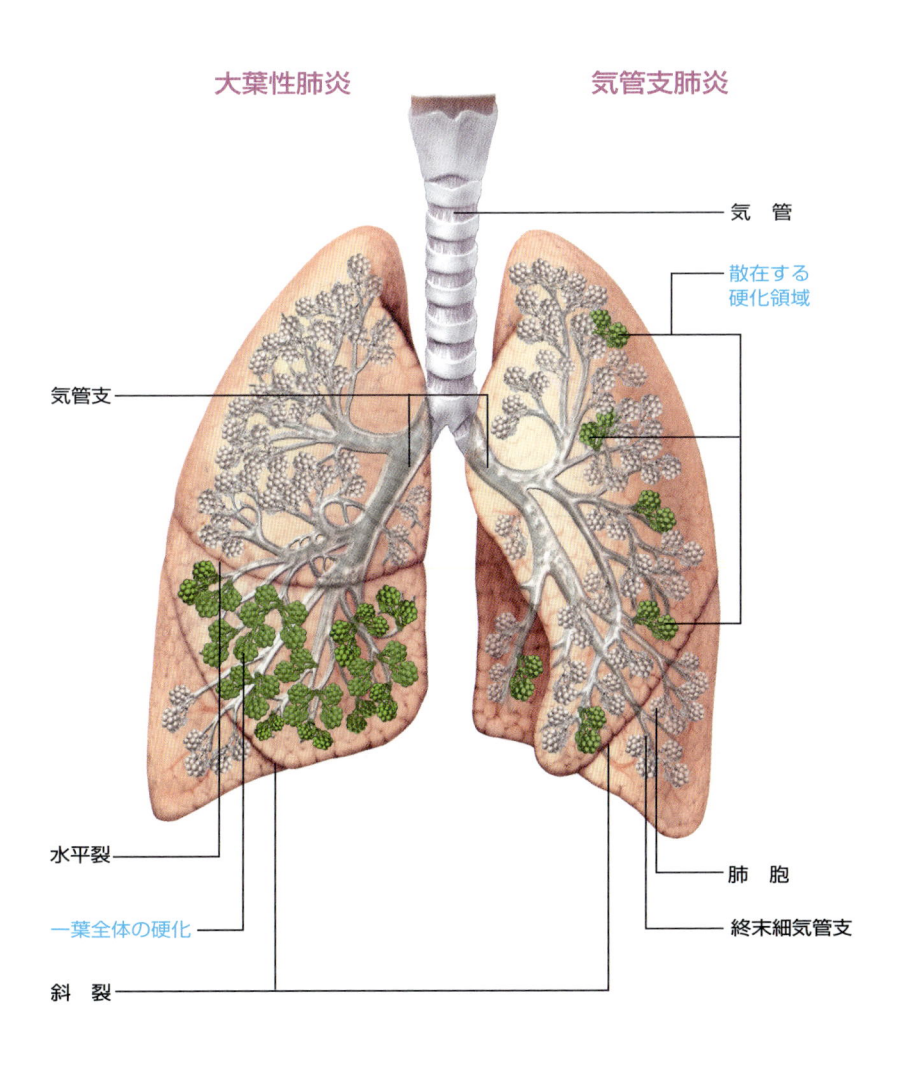

大葉性肺炎　　　　　　　　**気管支肺炎**

- 気　管
- 散在する硬化領域
- 気管支
- 水平裂
- 一葉全体の硬化
- 斜　裂
- 肺　胞
- 終末細気管支

肺炎

肺結核

- 肺浸潤，乾酪化を伴う肉芽腫・線維化・空洞形成を特徴とする肺感染症．
- 急性と慢性があります．
- 適切な治療により予後は良好です．

何が原因？
- 結核菌への曝露
- 時折，他のミコバクテリア菌種への曝露によることもある．

病態生理学的に現われる変化は？

炎症過程と免疫過程 →	発熱，寝汗，全身倦怠感，体重減少，リンパ節腫脹，喀痰を伴う咳（3週間以上持続），喀血，胸膜炎の胸痛
結核菌のリンパ系浸潤 →	リンパ節侵襲による気道閉塞症状

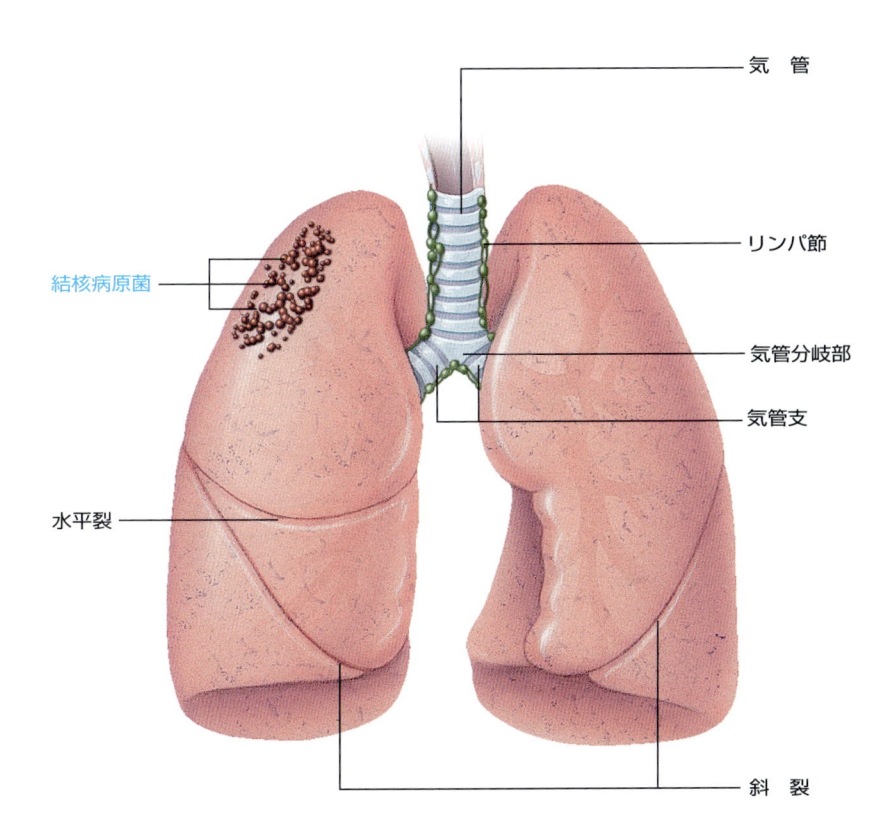

肺結核

- 気管
- リンパ節
- 気管分岐部
- 気管支
- 結核病原菌
- 水平裂
- 斜裂

サルコイドーシス

- 全身性肉芽腫性疾患．
- ある種の限られた抗原に対する異常に強い細胞免疫反応によって生じる疾患です．
- リンパ節腫脹，肺浸潤，骨格・肝臓・眼・皮膚病変を認めます．

何が原因？
- 不　明

病態生理学的に現われる変化は？

炎症過程　　　　➡	肉芽腫形成と臓器機能障害
肺胞炎　　　　　➡	呼吸苦，咳，喘鳴，胸骨下の胸痛，肺高血圧症，肺性心

サルコイドーシスにおける肺の変化

正常の肺と肺胞

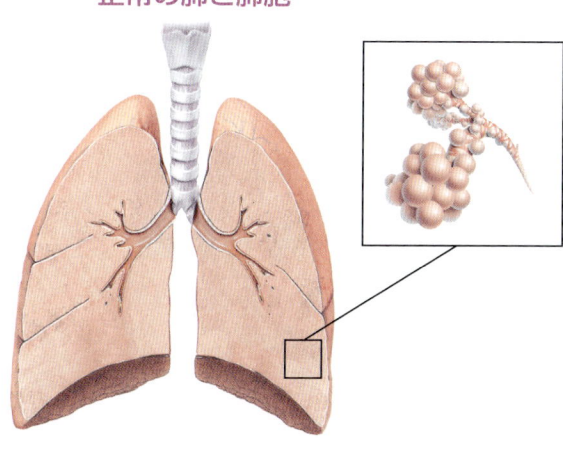

肉芽腫性組織形成

肺胞炎

サルコイドーシス

慢性気管支炎

- 慢性閉塞性肺疾患の一種．
- 気管・気管支における粘液の過剰産生や慢性的な咳（1年のうち少なくとも3ヵ月間あり，それが2年続けて認められる）が特徴です．
- 気道の閉塞が特徴的です．

何が原因？
- 喫　煙
- 遺伝的素因
- 有機的ないし無機的塵埃や有害なガスに曝露
- 気道の感染症

病態生理学的に現われる変化は？

杯細胞※の過剰分泌 →	灰色，白色，ないし黄色調の大量の痰，増殖性咳嗽（咳により粘液や滲出液が増加）
末梢の気管支の気道閉塞 →	呼吸困難
低酸素血症 →	呼吸促迫，チアノーゼ，呼吸のために副筋を使用
狭くて粘液で充満した気道 →	喘鳴，水泡音が聴取される
開通している気道を確保するための代償性機序 →	呼気時間の延長

※訳者注……杯細胞：粘液分泌性の上皮細胞．

慢性気管支炎における粘液生成

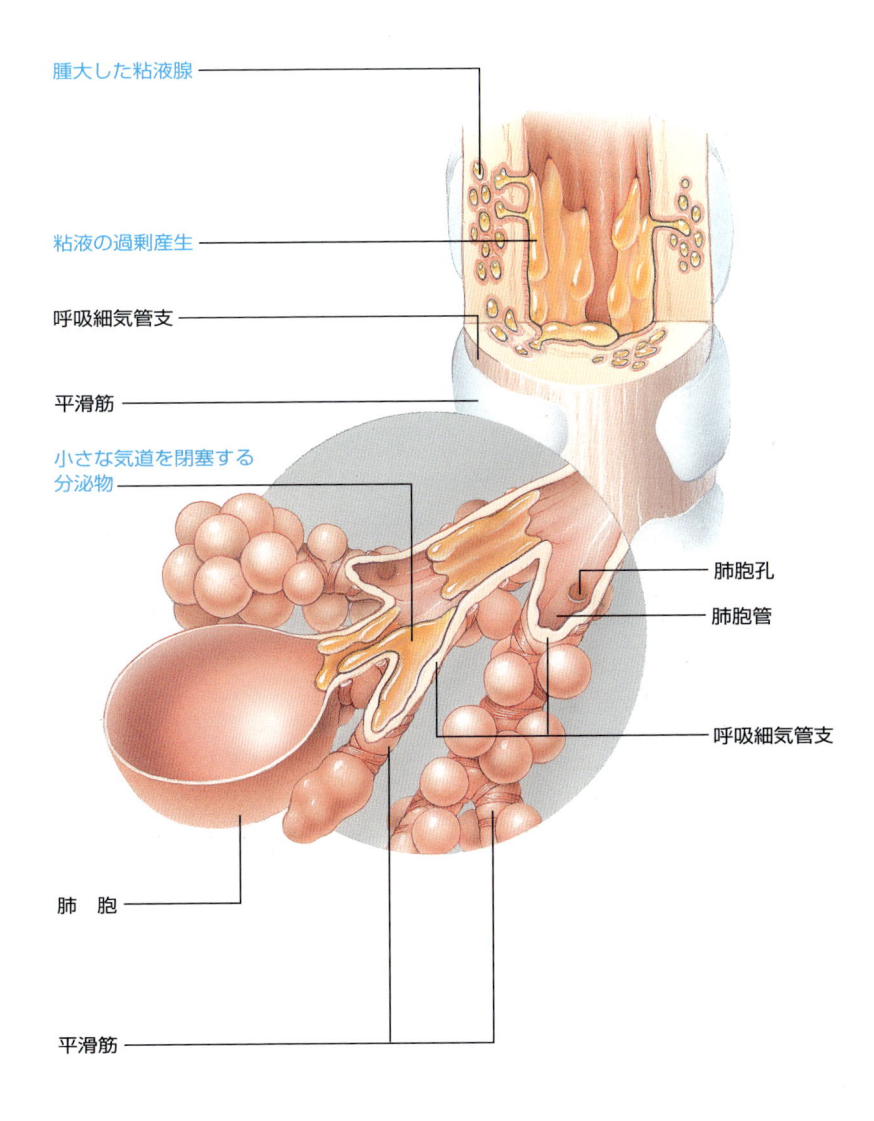

- 腫大した粘液腺
- 粘液の過剰産生
- 呼吸細気管支
- 平滑筋
- 小さな気道を閉塞する分泌物
- 肺胞孔
- 肺胞管
- 呼吸細気管支
- 肺胞
- 平滑筋

慢性気管支炎　79

喘　息

- 気道の閉塞と，多数の刺激に対する気道の過敏反応を特徴とする慢性炎症性気道疾患．
- 慢性閉塞性肺疾患の一種です．
- 外因性または内因性のアレルゲンに対する過敏症の結果発生します．

何が原因？

- 外因性喘息：花粉，動物のふけ，室内の塵埃やカビ，カポック（ふとん用の絹綿）や羽毛の枕，亜硫酸塩を含む食品添加物，その他の過敏性物質
- 内因性喘息：刺激剤，感情的ストレス，疲労，内分泌的変化，温度の変化，湿度の変化，有害な煙に曝露，不安，咳や笑い，遺伝的素因

病態生理学的に現われる変化は？

気管支の収縮 →	突然の呼吸困難，喘鳴，胸部絞扼感，呼吸音の減弱
過剰な粘液産生 →	咳；透明ないし黄色い濃い痰
低酸素血症 →	速脈，呼吸促迫，副呼吸筋の使用

気管支喘息

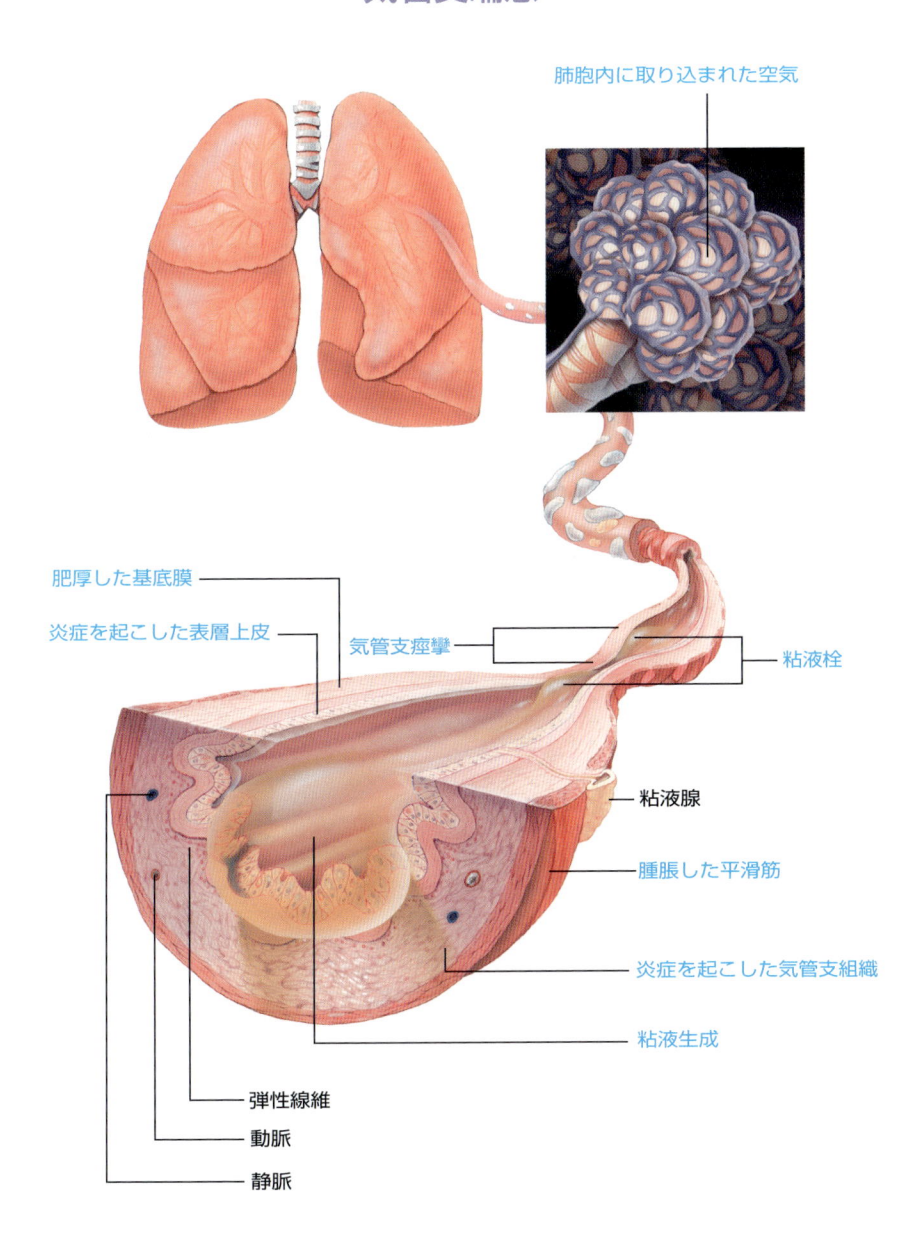

肺胞内に取り込まれた空気

肥厚した基底膜
炎症を起こした表層上皮
気管支痙攣
粘液栓
粘液腺
腫脹した平滑筋
炎症を起こした気管支組織
粘液生成
弾性線維
動脈
静脈

肺気腫

- 慢性閉塞性肺疾患の一種．
- 肺胞壁の破壊を伴う，肺細葉の異常な持続性拡張が特徴です．
- 肺の弾性収縮力欠如により，空気の流れが制限されます．

何が原因？
- α_1ーアンチトリプシン欠損症 ※
- 喫　煙
- 肺の繰り返す炎症

病態生理学的に現われる変化は？

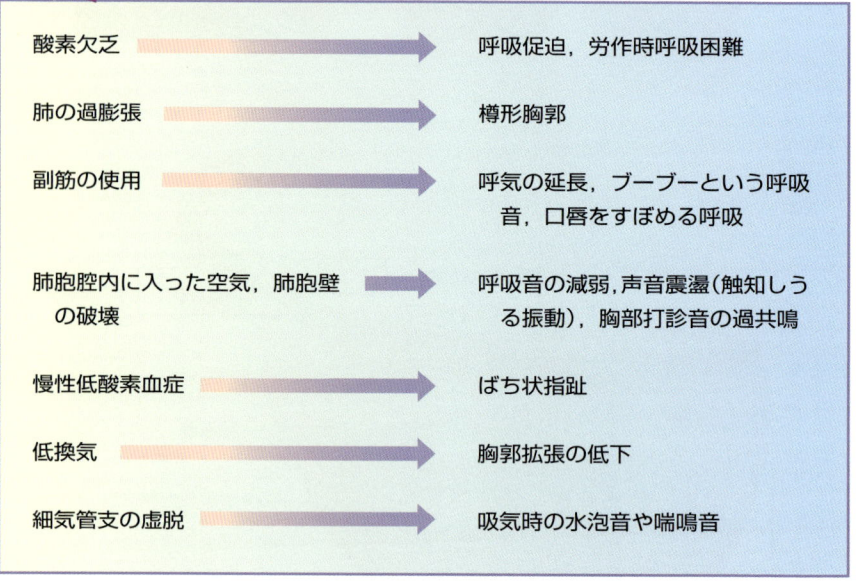

酸素欠乏 →	呼吸促迫，労作時呼吸困難
肺の過膨張 →	樽形胸郭
副筋の使用 →	呼気の延長，ブーブーという呼吸音，口唇をすぼめる呼吸
肺胞腔内に入った空気，肺胞壁の破壊 →	呼吸音の減弱，声音震盪（触知しうる振動），胸部打診音の過共鳴
慢性低酸素血症 →	ばち状指趾
低換気 →	胸郭拡張の低下
細気管支の虚脱 →	吸気時の水泡音や喘鳴音

※訳者注……α_1ーアンチトリプシン欠損症：血清プロテアーゼ阻害物質であるα_1ーアンチトリプシンが異常に少ないために高度の組織障害をきたす常染色体優性遺伝性疾患．

肺気腫における肺の変化

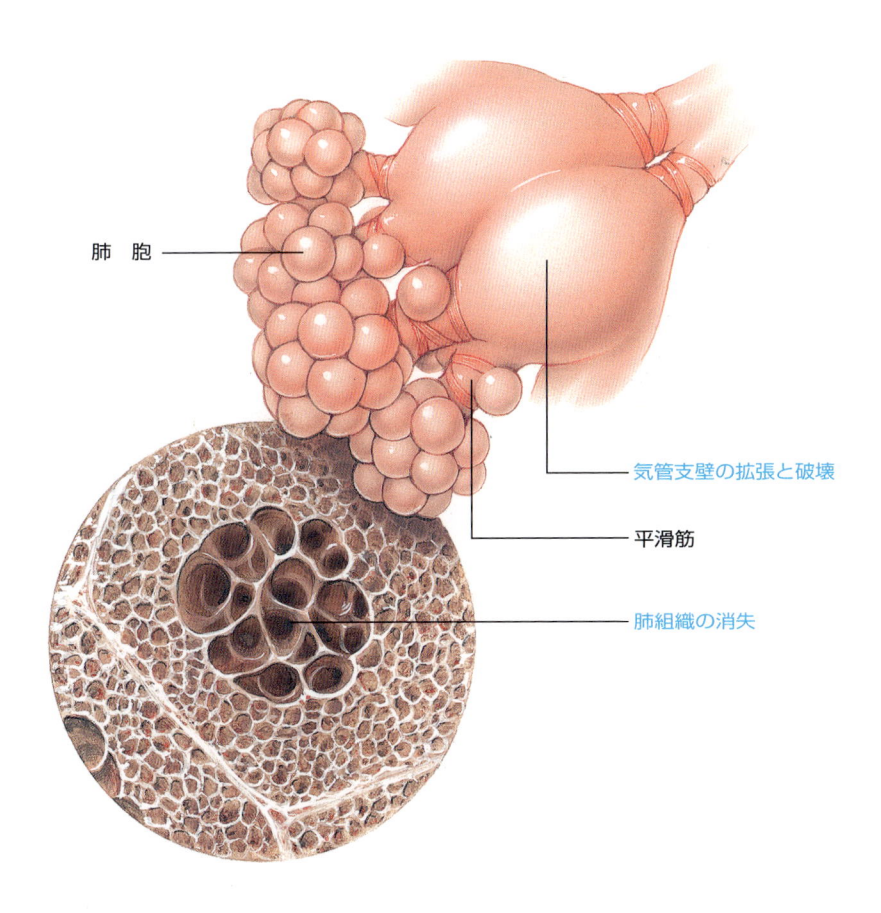

- 肺胞
- 気管支壁の拡張と破壊
- 平滑筋
- 肺組織の消失

肺気腫

特発性肺線維症

- 慢性間質性肺疾患で，ふつう致死的です．
- 炎症と線維化を合併します．
- 昔は稀な疾患でしたが，今はかなり頻度が高くなっています．
- 診断後の生存期間は，ふつう3〜5年です．

何が原因？

- 肺における炎症，免疫，線維化過程

病態生理学的に現われる変化は？

炎症過程 →	疲労感，肺胞の構造や機能の障害
ガス交換の変化と低酸素血症 →	チアノーゼ，ばち状指趾，衰弱した呼吸，呼吸困難，胸痛
硬くなった肺組織と換気不全 →	乾燥した痰の出ない咳；肺高血圧症；速くて浅い呼吸；重度の低酸素血症；終末呼気時の水泡音や気管支呼吸音の聴取

末期の肺線維症

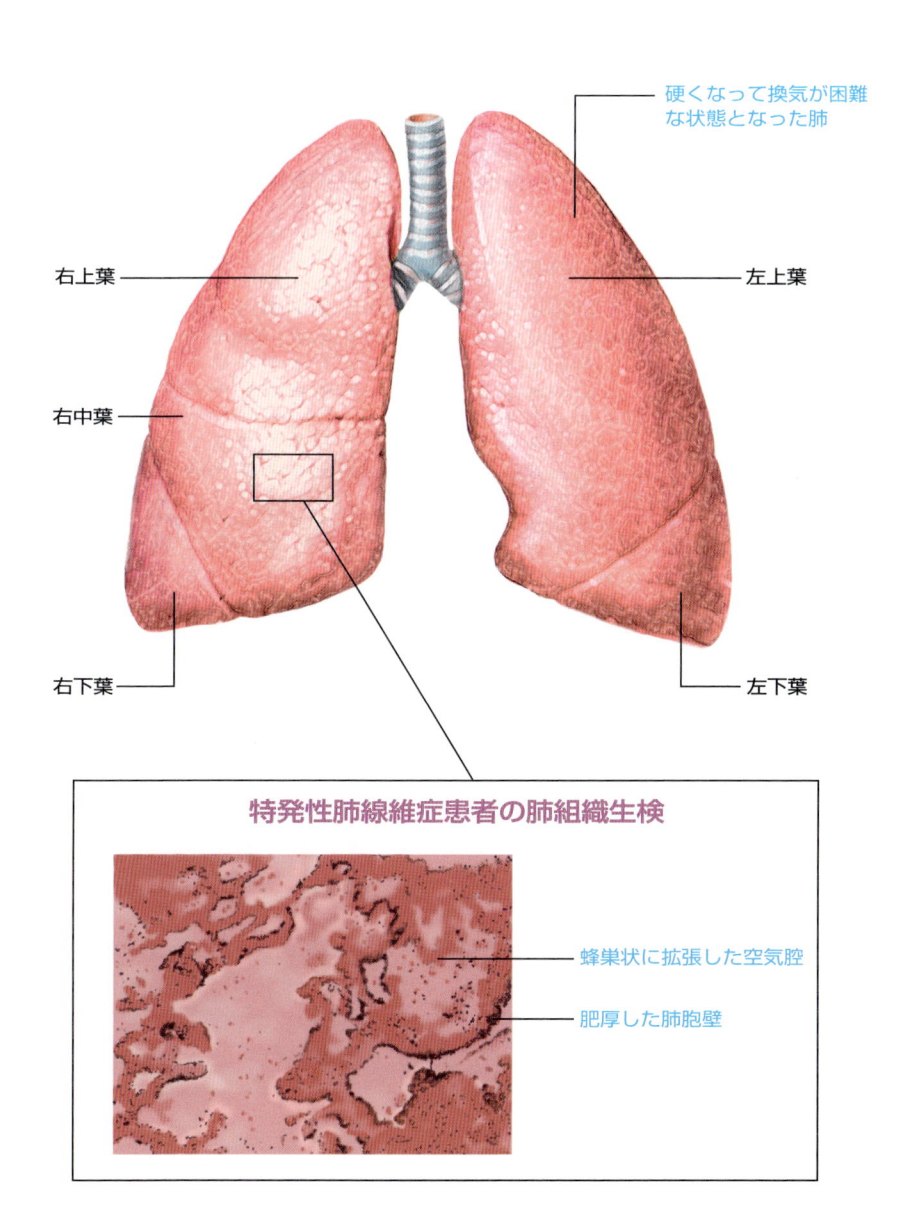

- 硬くなって換気が困難な状態となった肺
- 右上葉
- 左上葉
- 右中葉
- 右下葉
- 左下葉

特発性肺線維症患者の肺組織生検

- 蜂巣状に拡張した空気腔
- 肥厚した肺胞壁

特発性肺線維症

肺高血圧症

- 肺動脈圧が正常（ふつう25mmHg）を上回る状態を指しますが，加齢や高所によって上昇する場合は除きます．
- 原発性（特発性）と続発性に分類されます．
- 原発性の場合は，明らかな原因なく肺動脈圧が上昇し，肺血管抵抗が増加するのが特徴で，20〜40歳の女性に好発します．
- 続発性の場合は，心臓疾患や肺疾患が存在していて，その結果として発生します．

何が原因？
- **原発性肺高血圧症**：遺伝的要因，免疫機構の変化
- **続発性肺高血圧症**：慢性閉塞性肺疾患，びまん性間質性肺炎，悪性疾患の転移，強皮症，肥満，肺塞栓症，血管炎，リウマチ性心臓弁膜症性疾患，僧帽弁狭窄症

病態生理学的に現われる変化は？

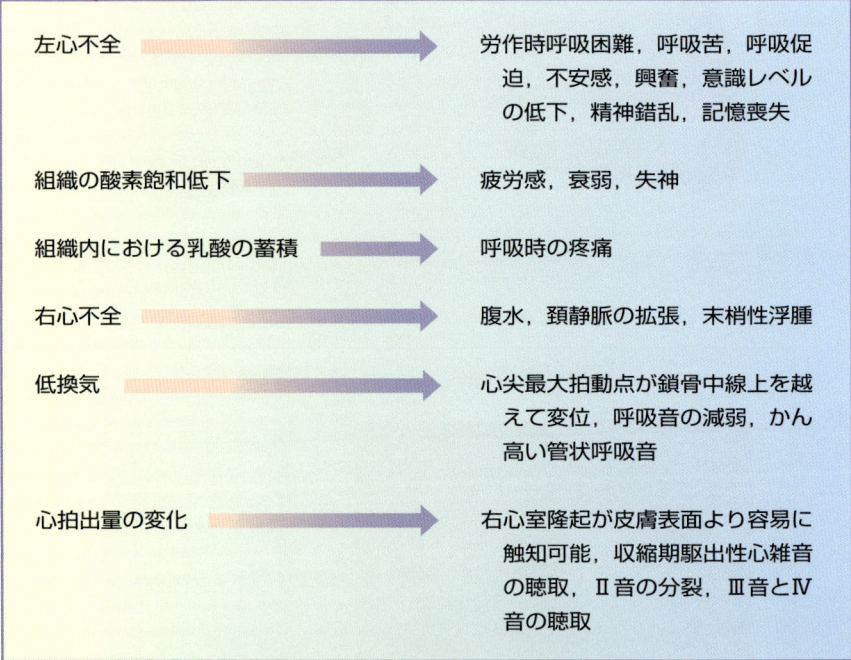

左心不全 →	労作時呼吸困難，呼吸苦，呼吸促迫，不安感，興奮，意識レベルの低下，精神錯乱，記憶喪失
組織の酸素飽和低下 →	疲労感，衰弱，失神
組織内における乳酸の蓄積 →	呼吸時の疼痛
右心不全 →	腹水，頚静脈の拡張，末梢性浮腫
低換気 →	心尖最大拍動点が鎖骨中線上を越えて変位，呼吸音の減弱，かん高い管状呼吸音
心拍出量の変化 →	右心室隆起が皮膚表面より容易に触知可能，収縮期駆出性心雑音の聴取，Ⅱ音の分裂，Ⅲ音とⅣ音の聴取

肺高血圧症における変化

正常の肺動脈

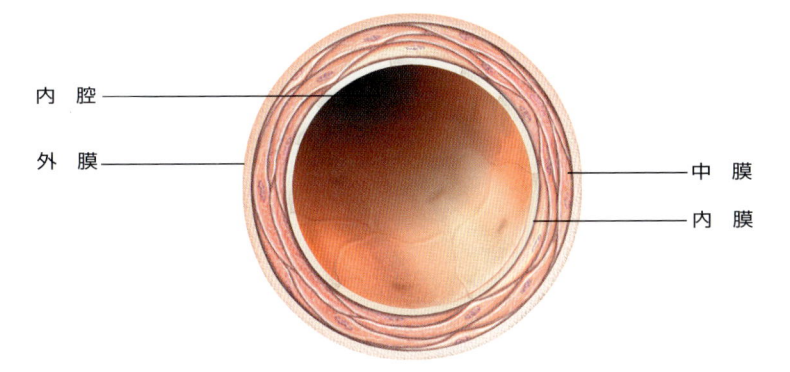

- 内腔
- 外膜
- 中膜
- 内膜

初期の肺高血圧症

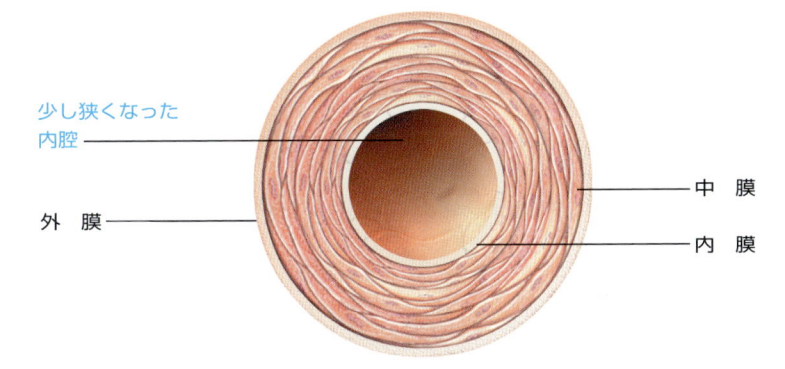

- 少し狭くなった内腔
- 外膜
- 中膜
- 内膜

末期の肺高血圧症

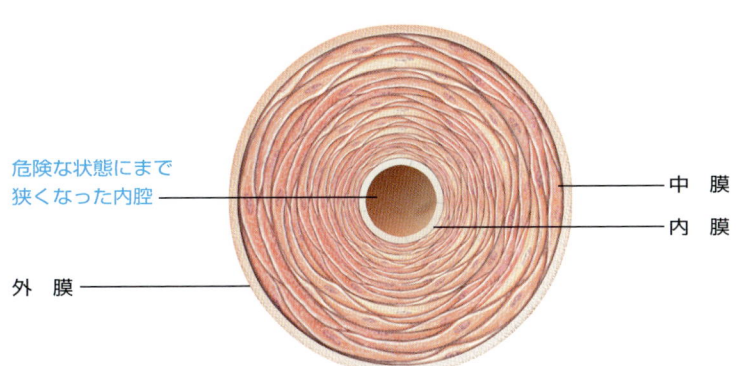

- 危険な状態にまで狭くなった内腔
- 外膜
- 中膜
- 内膜

肺水腫

- 肺の血管外腔に液体が貯留した状態．
- 循環器系疾患の代表的な合併症です．
- 慢性と急性に分けられます．

何が原因？
- 急性心筋虚血症，急性心筋梗塞
- バルビツール酸系薬剤やオピオイド剤の中毒
- 液体の過剰負荷
- 刺激性ガスの吸入
- 左心不全
- 肺　炎
- 心臓弁膜症

病態生理学的に現われる変化は？

初　期
低酸素血症 →	労作時呼吸困難，軽度の頻呼吸，咳，頻脈
横隔膜の拡張能力の低下 →	起坐呼吸
肺動脈圧の上昇 →	血圧の上昇
液体の充満した肺 →	限局性の水泡音聴取
心拍出量の低下と肺血管抵抗の上昇 →	頚静脈の拡張

末　期
低酸素血症 →	呼吸困難，頻呼吸，高度の頻脈，チアノーゼ，不整脈
液体の充満した肺 →	びまん性の水泡音聴取，咳（泡沫状の血性痰を伴う）
末梢血管収縮 →	冷たい湿った皮膚
心拍出量の低下，ショック →	発汗，血圧低下，糸のように細い脈

肺水腫の発生機序

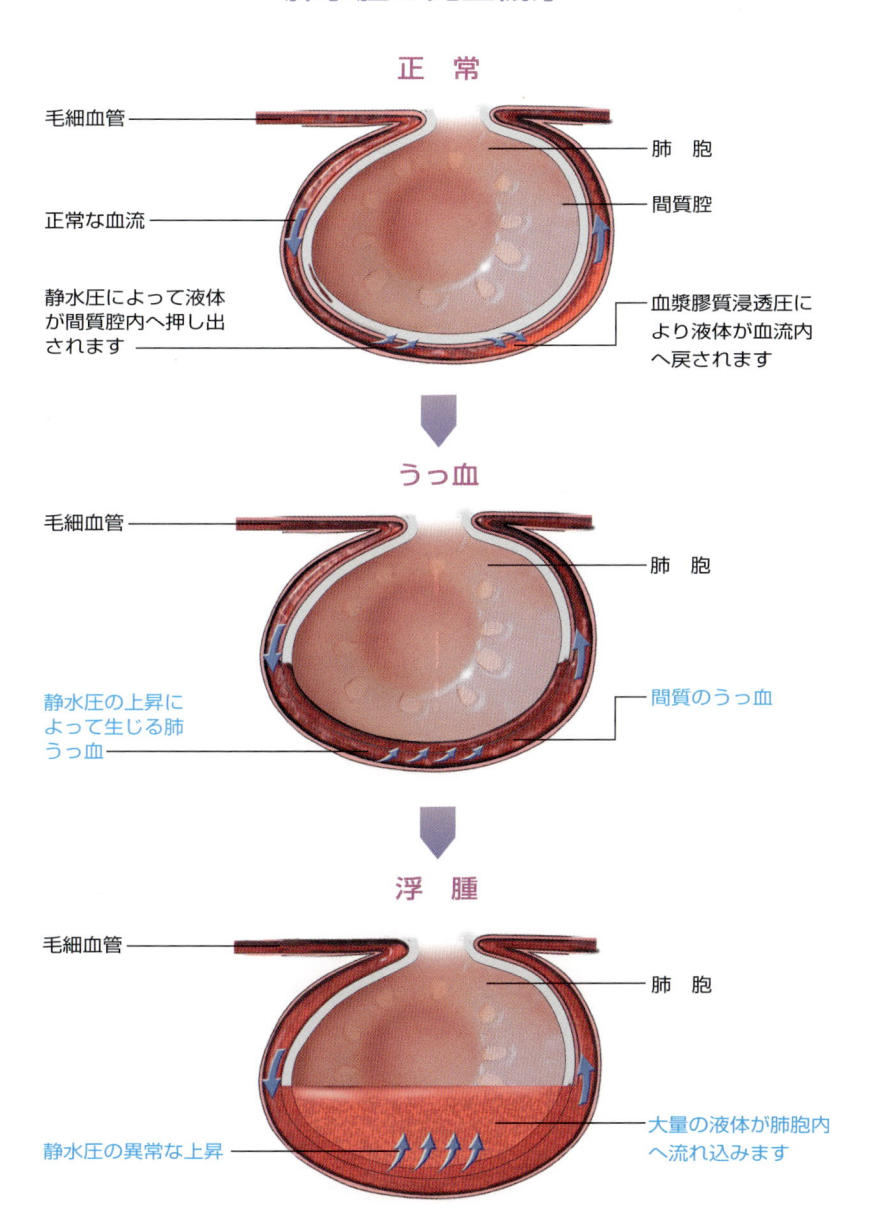

正　常

- 毛細血管
- 肺　胞
- 正常な血流
- 間質腔
- 静水圧によって液体が間質腔内へ押し出されます
- 血漿膠質浸透圧により液体が血流内へ戻されます

うっ血

- 毛細血管
- 肺　胞
- 静水圧の上昇によって生じる肺うっ血
- 間質のうっ血

浮　腫

- 毛細血管
- 肺　胞
- 静水圧の異常な上昇
- 大量の液体が肺胞内へ流れ込みます

肺水腫

急性呼吸窮迫症候群(ARDS)

- 非心原性肺水腫の一つの型で，急速に急性呼吸不全に至ります．
- ショック肺，硬直肺，白色肺，浮腫肺，などとも呼ばれます．
- 迅速に診断・治療が行われない場合は，48時間以内に死に至ることがあります．

何が原因？
- アナフィラキシー
- 胃内容物の誤嚥
- びまん性肺炎
- 薬剤の過剰投与
- 薬剤に対する特異体質反応
- 有毒ガスの吸入
- 溺死に近い状態
- 酸素毒性
- 敗血症

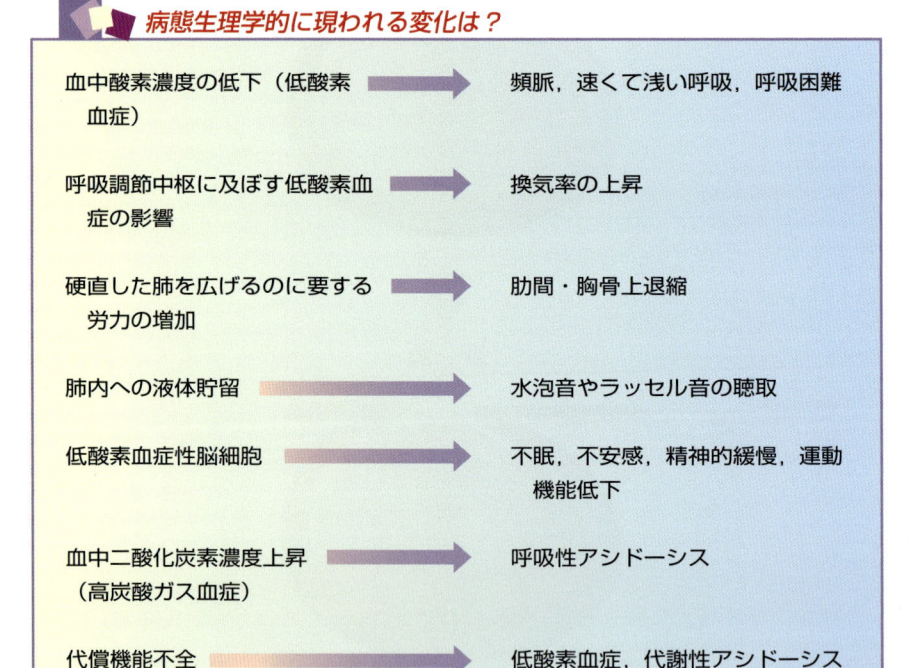

病態生理学的に現われる変化は？

血中酸素濃度の低下（低酸素血症） →	頻脈，速くて浅い呼吸，呼吸困難
呼吸調節中枢に及ぼす低酸素血症の影響 →	換気率の上昇
硬直した肺を広げるのに要する労力の増加 →	肋間・胸骨上退縮
肺内への液体貯留 →	水泡音やラッセル音の聴取
低酸素血症性脳細胞 →	不眠，不安感，精神的緩慢，運動機能低下
血中二酸化炭素濃度上昇（高炭酸ガス血症） →	呼吸性アシドーシス
代償機能不全 →	低酸素血症，代謝性アシドーシス

急性呼吸窮迫症候群（ARDS）における肺胞の変化

1期
損傷によって肺への血流量が減少します．血小板が凝縮し，ヒスタミン・セロトニン・ブラジキニンを放出します．

2期
これらの物質，とりわけヒスタミンが炎症を起こし，肺胞-毛細血管膜が傷害され，毛細血管の透過性が増します．その結果，液体が間質腔内へ移動します．

3期
毛細血管の透過性が増加するので，蛋白質や液体が漏出し，間質の浸透圧が上昇して肺水腫を起こします．

4期
血流量の減少や肺胞内の液体によって表面張力が障害され，細胞の産生能力が低下します．その結果，肺胞が虚脱状態になり，ガス交換が切迫して肺の拡張不全が起こります．

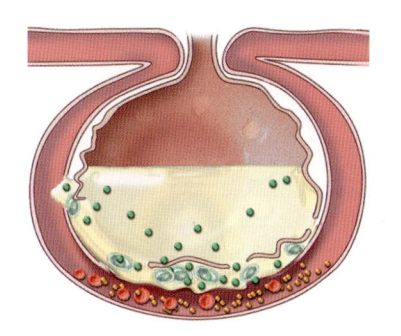

5期
充分な酸素が肺胞-毛細血管膜を透過できません．一方，二酸化炭素は透過でき，呼気とともに喪失します．その結果，血中の酸素濃度・二酸化炭素濃度いずれもが低下します．

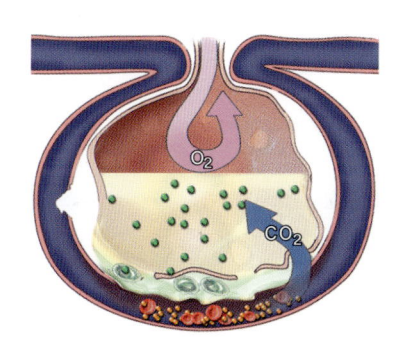

6期
肺水腫が悪化し，炎症が線維化を誘発し，ガス交換がますます障害されます．

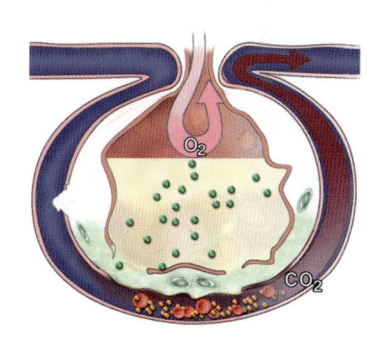

肺塞栓症

- 遊離した血栓，心臓弁の腫瘍，異物などによって肺動脈血管床が閉塞した状態．
- 入院中の患者に発生する肺の合併症としては最も頻度が高く，大きな塞栓の場合は致命的となることがあります．

何が原因？
- 心房細動
- 深部静脈血栓
- 骨盤・腎・肝静脈血栓
- 右心系血栓
- 上肢の血栓
- 心臓弁膜症

病態生理学的に現われる変化は？

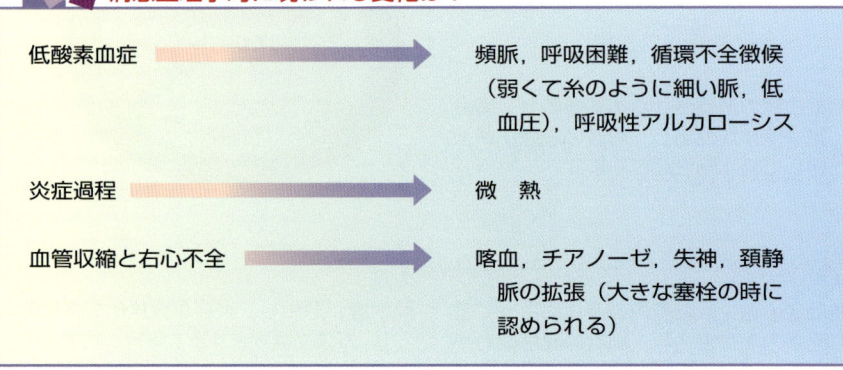

低酸素血症 →	頻脈，呼吸困難，循環不全徴候（弱くて糸のように細い脈，低血圧），呼吸性アルカローシス
炎症過程 →	微熱
血管収縮と右心不全 →	喀血，チアノーゼ，失神，頸静脈の拡張（大きな塞栓の時に認められる）

肺塞栓

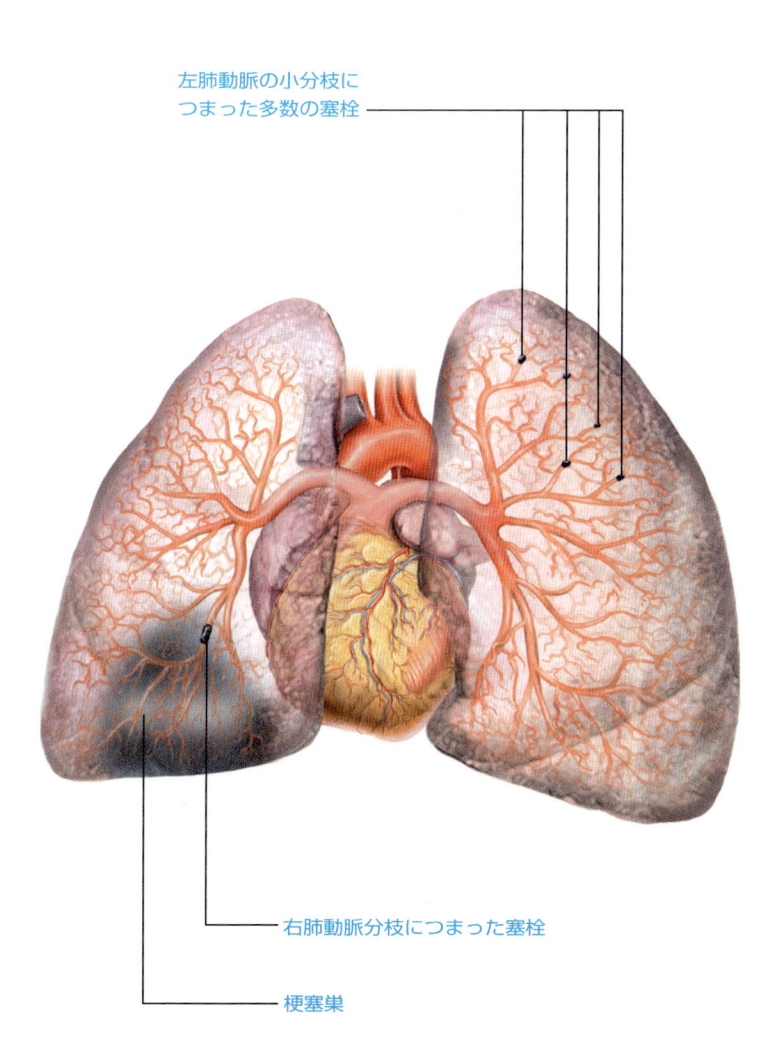

左肺動脈の小分枝に
つまった多数の塞栓

右肺動脈分枝につまった塞栓

梗塞巣

肺塞栓症

脂肪閉塞症候群

- 外傷によって放出された脂肪滴が塞栓として作用し，微小循環系に影響を及ぼします．
- まれに潜在的に致命的となる可能性をもつ疾患です．
- 外傷後24〜48時間で肺・脳・皮膚に症状が出現します．

何が原因？
- 大腿骨・骨盤・肋骨・脛骨の骨折
- 整形外科手術

病態生理学的に現われる変化は？

肺循環量の減少と低酸素血症 →	呼吸困難，呼吸数の増加，副筋の使用，精神状態の変化
血小板機能の変化 →	血小板減少，点状出血，播種性血管内凝固症候群（DIC）
右心負荷の増加 →	肺水腫

脂肪塞栓の肺循環に及ぼす影響

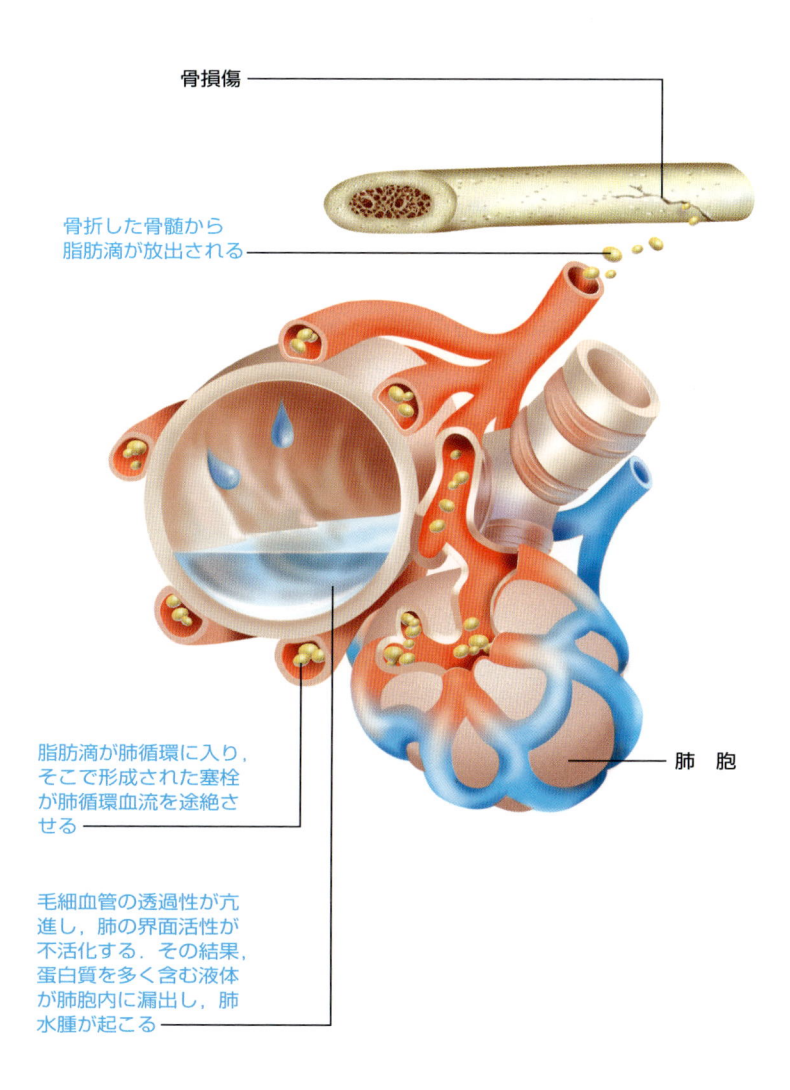

骨損傷

骨折した骨髄から脂肪滴が放出される

脂肪滴が肺循環に入り，そこで形成された塞栓が肺循環血流を途絶させる

毛細血管の透過性が亢進し，肺の界面活性が不活化する．その結果，蛋白質を多く含む液体が肺胞内に漏出し，肺水腫が起こる

肺　胞

脂肪閉塞症候群

気　胸

- 胸腔内に入った空気によって起こる，部分的あるいは完全な肺虚脱．
- おもな分類：閉塞性，開放性，緊張性（生命を脅かすこともあります）．
- 自然気胸（閉塞性気胸の一型）は，慢性肺疾患に罹患している高齢患者に好発します．

何が原因？

- **閉塞性気胸**：先端が鋭利でない物による胸部外傷，ブレブ※の破裂による空気の漏出，気圧外傷・肺結核・肺癌・間質性肺疾患による破裂
- **開放性気胸**：貫通性肺損傷や外科手術，中心静脈カテーテルの挿入，経気管支生検，胸腔穿刺，胸膜生検
- **緊張性気胸**：空気の漏れない気密性の包帯で治療された貫通性胸部外傷，肋骨骨折，機械的換気，終末呼気高陽圧，胸腔チューブの閉塞や機能不全，高圧によって起こる肺循環障害

※訳者注……ブレブ：肺胞性肺囊胞．

病態生理学的に現われる変化は？

開放性または閉塞性気胸

肺虚脱 →	突然の鋭い痛み；胸壁の非対称的な動き；呼吸困難；限局性震盪の減少；罹患側の呼吸音消失
低酸素血症 →	呼吸促迫，チアノーゼ，頻脈
肺の拡張不全 →	罹患側の胸部強直
空気の組織内への漏出 →	触診時，皮膚直下のパチパチする音

緊張性気胸

心拍出量の低下 →	低血圧，代償性頻脈，顔面蒼白，衰弱，速脈
低酸素血症 →	呼吸促迫，不安
緊張増加 →	縦隔変位
縦隔変位 →	反対側への気管偏位

気胸の影響

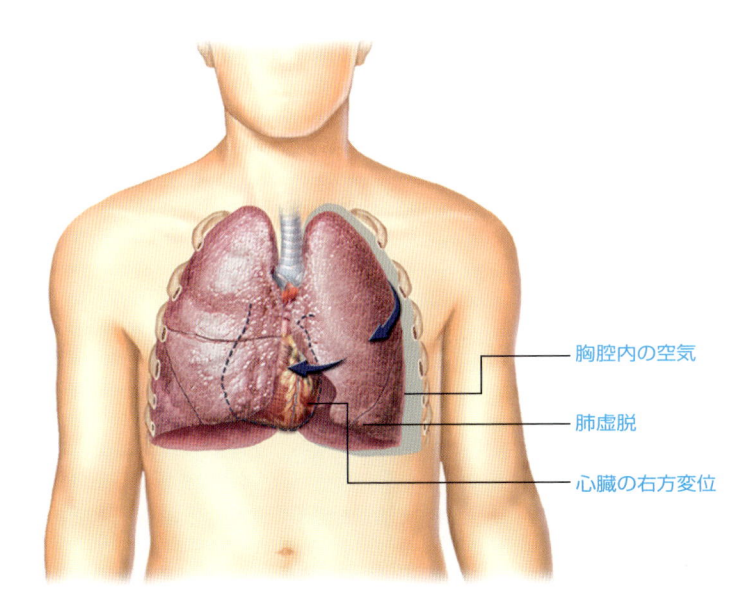

- 胸腔内の空気
- 肺虚脱
- 心臓の右方変位

緊張性気胸

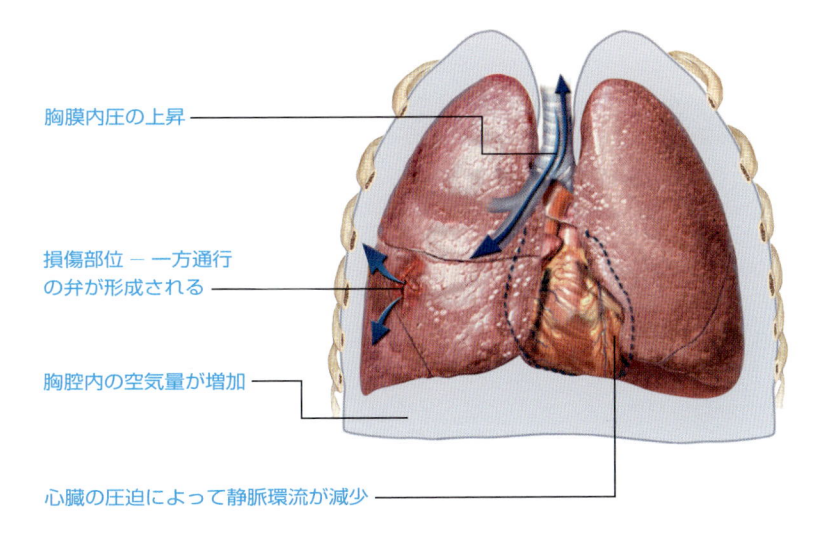

- 胸膜内圧の上昇
- 損傷部位 − 一方通行の弁が形成される
- 胸腔内の空気量が増加
- 心臓の圧迫によって静脈環流が減少

肺　癌

- ふつう気管支壁や気管支粘膜上皮から発生し増殖する新生物．
- 高頻度にみられる四種類：扁平上皮癌，小細胞癌，腺癌，大細胞癌．

何が原因？
- 喫　煙
- 遺伝的素因
- 発癌物質や工業によって汚染された空気の吸入

病態生理学的に現われる変化は？

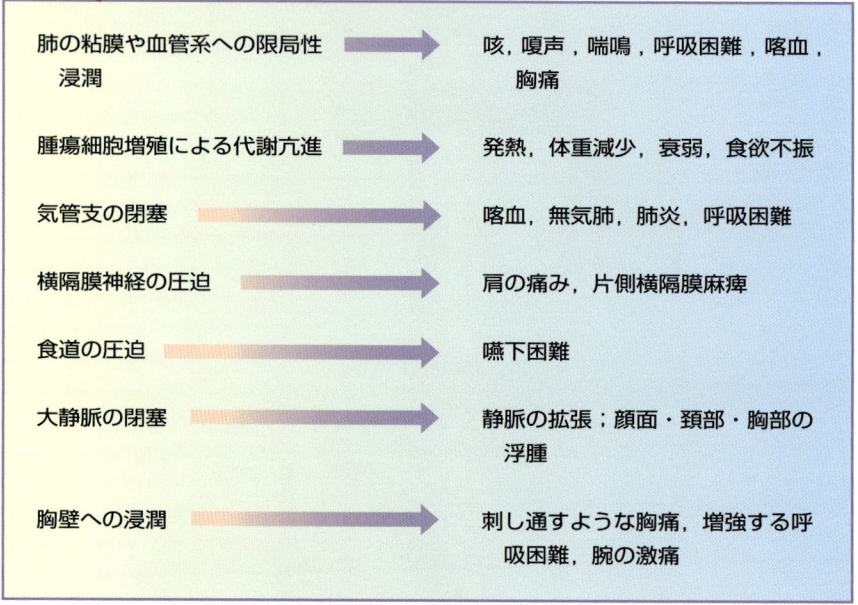

肺の粘膜や血管系への限局性浸潤	咳，嗄声，喘鳴，呼吸困難，喀血，胸痛
腫瘍細胞増殖による代謝亢進	発熱，体重減少，衰弱，食欲不振
気管支の閉塞	喀血，無気肺，肺炎，呼吸困難
横隔膜神経の圧迫	肩の痛み，片側横隔膜麻痺
食道の圧迫	嚥下困難
大静脈の閉塞	静脈の拡張；顔面・頚部・胸部の浮腫
胸壁への浸潤	刺し通すような胸痛，増強する呼吸困難，腕の激痛

肺癌における腫瘍浸潤

右　肺（全面）

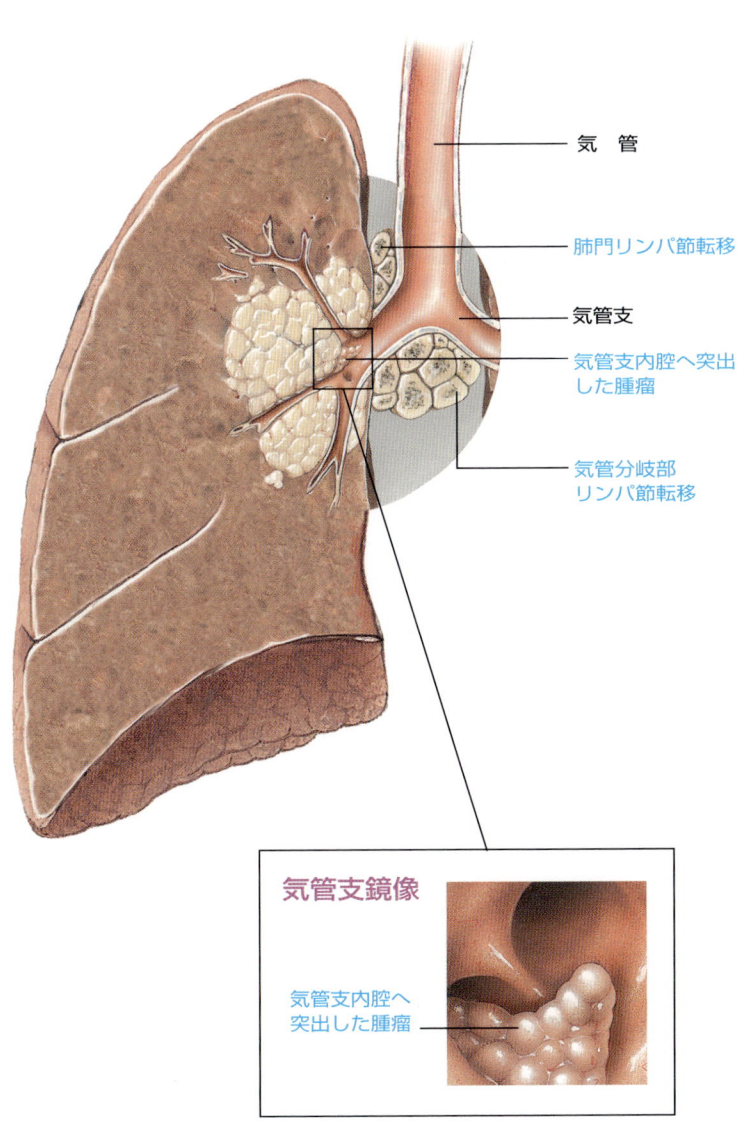

- 気　管
- 肺門リンパ節転移
- 気管支
- 気管支内腔へ突出した腫瘍
- 気管分岐部リンパ節転移

気管支鏡像

気管支内腔へ突出した腫瘍

胸　水

- 胸腔内の過剰な液体をいいます．
- 漏出性胸水と滲出性胸水は，液体産生増加や過剰な液体の不充分な排出によって生じます．
- 膿胸は，胸腔内に膿や壊死組織が貯留します．

何が原因？
漏出性胸水
- 血管内容量の増加を引き起こす疾患
- 心不全
- 腹水貯留を伴う肝疾患
- 低アルブミン血症
- 腹膜透析

滲出性胸水
- 細菌性肺炎，真菌性肺炎，膿胸
- 胸部外傷
- 全身性エリテマトーデスのような膠原病
- 悪性疾患
- 粘液水腫
- 膵　炎
- 肺塞栓（肺梗塞の有無に関係なく）
- 横隔膜下膿瘍
- 肺結核

膿　胸
- 癌
- 食道破裂
- 特発性感染症
- 穿　孔
- 肺　炎

病態生理学的に現われる変化は？

胸腔内への液体移動 →	呼吸音の減弱；胸水貯留領域上の鈍い感じ；胸膜炎による胸痛；呼吸困難；胸水量の多さによって心尖最大拍動点が変位
炎症過程 →	発熱，倦怠感

胸水による肺の圧迫

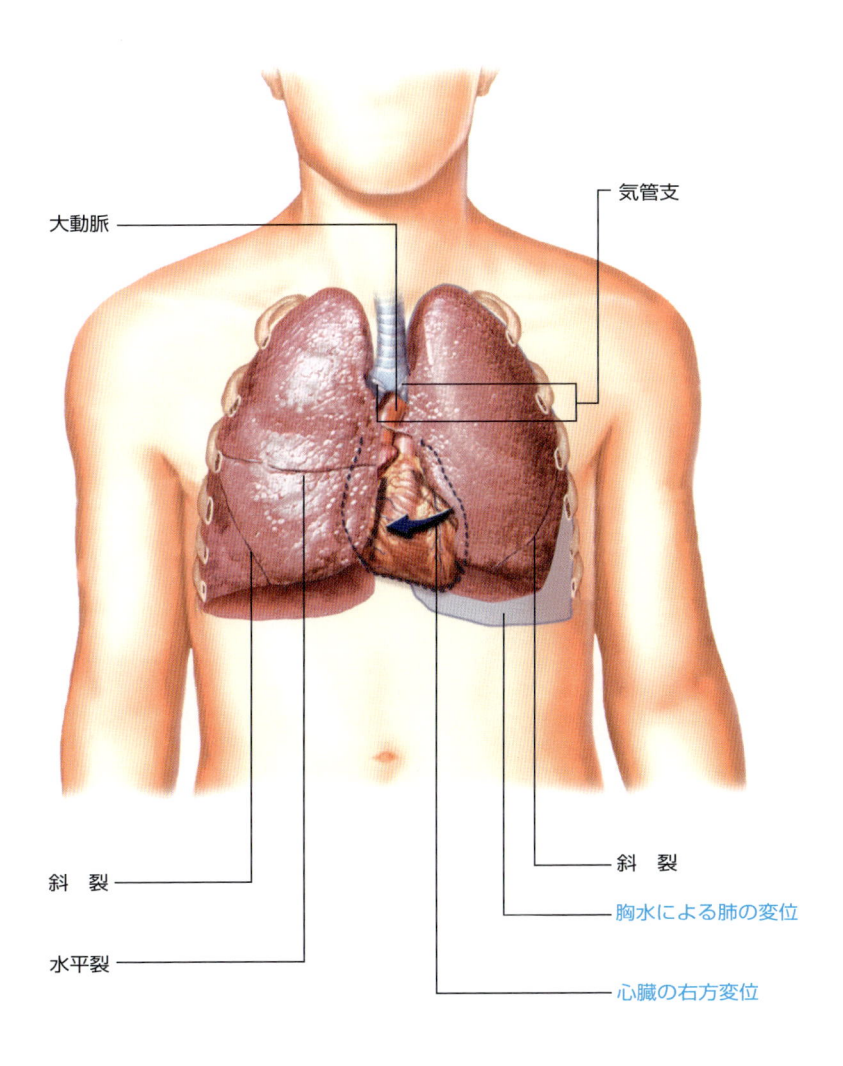

- 大動脈
- 気管支
- 斜裂
- 水平裂
- 斜裂
- 胸水による肺の変位
- 心臓の右方変位

胸水

3

神経・感覚器系

片頭痛………104
脳卒中………106
頭蓋内出血………108
脳動脈瘤………110
脳動静脈奇形………112
脳腫瘍………114
多発性硬化症………116
ギラン・バレー（Guillain-Barré）症候群………118
パーキンソン（Parkinson）病………120
筋萎縮性側索硬化症（ALS）………122
重症筋無力症………124
髄膜炎………126
西ナイル脳炎………128
ライム（Lyme）病………130
水頭症………132

アルツハイマー（Alzheimer）病………134
てんかん………136
うつ病………138
口唇裂と口蓋裂………140
喉頭癌………142
白内障………144
緑内障………146
黄斑変性………148
難聴………150
中耳炎………152
メニエル（Ménière）病………154
むち打ち損傷………156
脊髄損傷………158
椎間板ヘルニア………160
二分脊椎………162

片頭痛

- 拍動性の血管性頭痛で，ふつう幼時の頃から発症し，成人になってもずっと繰り返し起こることが多い．
- 前兆の有無によって，前兆のない片頭痛と前兆のある片頭痛に分類できます．
- 女性のほうが高頻度にみられ，家族内発生率が高い．

何が原因？

- 不　明
- 協同誘発因子：カフェインの摂取，日常生活の変化，感情的なストレスや疲労，環境の刺激，食事の省略
- 誘発因子：ニューロン機能障害，特に三叉神経経路

病態生理学的に現われる変化は？

脳血管の収縮と拡張 →	片側性の拍動性頭痛
神経原性炎症 →	前駆症状：閃輝暗点（せんき），半盲，片側性錯感覚，言語障害
自律神経系の反応 →	興奮，食欲不振，嘔気，嘔吐，羞明（しゅうめい）

頭痛における血管の変化

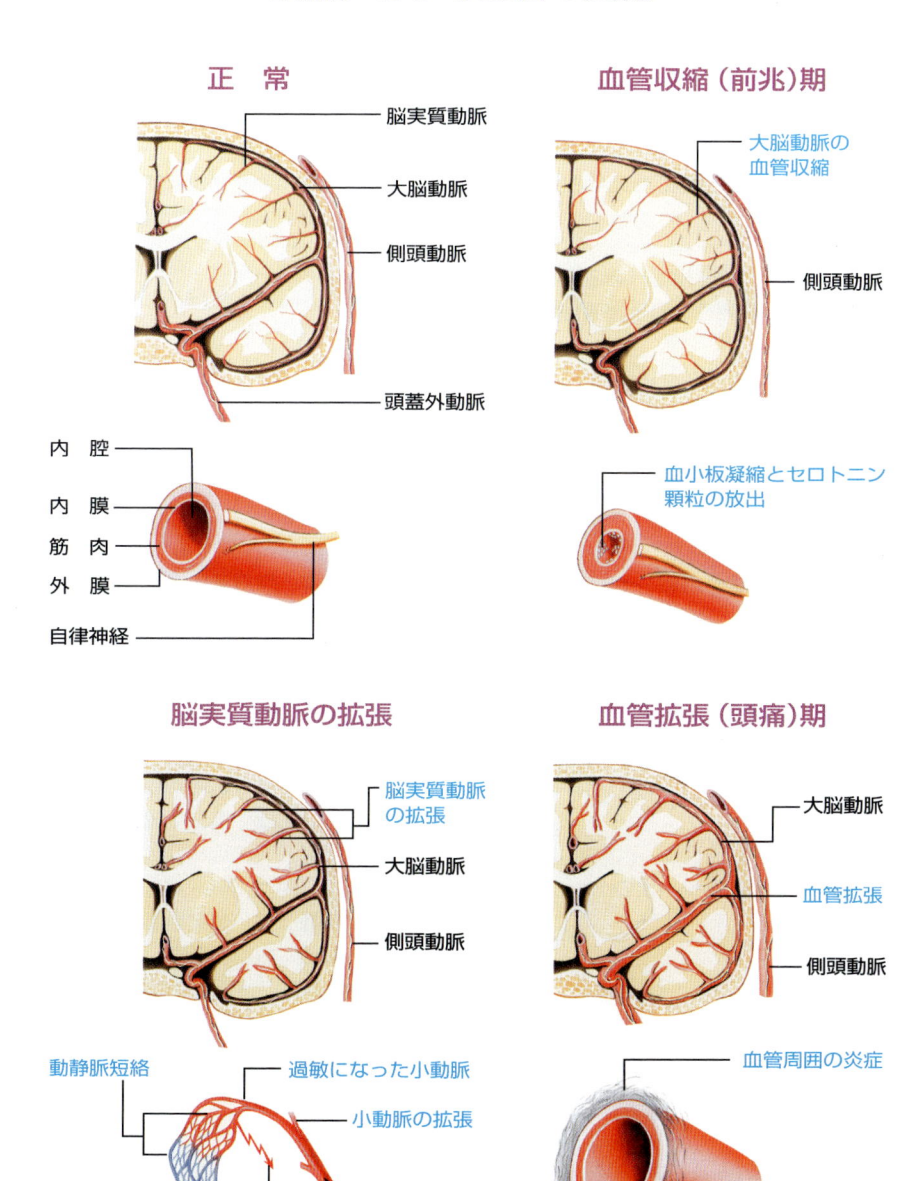

正常
- 脳実質動脈
- 大脳動脈
- 側頭動脈
- 頭蓋外動脈

- 内腔
- 内膜
- 筋肉
- 外膜
- 自律神経

血管収縮（前兆）期
- 大脳動脈の血管収縮
- 側頭動脈
- 血小板凝縮とセロトニン顆粒の放出

脳実質動脈の拡張
- 脳実質動脈の拡張
- 大脳動脈
- 側頭動脈
- 動静脈短絡
- 過敏になった小動脈
- 小動脈の拡張
- 痛みの衝撃

血管拡張（頭痛）期
- 大脳動脈
- 血管拡張
- 側頭動脈
- 血管周囲の炎症

片頭痛

脳卒中

- 突然発生する脳循環障害で，侵される血管は1本の場合もあれば複数本のこともあります。
- 罹患した動脈，傷害の程度，側副血行路の広がり，などによって，症状はさまざまです。
- 脳半球に卒中が起こった場合は，病巣側と反対側の身体に症状が出ます。

何が原因？
- 塞栓症または血栓症（虚血性脳卒中）
- 脳内への特発性出血（出血性脳卒中）

病態生理学的に現われる変化は？

中大脳動脈の血栓や出血 →	失語症または不全失語症；視野欠損，病巣側の半身不全麻痺（顔面や上肢に特に顕著）
頚動脈の血栓や出血 →	脱力，麻痺，無感覚；感覚の変化；意識レベルの変化；頚動脈上で聴取される雑音；頭痛
椎骨脳底動脈の血栓や出血 →	脱力，麻痺；口唇や口の周囲の知覚脱失；視野欠損，複視，眼球振盪（しんとう）；協調運動不全，眩暈；嚥下障害，不明瞭な発語；健忘；運動失調症
前大脳動脈の血栓や出血 →	精神錯乱；脱力，無感覚；尿失禁；運動機能障害，感覚機能障害；人格の変化
後大脳動脈の血栓や出血 →	視野欠損；感覚障害；失読症；皮質盲；昏睡

虚血性脳卒中

心臓血栓の好発部位

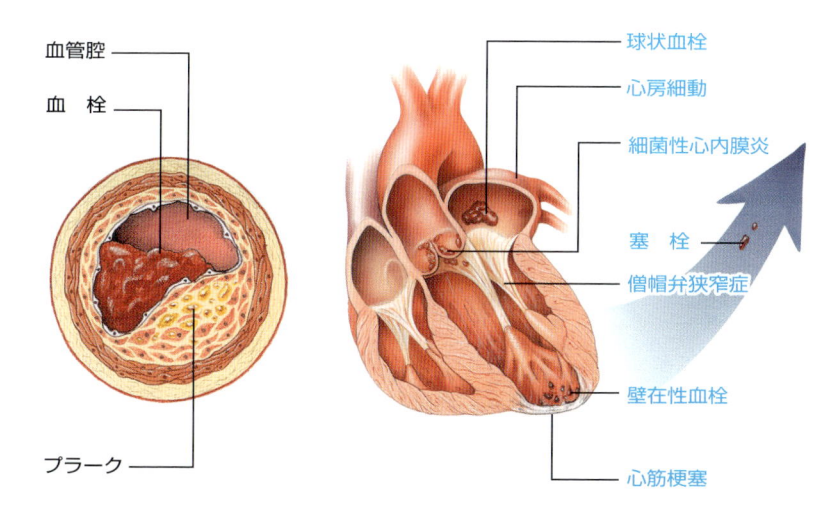

- 血管腔
- 血栓
- プラーク
- 球状血栓
- 心房細動
- 細菌性心内膜炎
- 塞栓
- 僧帽弁狭窄症
- 壁在性血栓
- 心筋梗塞

プラーク形成，塞栓症，梗塞の好発部位

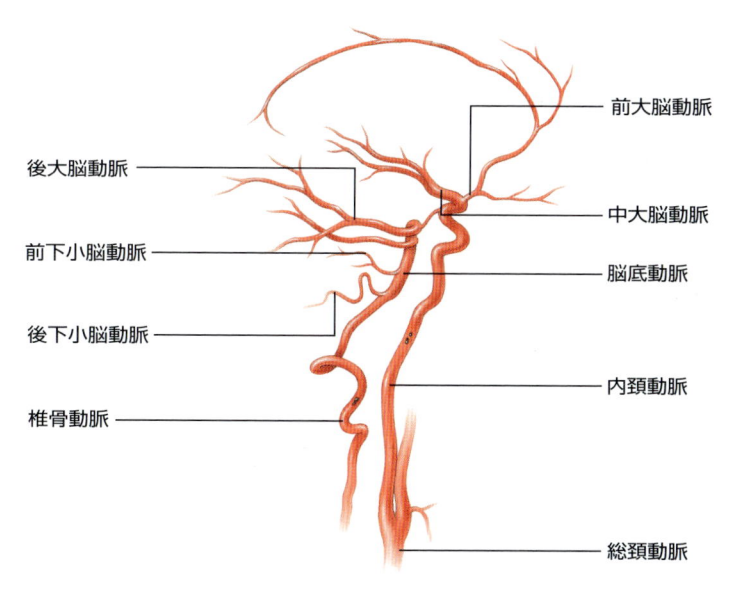

- 後大脳動脈
- 前下小脳動脈
- 後下小脳動脈
- 椎骨動脈
- 前大脳動脈
- 中大脳動脈
- 脳底動脈
- 内頸動脈
- 総頸動脈

頭蓋内出血

- 頭蓋内に血液が貯留した状態．
- 硬膜外血腫，脳内血腫，硬膜下血腫によって生じます．
- 様々な程度の脳障害をひき起こします．

何が原因？
- 抗凝固療法
- 出血性疾患
- 硬膜外血腫，脳内血腫，硬膜下血腫
- 頭部外傷
- 高血圧
- 脳動脈瘤破裂
- 頭蓋骨骨折
- 脳卒中

病態生理学的に現われる変化は？

出血による閉鎖空間内圧の上昇 →	激しい頭痛，嘔気，噴出性嘔吐，昏睡状態のような意識レベルの変化
髄膜への出血 →	項部硬直のような髄膜刺激症状，背部痛，下肢痛，発熱，不安感，興奮，痙攣発作，羞明，ぼやけた視覚
脳組織内への出血 →	半身不全麻痺，嚥下困難，視覚障害
動眼神経の圧迫（脳動脈瘤が内頚動脈の近くにある場合） →	複視，眼瞼下垂，瞳孔散大，眼の回転運動不能

頭蓋内出血の好発部位

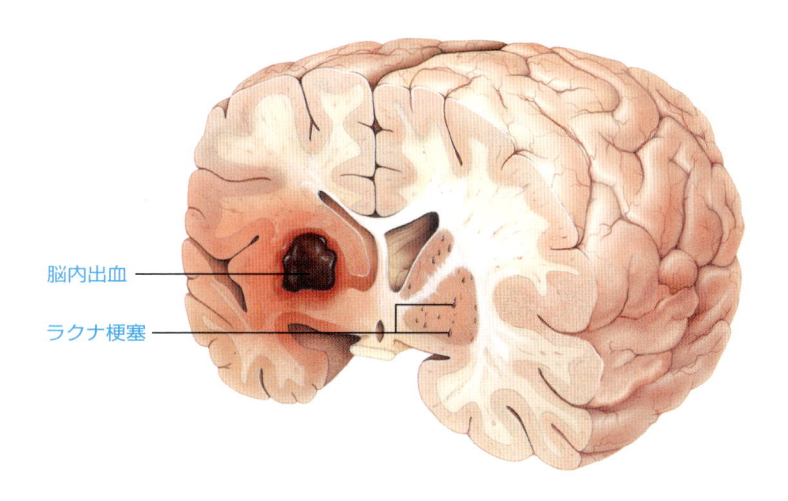

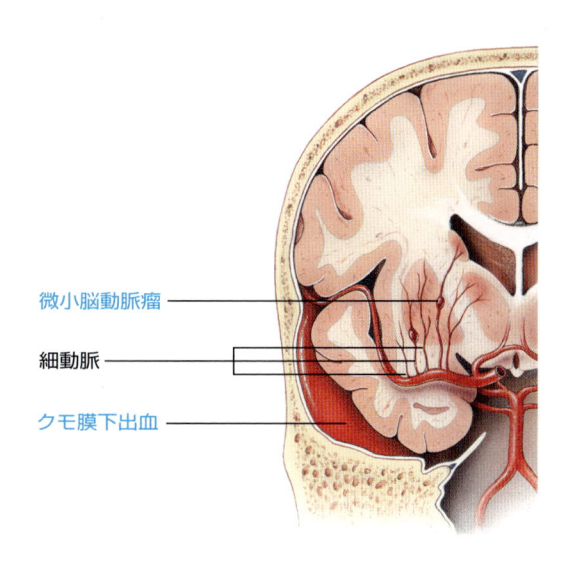

- 脳内出血
- ラクナ梗塞

- 微小脳動脈瘤
- 細動脈
- クモ膜下出血

脳動脈瘤

- 脳動脈の壁が弱くなり，限局性に拡張した状態．
- ウィリス（Willis）の大脳動脈輪の分岐部に発生することが多い．
- 破裂してクモ膜下出血をひき起こします．
- 徴候や症状によって破裂の重症度が分類されます．

何が原因？
- 先天性欠損※と変性過程の両方の組み合わせ
- 先天性欠損
- 変性過程
- 外傷性損傷

病態生理学的に現われる変化は？

前駆期	
クモ膜下腔への血液滲出 →	頭痛，嘔気，嘔吐；項部硬直；背中や下肢の硬直
破裂期	
閉鎖空間内への出血によって生じる圧の上昇 →	激しい頭痛；嘔気，噴出性嘔吐；昏睡状態をはじめとする意識レベルの変化
髄膜への出血 →	髄膜刺激症状，例えば，項部硬直，背部痛，下肢痛，発熱，不安感，興奮，てんかん発作，羞明，ぼやけた視界，など
脳組織内への出血 →	半身不全麻痺，嚥下困難，視野欠損
脳動脈瘤が内頚動脈の近くにある場合は，動眼神経を圧迫 →	複視，眼瞼下垂（がんけんかすい），瞳孔散大，眼の回転不能

※訳者注……先天性欠損：病理学的には，脳動脈壁内にある筋層の欠損をいいます．

脳動脈瘤の図解

ウィリス（Willis）の大脳動脈輪

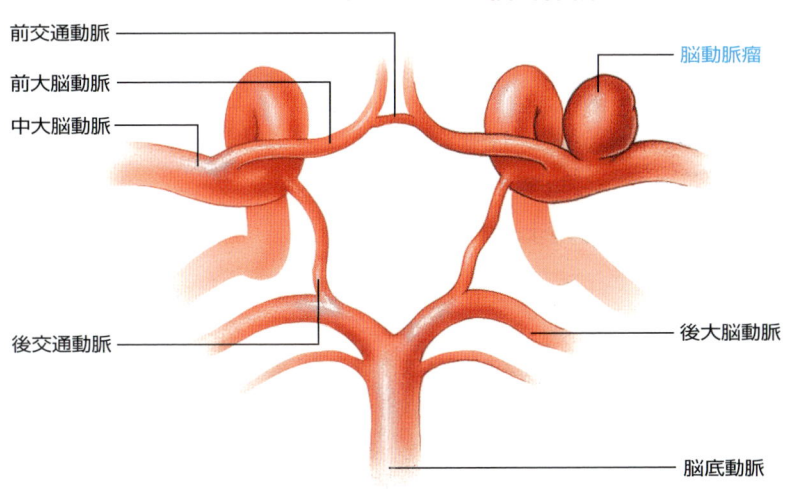

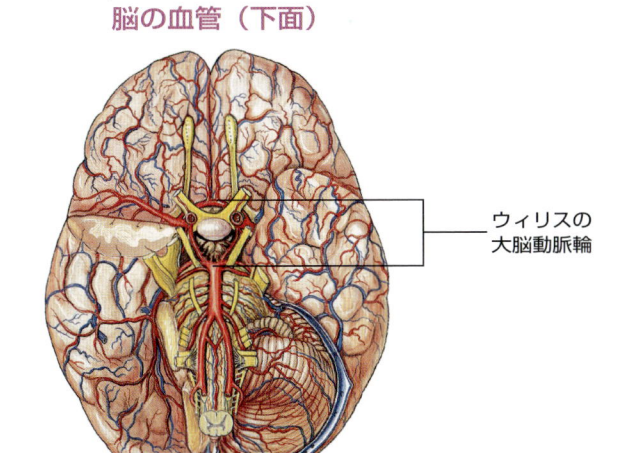

- 前交通動脈
- 前大脳動脈
- 中大脳動脈
- 脳動脈瘤
- 後交通動脈
- 後大脳動脈
- 脳底動脈

脳の血管（下面）

- ウィリスの大脳動脈輪

脳動静脈奇形

- 薄い壁の拡張した血管がからまった腫瘤で，血管の性質としては動脈と静脈の中間で，毛細血管とのつながりはありません．
- 大脳半球の後部に認められることが多い．
- 酸素濃度の高い血液と低い血液が混じって血液供給されており，大脳への血液灌流は不充分です．
- 大きさは，数mmの小さいものから，大脳皮質から脳室にまで及ぶ大きな奇形まで，さまざまです．
- 一つ以上ある場合がふつうです．

何が原因？
- **後天的**：穿通性損傷のような外傷
- **先天的**：遺伝性

病態生理学的に現われる変化は？

頭蓋内出血 →	激しい頭痛，てんかん発作，精神錯乱，嗜眠，髄膜刺激症状
腫脹している血管による周囲の脳組織の圧迫 →	てんかん発作
安定しない乱れた血流 →	頚動脈上や乳様突起・眼窩上で聴取される収縮期雑音
大脳への血液灌流量の減少 →	局所性神経学的障害
脳動静脈奇形の脳室内への拡大 →	水頭症

脳動静脈奇形

大脳皮質（矢状断面図）

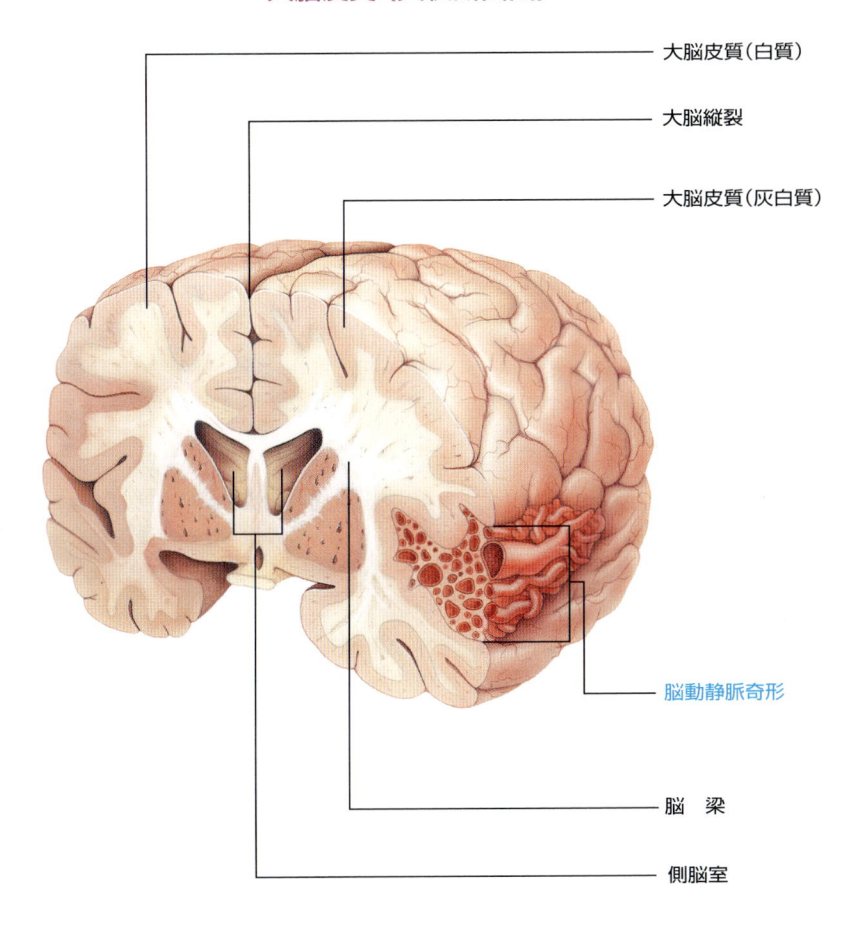

- 大脳皮質（白質）
- 大脳縦裂
- 大脳皮質（灰白質）
- 脳動静脈奇形
- 脳梁
- 側脳室

脳腫瘍

- 脳，脳脈管系，髄膜に発生した異常な腫瘤．
- 高頻度にみられる種類：神経膠腫，髄膜腫，下垂体腺腫．
- 良性と悪性に分けられます．
- 悪性脳腫瘍：増殖速度が非常に速い．
- 良性脳腫瘍：発生部位と腫瘍の大きさによって神経学的症状が左右されます．

何が原因？
- 大半の場合，不明
- 遺伝子異常や突然変異
- 過去における頭部放射線曝露歴

病態生理学的に現われる変化は？

腫瘍の増殖 →	周囲組織の浮腫，頭痛，てんかん発作，複視，神経学的障害，嘔気，嘔吐，頭蓋内圧亢進
頭蓋内圧亢進 →	頭部への限られた血流による脳の代償機能，脳脊髄液の脊柱管内への移動，脳脊髄液の吸収増加または産生低下

原発性脳腫瘍

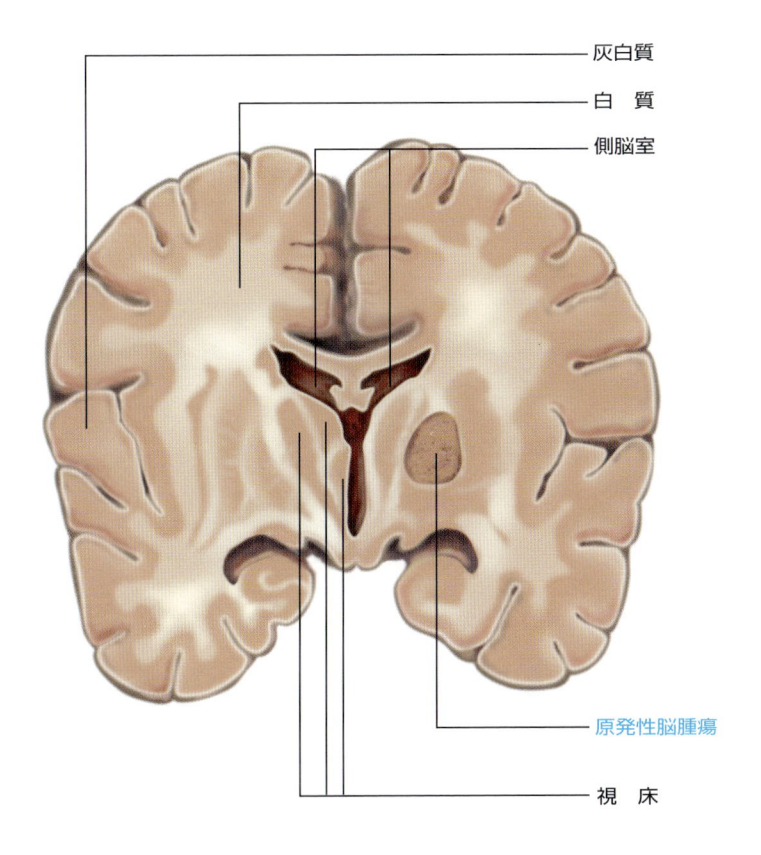

灰白質
白　質
側脳室

原発性脳腫瘍
視　床

脳腫瘍　115

多発性硬化症

- 脳と脊髄の白質の進行性脱髄を特徴とする慢性疾患で，増悪と寛解を繰り返します．
- 若い成人における慢性的に経過する身体障害の主な原因の一つです．
- 女性に多く，都市居住者および上流階級層の人に多発する傾向があります．

何が原因？
- 不　明
- 考えられる要因：環境要因，遺伝的要因，自己免疫反応を引き起こすきっかけとなる緩徐な増殖を示したり潜伏したりしているウイルス感染症
- 発症に先行したり症状を増悪させたりする要因：急性呼吸器感染症，感情的なストレス，疲労，妊娠

病態生理学的に現われる変化は？

伝達障害：神経インパルスの伝播障害	→ 視覚障害，感覚障害，疲労
脳神経機能障害：視神経における伝達障害	→ 眼の障害
運動反射障害	→ 筋肉の機能障害
括約筋神経支配障害	→ 排尿障害
脳神経と感覚中枢皮質へのインパルス伝導障害	→ 言語障害

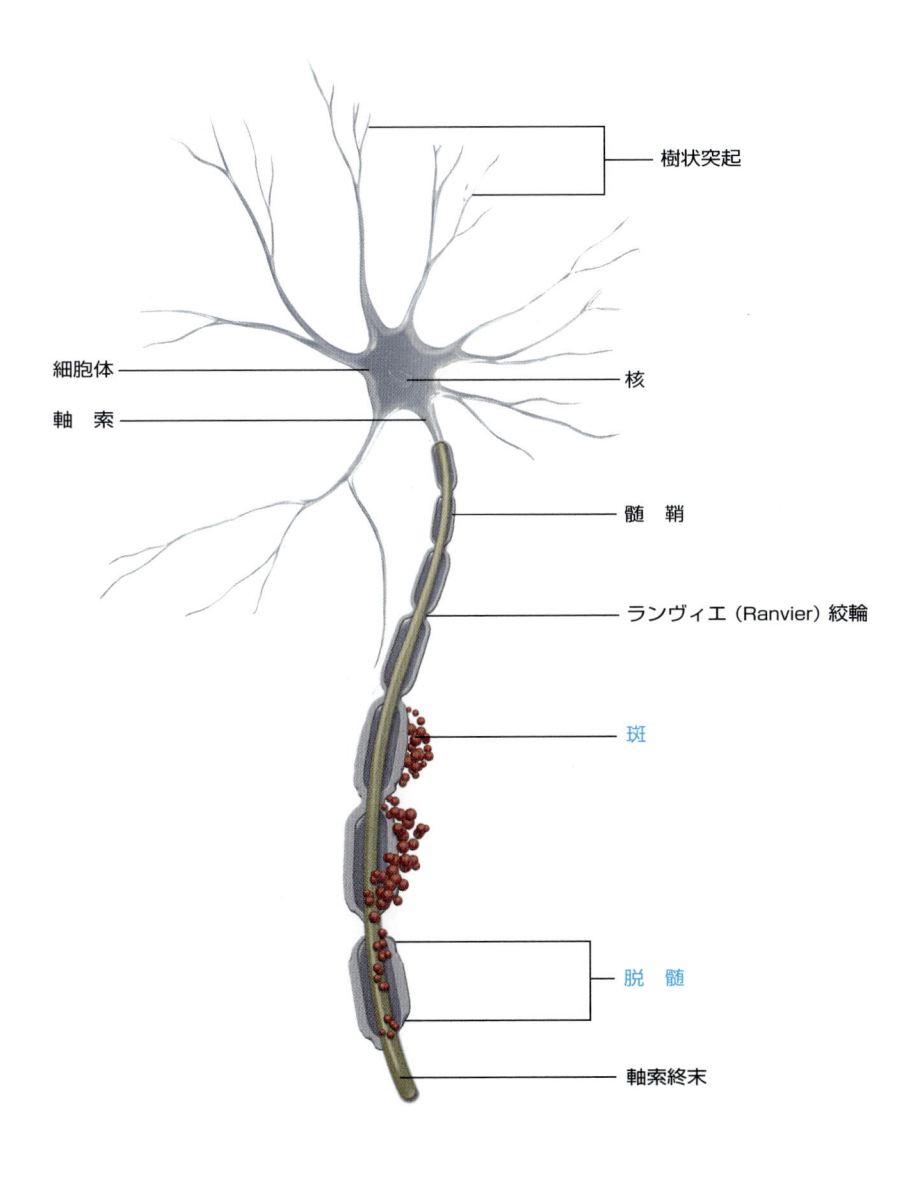

多発性硬化症における髄鞘の破壊

樹状突起

細胞体
軸索
核
髄鞘
ランヴィエ（Ranvier）絞輪
斑
脱髄
軸索終末

多発性硬化症 117

ギラン・バレー（Guillain-Barré）症候群

- 急速進行性の運動神経障害性疾患で，致死的な場合もあります．
- 症状は，発症後1～4週間の間に最悪となります．
- 10～25％の患者に，筋力低下や障害が持続します．

何が原因？

- 不 明
- 多くの症例で，ウイルス感染症によってひき起こされる免疫反応が考えられる
- その他の誘因：ある種の薬剤，血管性膠原病，血液系悪性疾患，甲状腺機能亢進症，予防接種，妊娠，サルコイドーシス，外科手術，移植手術

病態生理学的に現われる変化は？

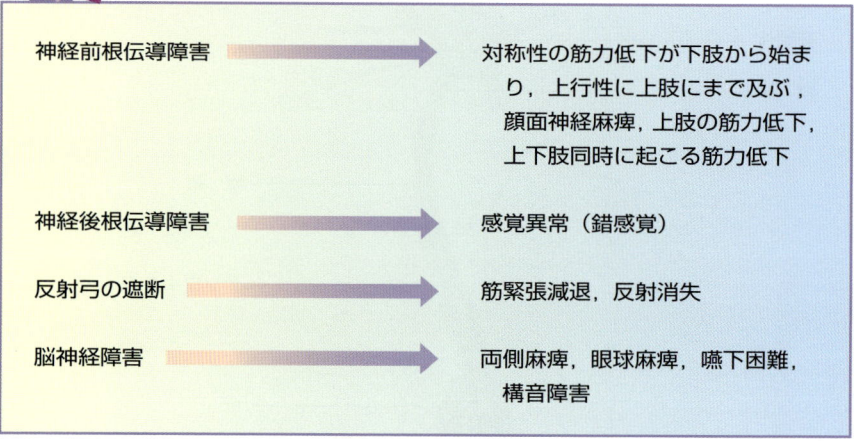

神経前根伝導障害 →	対称性の筋力低下が下肢から始まり，上行性に上肢にまで及ぶ，顔面神経麻痺，上肢の筋力低下，上下肢同時に起こる筋力低下
神経後根伝導障害 →	感覚異常（錯感覚）
反射弓の遮断 →	筋緊張減退，反射消失
脳神経障害 →	両側麻痺，眼球麻痺，嚥下困難，構音障害

末梢神経の脱髄

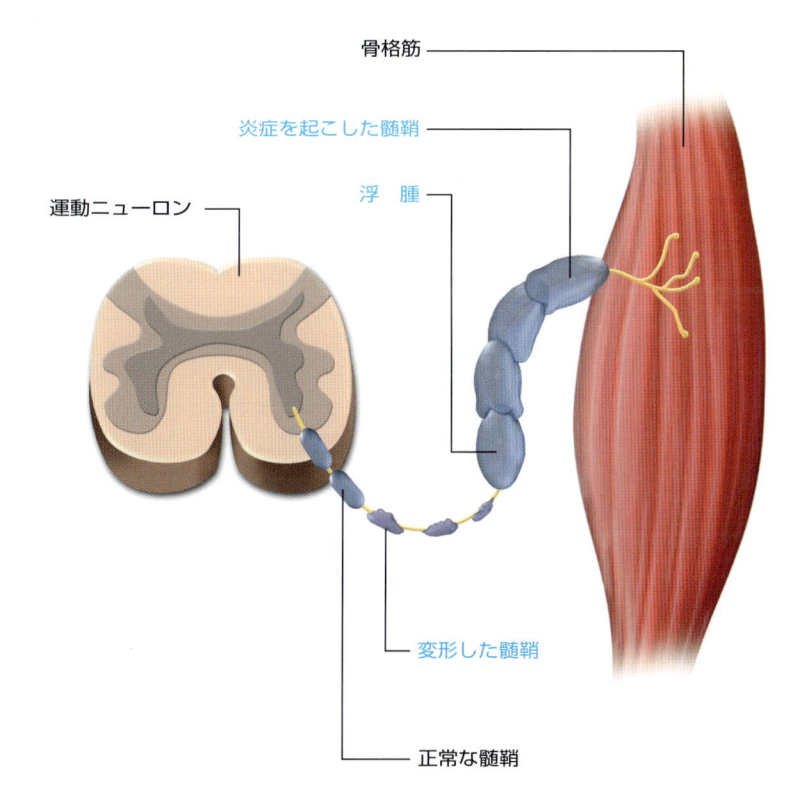

- 骨格筋
- 炎症を起こした髄鞘
- 浮腫
- 運動ニューロン
- 変形した髄鞘
- 正常な髄鞘

ギラン・バレー（Guillain-Barré）症候群

パーキンソン（Parkinson）病

- 変性疾患．
- 進行性の筋肉強直，運動失調，不随意振戦をひき起こします．

何が原因？
- 不　明
- ドーパミン不足，毒素への曝露が考えられる

病態生理学的に現われる変化は？

シナプスにおいて抑制的に作用するドーパミン活動性の喪失 →	筋肉強直，運動失調，丸薬を丸めるような振戦が潜伏性に徐々に進行；振戦はストレスや不安のある時に増強し，目的のある重大な動きや睡眠時には軽減する
ドーパミンの枯渇 →	受動的な筋肉伸展に抵抗する筋肉強直；急にぴくっとした動き；高くて一本調子の声；表情の乏しい仮面様顔貌；一定の姿勢の緊張状態維持不能
運動機能の調節障害 →	よだれが垂れる
自律神経機能障害 →	構音障害，嚥下困難，発汗過多，消化器系および泌尿・生殖器系の平滑筋の運動性の低下
血管平滑筋反応の障害 →	起立性低血圧
アンドロゲン産生不足 →	油っぽい皮膚

パーキンソン病における神経伝達物質作用

脳（冠状断面図）

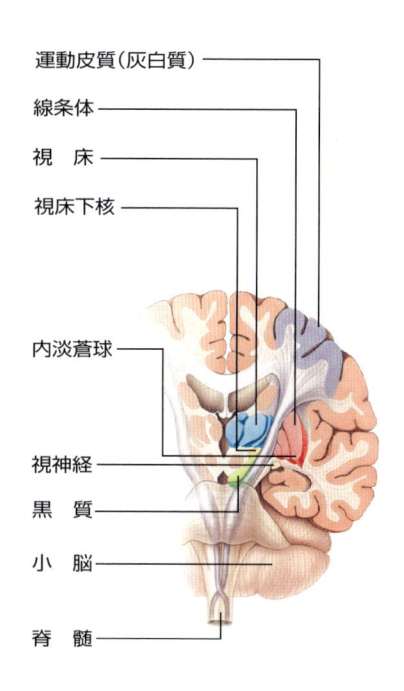

- 運動皮質（灰白質）
- 線条体
- 視床
- 視床下核
- 内淡蒼球
- 視神経
- 黒質
- 小脳
- 脊髄

脳（側面図）

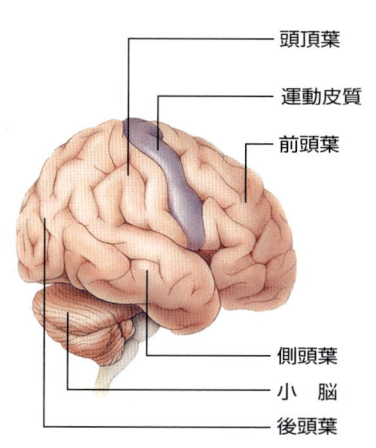

- 頭頂葉
- 運動皮質
- 前頭葉
- 側頭葉
- 小脳
- 後頭葉

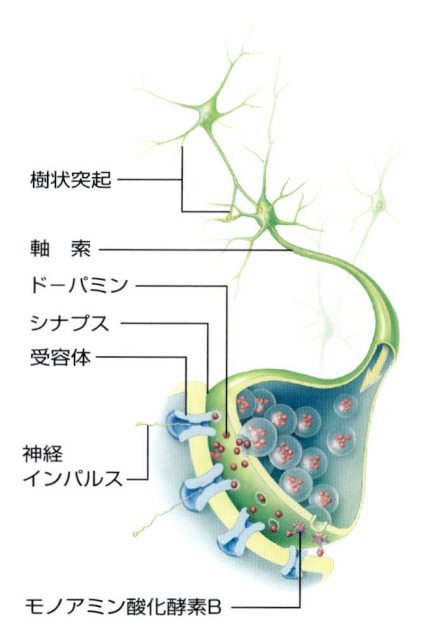

ドーパミンのレベル

- 正常なレベル
- 低いレベル

- 樹状突起
- 軸索
- ドーパミン
- シナプス
- 受容体
- 神経インパルス
- モノアミン酸化酵素B

パーキンソン（Parkinson）病

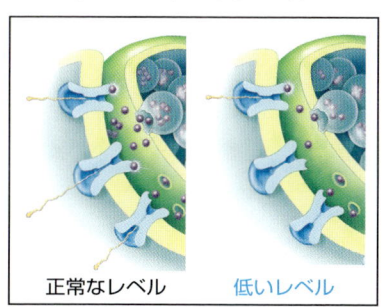

筋萎縮性側索硬化症（ALS）

- 慢性進行性衰弱性疾患で，ルー・ゲーリッグ（Lou Gehrig）病※とも呼ばれています．
- 最も高頻度にみられる運動ニューロン疾患で，筋肉の萎縮が起こります．
- 40～60歳の間に発症するのがふつうです．
- 女性より男性のほうが2倍多い．

何が原因？

- 不明ですが，5～10%は遺伝的素因がある
- 関与していると考えられる機序：自己免疫性疾患，酵素代謝障害と関連する栄養不足，ゆっくり増殖するウイルス，脳脊髄液中に過剰なグルタミン形成をもたらす不明の機構

病態生理学的に現われる変化は？

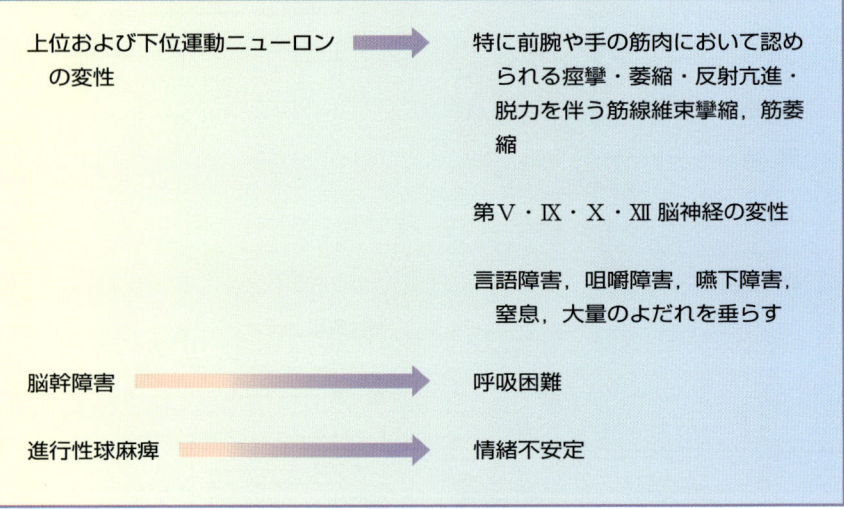

上位および下位運動ニューロンの変性 →	特に前腕や手の筋肉において認められる痙攣・萎縮・反射亢進・脱力を伴う筋線維束攣縮，筋萎縮
	第V・IX・X・XII脳神経の変性
	言語障害，咀嚼障害，嚥下障害，窒息，大量のよだれを垂らす
脳幹障害 →	呼吸困難
進行性球麻痺 →	情緒不安定

※訳者注……ルー・ゲーリッグはALSに罹患した有名な大リーグ選手です．日本ではホーキング博士が有名です．

筋萎縮性側索硬化症（ALS）における運動ニューロンの変化

正常の神経細胞と筋肉

- 核
- 細胞体
- 樹状突起
- 軸索
- 筋肉

ALSに罹患した神経細胞と筋肉

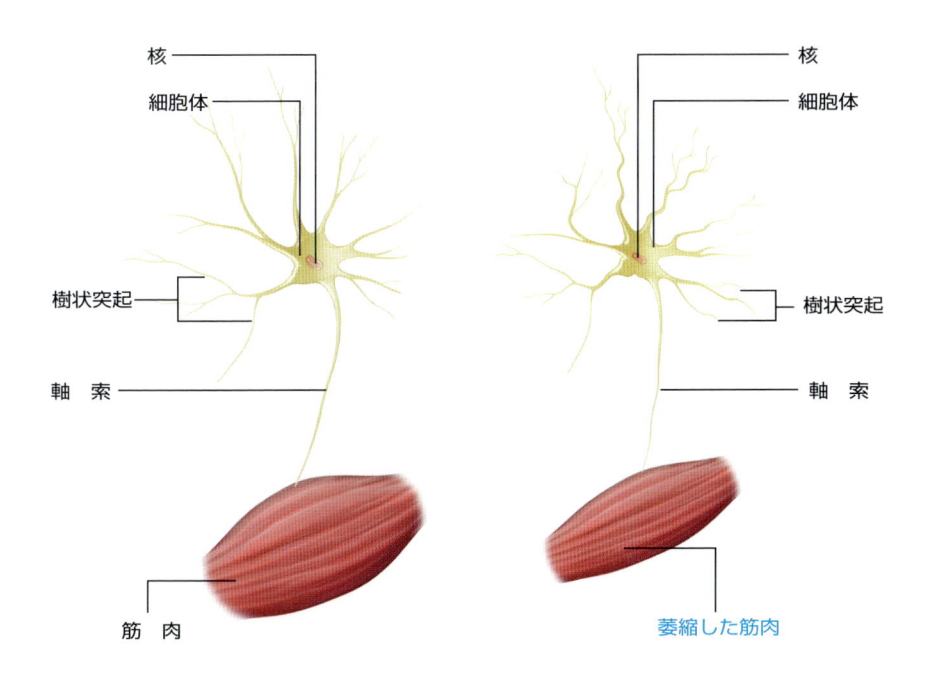

- 核
- 細胞体
- 樹状突起
- 軸索
- 萎縮した筋肉

重症筋無力症

- 横紋筋の散在性進行性の筋力低下と異常な易疲労性を起こします．
- 脳神経の支配を受けている筋肉が侵されるのが典型的ですが，どの筋肉群も罹患しえます．
- 運動や繰り返される動きによって症状が増悪します．

何が原因？
- 不　明
- 自己免疫反応，アセチルコリンに対する筋線維の不充分な反応，無効なアセチルコリン放出

病態生理学的に現われる変化は？

眼の筋肉を支配している脳神経に対する神経筋伝達障害	眼を閉じる力が弱い，眼瞼下垂，複視
骨格筋への神経筋伝達障害	骨格筋の筋力低下と易疲労性；筋力低下は一日を通して増悪するが休息をとると軽減する；末期になると麻痺が起こる；月経期間中・ストレス後・日光や寒冷への長時間曝露・感染症などにおいて筋力低下がよりいっそう増悪する
顔面筋を支配している脳神経の伝達障害	顔面の表情が乏しい，鼻音
脳神経障害	液体が鼻のほうへ逆流，咀嚼困難，嚥下困難
顔面筋や眼外筋の筋力低下	眼瞼下垂
横隔膜への神経筋伝達障害	呼吸困難，肺炎や他の呼吸器系感染症への易罹患性

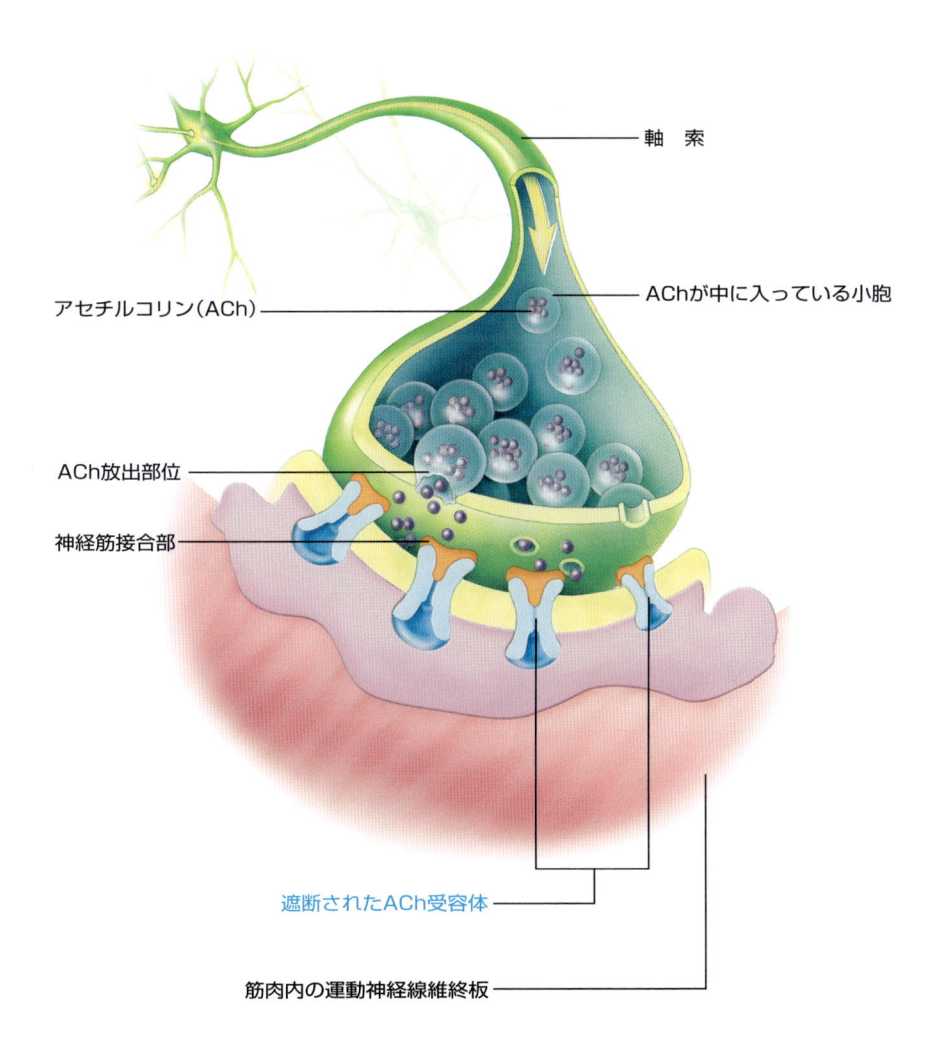

重症筋無力症の図解

- 軸索
- アセチルコリン（ACh）
- AChが中に入っている小胞
- ACh放出部位
- 神経筋接合部
- 遮断されたACh受容体
- 筋肉内の運動神経線維終板

髄膜炎

- 脳や脊髄の髄膜の炎症で，細菌感染症によって起こるのがふつうです．
- 3枚の髄膜，すなわち，硬膜・クモ膜・軟膜のすべてに炎症が及ぶこともあります．
- 迅速に診断と治療が行われれば，合併症を起こすことはまれです．

何が原因？
- 細菌感染症の合併症
- 原因菌が見つからない場合もある
- 侵襲的治療や外傷
- ウイルス

病態生理学的に現われる変化は？

感染と炎症 →	発熱，悪寒，倦怠感
頭蓋内圧の上昇 →	頭痛，嘔吐，乳頭浮腫
髄膜刺激症状 →	項部硬直，ブルジンスキー（Brudzinski）徴候[※1]陽性，ケルニッヒ（Kernig）徴候[※2]陽性，深部腱反射の対称性亢進，反弓緊張
自律神経系の神経刺激 →	洞性不整脈
頭蓋内圧の上昇 →	興奮，譫妄，深い昏迷，昏睡
脳神経刺激症状 →	羞明（しゅうめい），複視，その他の視覚障害

※1 訳者注……ブルジンスキー徴候：頭部を前屈すると，股，膝，踝が屈曲する徴候．

※2 訳者注……ケルニッヒ徴候：股関節で直角に曲げた足を膝関節で完全に伸展しようとする時，痛みを起こしたり抵抗を感じたりする徴候．

髄膜と脳脊髄液の流れ

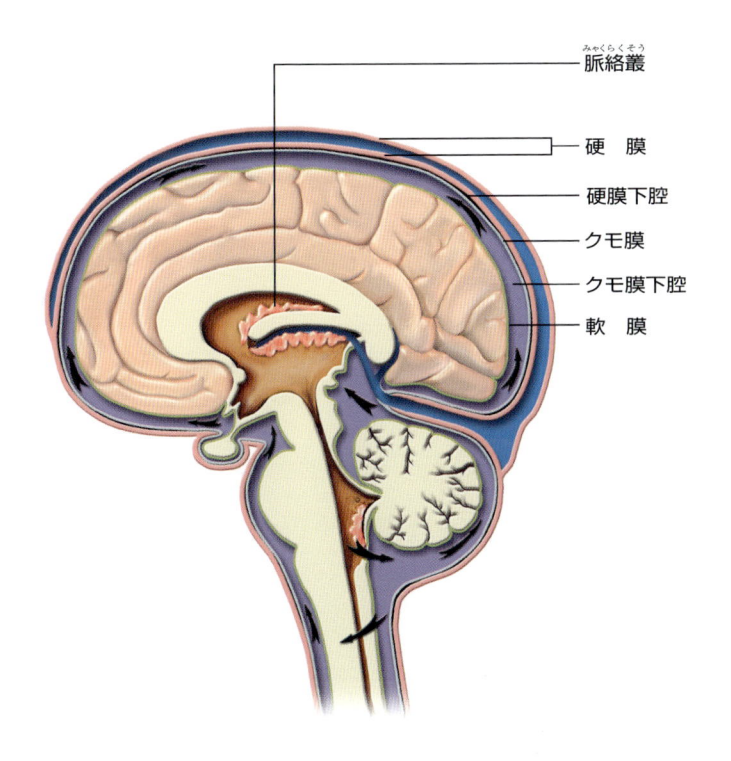

- 脈絡叢（みゃくらくそう）
- 硬　膜
- 硬膜下腔
- クモ膜
- クモ膜下腔
- 軟　膜

正常の髄膜
- 硬　膜
- クモ膜
- 軟　膜

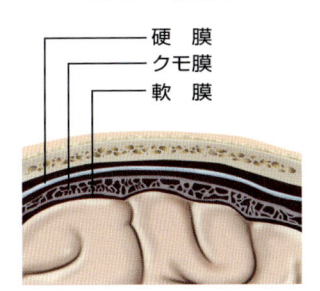

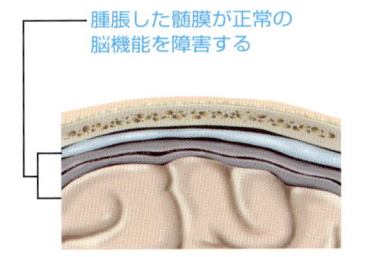

髄膜炎における炎症
- 腫脹した髄膜が正常の脳機能を障害する

髄膜炎

西ナイル脳炎

- 病原毒を媒介する昆虫によって伝染していく感染症で，脳炎をひき起こします．
- フラビウイルス（蚊やダニの媒介によって伝搬されるウイルスで，黄熱やマラリアをひき起こす）の一種である西ナイルウイルスによって発症します．ヒト，トリ，その他の脊椎動物で見つかっています．
- 致死率は3〜15％（高齢者では高い傾向にあります）．

何が原因？
- 感染している蚊（主としてマダラカ属）の刺傷
- 感染しているダニの咬傷

病態生理学的に現われる変化は？

蚊の刺傷を通してウイルスが血液の中へ伝播 →	軽度の感染症：インフルエンザ様症状（発熱，頭痛，身体の痛み），リンパ節腫脹，皮膚発疹
脳や脊髄の炎症（ウイルスが神経系へ移動したために発症）→	重症感染症で脳炎をひき起こす：頭痛，高熱，頸部強直，昏迷状態，失見当識，昏睡，振戦，時折起こる痙攣発作，麻痺

西ナイルウイルスによる脳浮腫

正常の脳

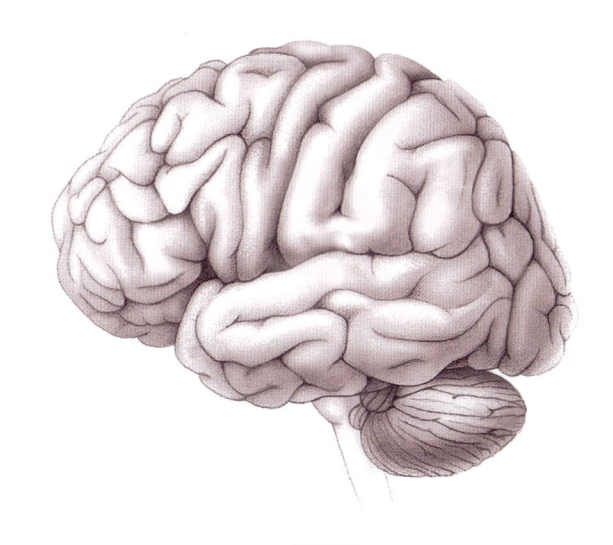

脳浮腫

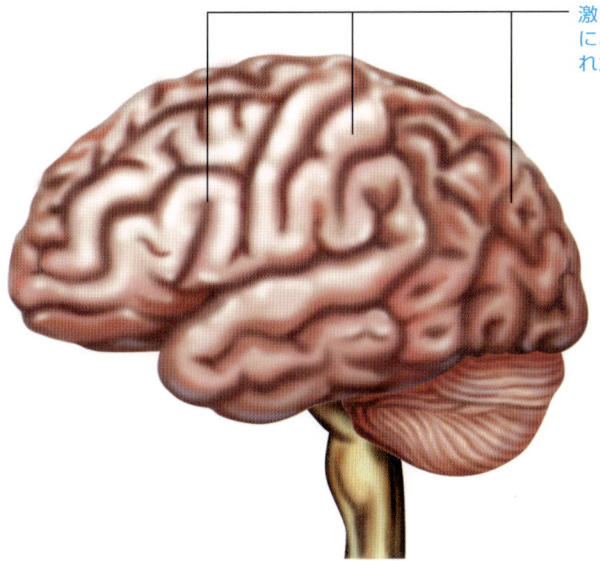

激しいリンパ球浸潤によってひき起こされた脳浮腫

ライム (Lyme) 病

- ダニの咬傷を通して伝播するスピロヘータ (*Borrelia burgdorferi*) によってひき起こされる多臓器が侵される疾患.
- 小さなマダニの生息している地域に発生します.
- 典型的な場合,症状は3期に分けられます:
  初期の限局性病変期(インフルエンザ様症状を伴った独特の紅斑病変),
  初期の全身性病変期(神経症状や心臓の異常),
  後期(関節炎,慢性神経障害).

何が原因？
- ダニの咬傷から感染したスピロヘータ (*Borrelia burgdorferi*) による感染症

病態生理学的に現われる変化は？

初期の限局性病変期
スピロヘータの限局性感染 → 標的のように見える独特の赤い紅斑(ダニの咬傷部に認められる),インフルエンザ様症状(発熱,悪寒,筋肉痛,頭痛,不快感),局所リンパ節腫脹

初期の全身性病変期
スピロヘータが血液の中に入って全身にいきわたる → 神経障害(末梢神経障害と脳神経障害),心臓障害(心臓炎,伝導系障害),眼の異常(結膜炎)

後期
スピロヘータが関節の滑液膜を侵す → 炎症,関節の腫脹,関節炎

ライム病の病原菌と病変

Borrelia burgdorferi の顕微鏡像

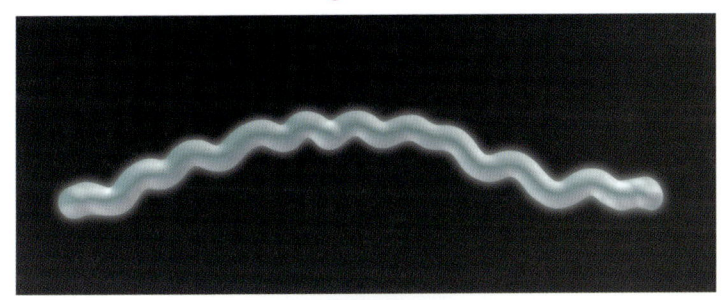

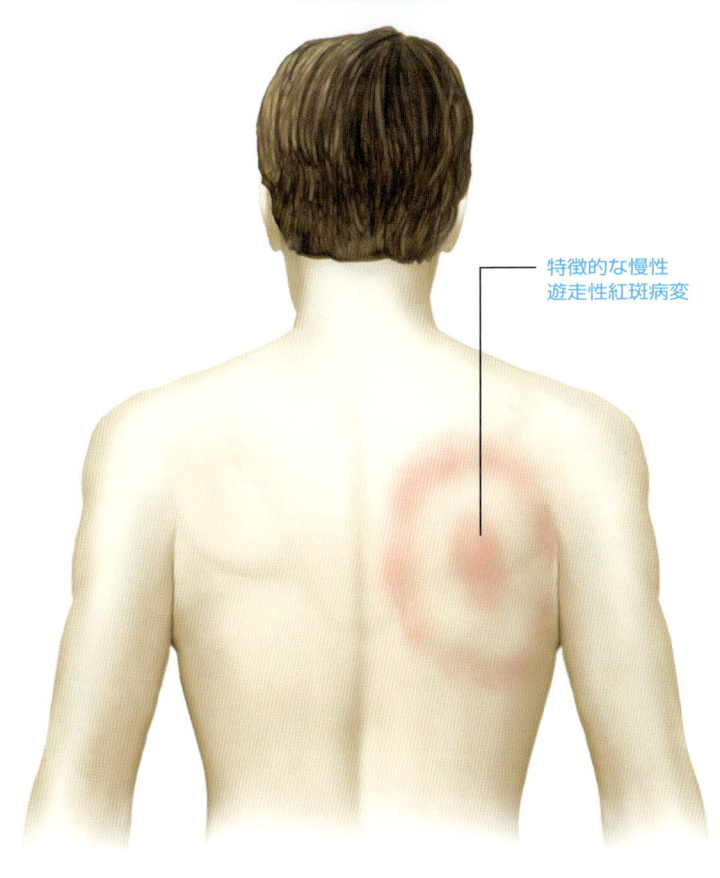

特徴的な慢性遊走性紅斑病変

水頭症

- 脳内における脳脊髄液の過剰な貯留．
- 頭蓋内圧の上昇と脳室の拡張が起こります．
- 先天性と後天性，交通性と非交通性（閉塞性）の場合があります．

何が原因？
- 早産の合併症
- 発育障害
- 遺　伝
- 関連誘因：頭部外傷，クモ膜下出血，脳腫瘍

病態生理学的に現われる変化は？

脳脊髄液の増量　→	乳幼児の成長に対して不釣合いに大きくなった頭部，頭蓋静脈の拡張，頚部の筋肉の発育不良，運動失調，薄くて光ったように見える脆い頭皮
頭蓋内圧の上昇　→	眼球の下方偏位を伴う眼窩上壁の陥没，突出した眼の強膜，知能障害，噴出性嘔吐，意識レベルの低下，幅広い頭蓋

水頭症の図解

正常な脳（内側面図）

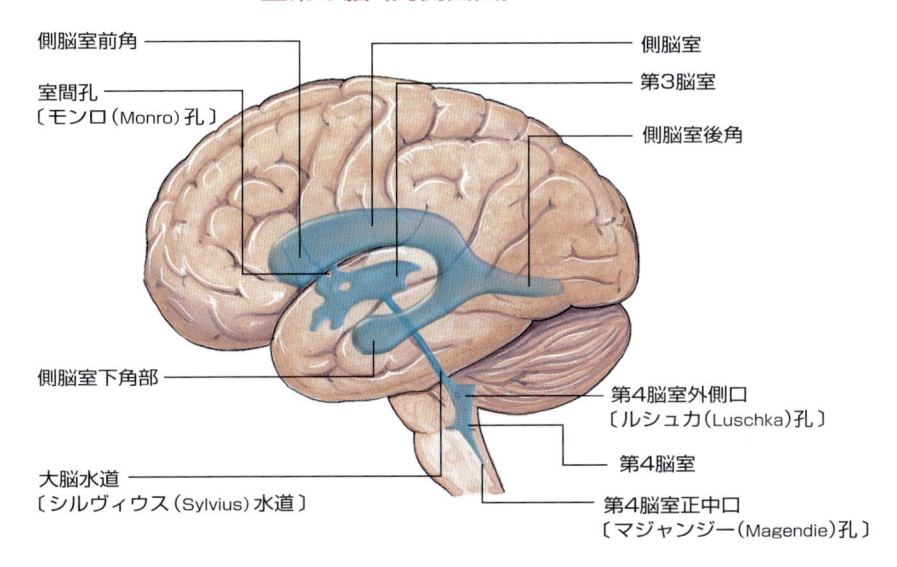

- 側脳室前角
- 室間孔〔モンロ(Monro)孔〕
- 側脳室下角部
- 大脳水道〔シルヴィウス(Sylvius)水道〕
- 側脳室
- 第3脳室
- 側脳室後角
- 第4脳室外側口〔ルシュカ(Luschka)孔〕
- 第4脳室
- 第4脳室正中口〔マジャンジー(Magendie)孔〕

脳室の拡張

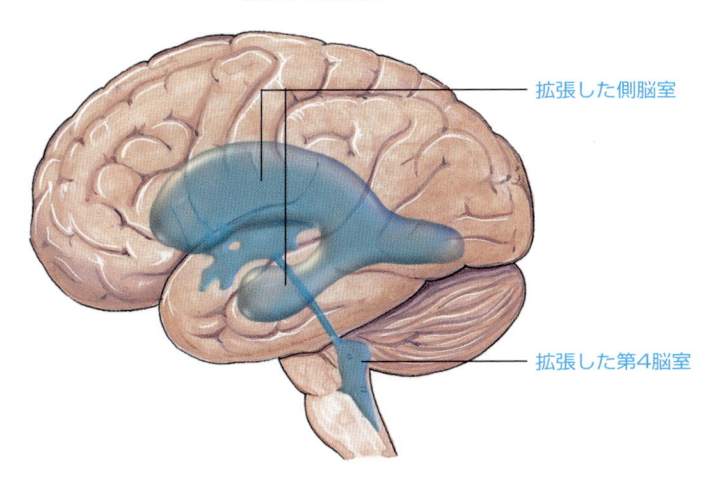

- 拡張した側脳室
- 拡張した第4脳室

アルツハイマー（Alzheimer）病

- 大脳皮質の変性疾患で，原発性進行性の認知症の一型と考えられています．
- 全認知症患者の半数以上を占めます．
- 予後不良です．

何が原因？
- 不 明
- **環境因子**：アルミニウムやマンガンへの曝露，繰り返される頭部外傷
- **神経化学的因子**：神経伝達物質であるアセチルコリン，ノルアドレナリン，セロトニン，ソマトスタチンの欠乏

病態生理学的に現われる変化は？

神経伝達物質代謝の欠損	→	**初期段階**：直近や遠い記憶が徐々に喪失，日時の失見当識，情動や人格の平担化
神経伝達物質代謝の欠損や脳組織の構造上の欠損	→	**進行段階**：認知障害；集中力低下；抽象や判断能力の低下；毎日の生活活動能力の低下；不安や精神障害；人格の変化；夜間覚醒と徘徊；記憶・言語・運動機能の重度の退化；協調障害；書字や会話能力の低下；意思疎通の欠如；急激な精神錯乱や精神障害；強迫行動，恐怖感；失見当識，情緒不安定；尿失禁，便失禁

アルツハイマー病における組織変化

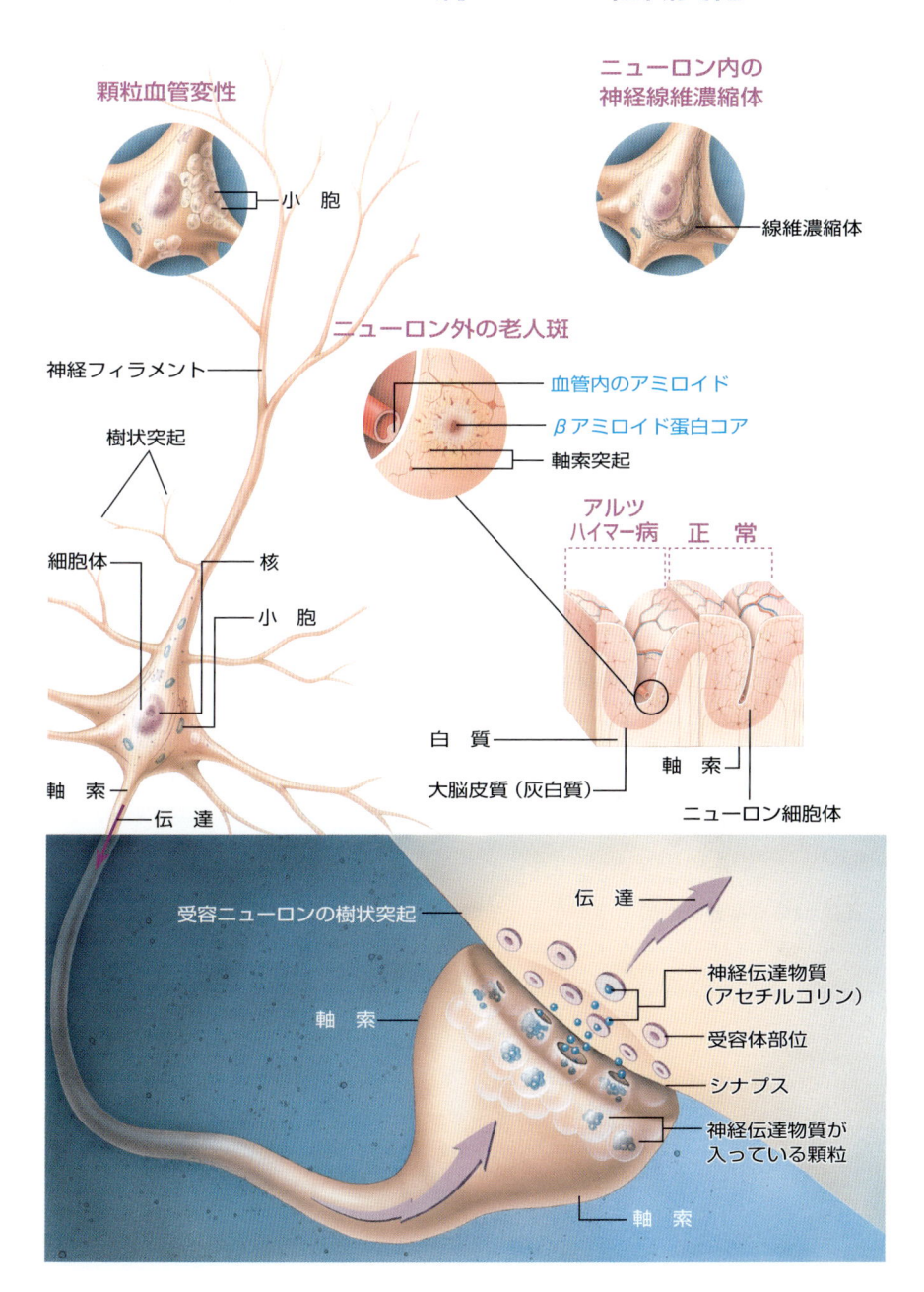

顆粒血管変性
- 小胞

ニューロン内の神経線維濃縮体
- 線維濃縮体

- 神経フィラメント
- 樹状突起
- 細胞体
- 核
- 小胞
- 軸索
- 伝達

ニューロン外の老人斑
- 血管内のアミロイド
- βアミロイド蛋白コア
- 軸索突起

アルツハイマー病 ／ 正常

- 白質
- 大脳皮質（灰白質）
- 軸索
- ニューロン細胞体

- 受容ニューロンの樹状突起
- 軸索
- 伝達
- 神経伝達物質（アセチルコリン）
- 受容体部位
- シナプス
- 神経伝達物質が入っている顆粒
- 軸索

アルツハイマー（Alzheimer）病

てんかん

- 繰り返す痙攣発作に対して敏感に反応する脳の状態をいいます．
- **原発性てんかん**：特発性で，脳の構造上の変化と無関係に起こります．
- **続発性てんかん**：脳の構造上の変化と関係して起こります．

何が原因？
- 無酸素症
- 出生時の外傷
- 脳腫瘍
- 頭部損傷や頭部外傷
- 特発性
- 脳の感染性疾患
- 毒素の摂取
- 遺伝性疾患
- 代謝性疾患
- 分娩時前後の感染症
- 脳卒中

病態生理学的に現われる変化は？

脳内におけるニューロンの異常放電 →	緊張性強直とそれに続いて起こる間代性筋収縮；舌をかむ；失禁；空間の凝視；無意味な運動や身体の動き；理解や感知レベルの変化；姿勢の緊張状態の喪失；痙攣や攣縮
脳の酸素需要量の増加 →	低酸素血症，努力呼吸，チアノーゼ，無呼吸，脳損傷

てんかんの種類

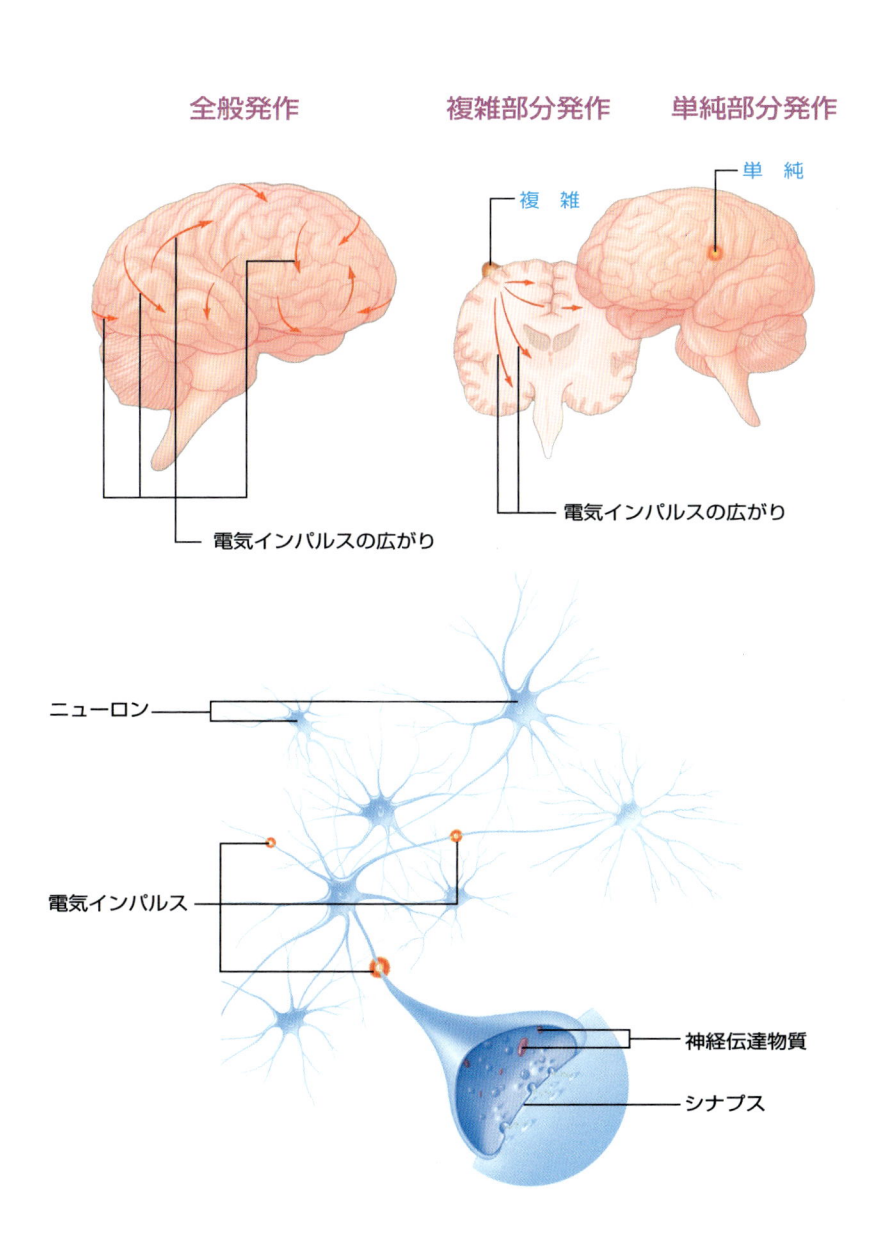

全般発作　　複雑部分発作　単純部分発作

複雑　　　単純

電気インパルスの広がり　　電気インパルスの広がり

ニューロン

電気インパルス

神経伝達物質
シナプス

てんかん　137

うつ病

- 慢性再発性の感情障害．
- 長期間にわたって毎日の生活が妨げられる症状です．
- 誤診されていたり，治療が不充分にしかなされていない場合もあります．
- 情緒異常，大きなうつ状態，月経前の精神不安状態，出産後のうつ状態，季節性情動障害などの場合もあります．

何が原因？
- 遺伝的素因
- 神経伝達物質の不安定状態
- 関係要因：家族や友人の死，薬物やアルコールの乱用，栄養不足，長期間に及ぶ病気や疼痛，睡眠障害，社会的孤立，ストレス

病態生理学的に現われる変化は？

セロトニンやノルアドレナリンの血中濃度低下 →	悲しい，不安な，あるいは「空虚な」気分；絶望，厭世；罪の意識，自分は価値がない人間だという感情，無力感；活動や趣味に対する興味の喪失；活力の喪失；原因不明の痛み；消化管症状；頭痛；不眠；眩暈；動悸；胸やけ；無感覚；食欲不振；月経前症候群

うつ病の図解

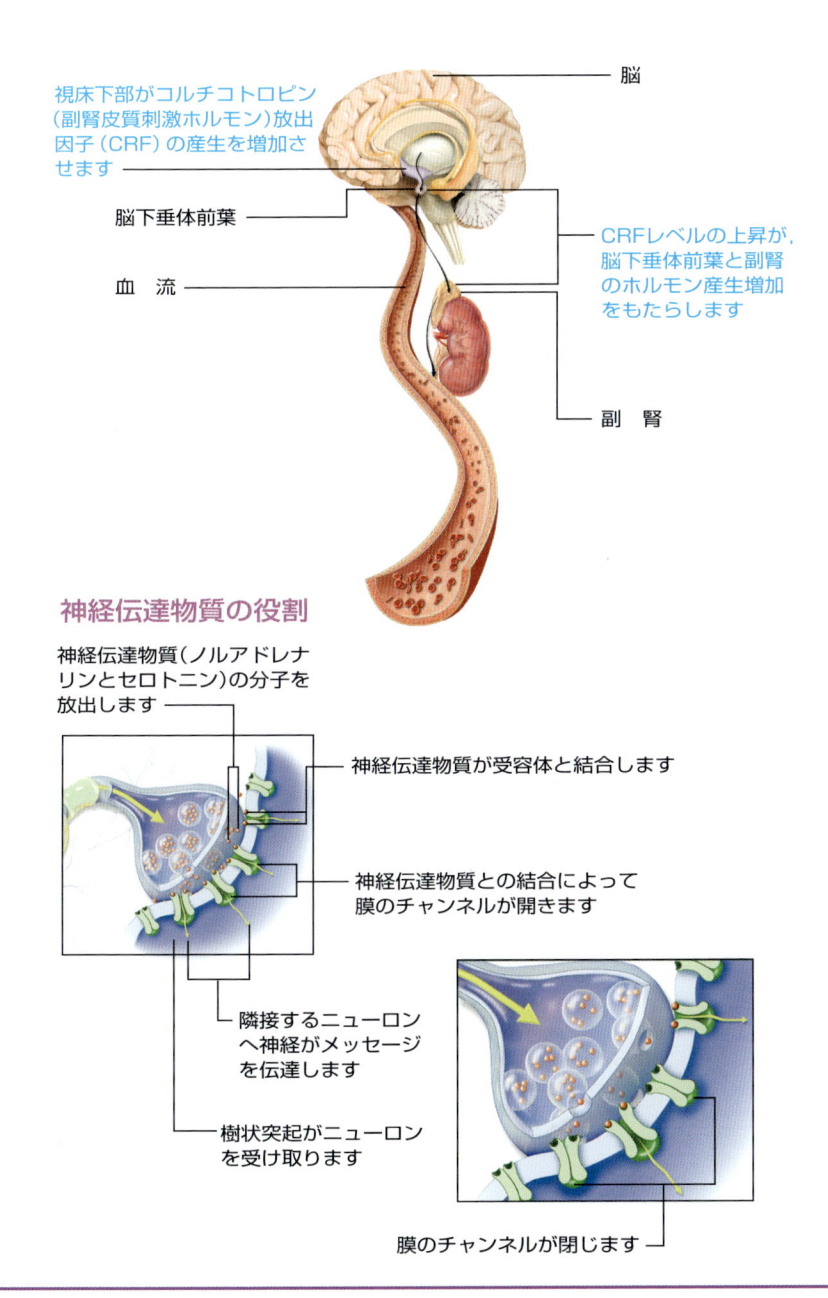

視床下部がコルチコトロピン（副腎皮質刺激ホルモン）放出因子（CRF）の産生を増加させます

脳

脳下垂体前葉

血　流

CRFレベルの上昇が，脳下垂体前葉と副腎のホルモン産生増加をもたらします

副　腎

神経伝達物質の役割

神経伝達物質（ノルアドレナリンとセロトニン）の分子を放出します

神経伝達物質が受容体と結合します

神経伝達物質との結合によって膜のチャンネルが開きます

隣接するニューロンへ神経がメッセージを伝達します

樹状突起がニューロンを受け取ります

膜のチャンネルが閉じます

口唇裂と口蓋裂

- 別々に起こることもあれば，両方が組み合わさって起こる場合もあります．
- 妊娠2ヵ月に発生します．
- 口唇裂：片側性，両側性，正中にそれぞれ起こる3種類があります．口唇のみに起こる場合と，上顎や鼻腔にまで広がる場合とがあります．

何が原因？
- 染色体異常（13トリソミー）
- 環境要因と遺伝的要因の両方の組み合わせ
- 胎児発育中における催奇形性物質への曝露

病態生理学的に現われる変化は？

顔面や口蓋の前面または側面の不充分な融合	⟹	上口唇の切痕，口唇縁から鼻孔床までの完全な裂溝，または，軟口蓋・硬口蓋の部分的ないし完全な裂溝
口蓋の不完全な融合または口唇の異常	⟹	栄養摂取困難と栄養失調
中耳障害または繰り返す耳感染症	⟹	聴力障害
外科的矯正後に続く発語障害	⟹	持続性言語障害

口唇裂・口蓋裂の種類

口唇裂

口蓋の前方

片側性口唇裂と口蓋裂

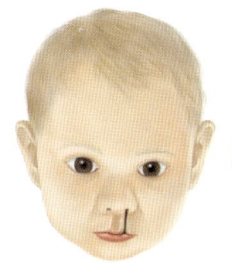

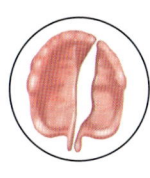

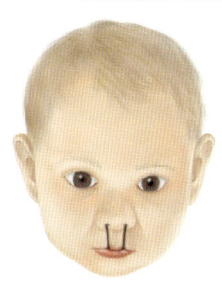

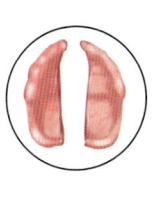

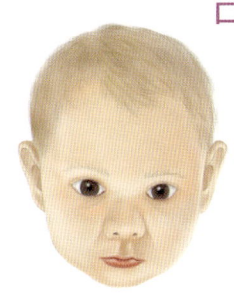

両側性口唇裂と口蓋裂

口蓋裂

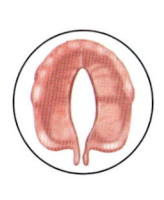

喉頭癌

- 喉頭組織内に発生した悪性腫瘍．
- 癌の組織型は，扁平上皮癌が最も多い．
- 発生部位による分類：声門上，声門，声門下があります．

何が原因？
- 不　明
- 危険因子：アルコール中毒，家系，胃食道逆流性疾患の既往，有害な蒸気の吸入，喫煙

病態生理学的に現われる変化は？

喉頭における腫瘍形成 →	3週間以上続く嗄声，のどの突出物，柑橘系果汁や熱い液体を飲んだ時の のどの痛みや焼けるような感じ，嚥下困難，耳への放散痛，頚部リンパ節腫脹
気道の一部閉塞 →	呼吸困難，のどの突出物，咳

喉頭癌の図解

喉頭鏡像

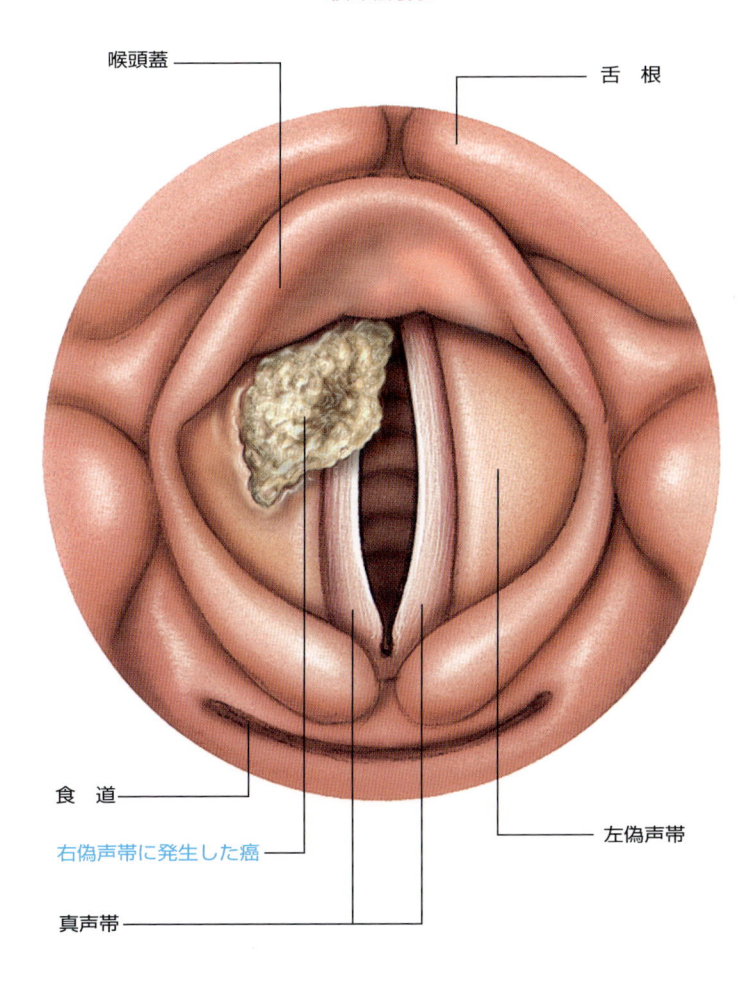

- 喉頭蓋
- 舌根
- 食道
- 右偽声帯に発生した癌
- 真声帯
- 左偽声帯

喉頭癌

白内障

- 眼の水晶体または水晶体被膜が，徐々に進行性に混濁する疾患．
- 角膜を通って眼に入ってくる光が水晶体混濁によって妨げられ，物がかすんで見えるようになります．
- 両眼とも進行するのがふつうですが，外傷性や先天性でなければ，片眼がそれぞれ独自に病状が進行していきます．外傷性の場合は片眼のみ障害され，先天性の場合は病状が固定化しています．
- 白内障患者の95％は，手術によって視力が改善します．

何が原因？
- 加　齢
- アトピー性皮膚炎
- 水晶体に対して毒性のある薬物
- 放射線曝露
- 遺伝子異常
- 緑内障，網膜疾患，ぶどう膜炎
- 感染症
- 母親の栄養失調
- 代謝性疾患
- 緊張性筋異栄養症
- 外　傷

病態生理学的に現われる変化は？

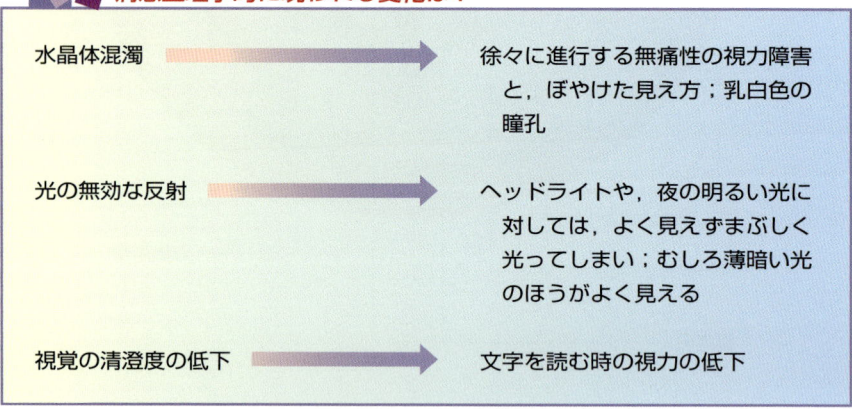

水晶体混濁 →	徐々に進行する無痛性の視力障害と，ぼやけた見え方；乳白色の瞳孔
光の無効な反射 →	ヘッドライトや，夜の明るい光に対しては，よく見えずまぶしく光ってしまい；むしろ薄暗い光のほうがよく見える
視覚の清澄度の低下 →	文字を読む時の視力の低下

白内障の図解

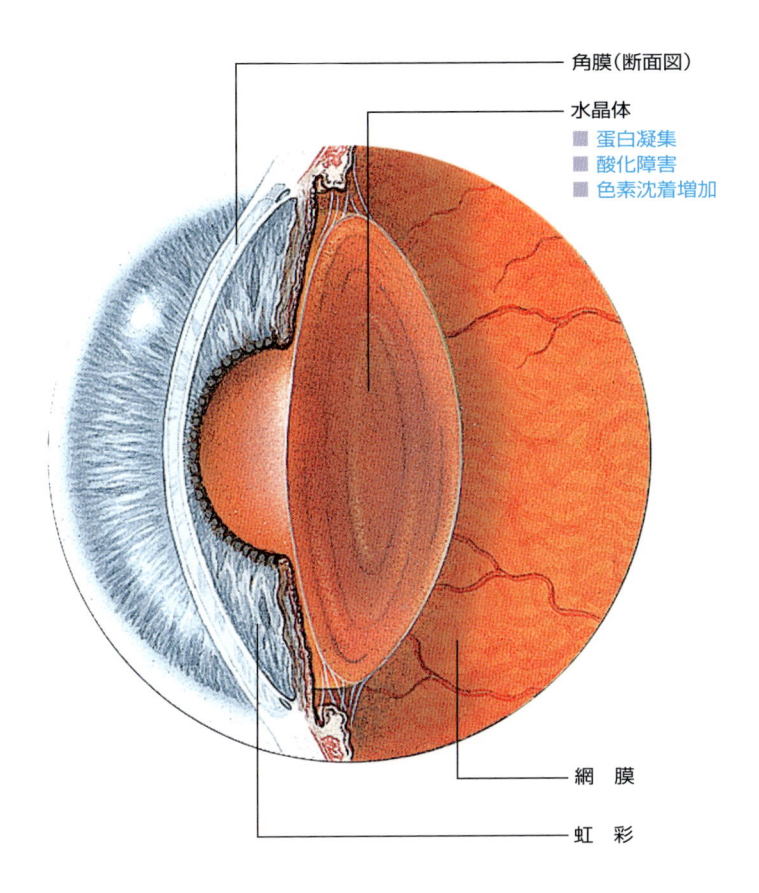

- 角膜（断面図）
- 水晶体
  - 蛋白凝集
  - 酸化障害
  - 色素沈着増加
- 網膜
- 虹彩

緑内障

- 異常な眼圧上昇が特徴．
- 視神経やその他の眼内構造物の損傷を招きます．
- 治療しないで放置すると，視力障害や失明をひき起こします．
- **慢性開放隅角緑内障**：両側性に認められ，ゆっくりと徐々に潜伏性に発症します．
- **急性閉塞隅角緑内障**：急速に発症し，救急医療を必要とします．

何が原因？

慢性開放隅角緑内障
- 加齢
- 糖尿病
- 遺伝
- 高血圧
- 近視

急性閉塞隅角緑内障
- 薬剤起因性
- 興奮やストレスによる血圧の上昇

続発性緑内障
- 糖尿病
- 感染症
- ステロイド剤
- 外科手術
- 外傷
- ぶどう膜炎

病態生理学的に現われる変化は？

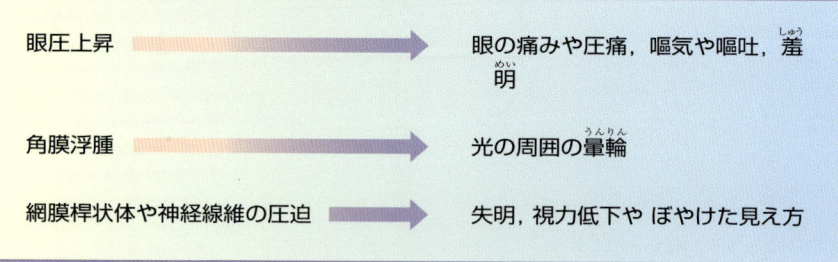

眼圧上昇 →	眼の痛みや圧痛，嘔気や嘔吐，羞明（しゅうめい）
角膜浮腫 →	光の周囲の暈輪（うんりん）
網膜桿状体や神経線維の圧迫 →	失明，視力低下やぼやけた見え方

3. 神経・感覚器系

緑内障における視神経乳頭の変化

正常の視神経乳頭

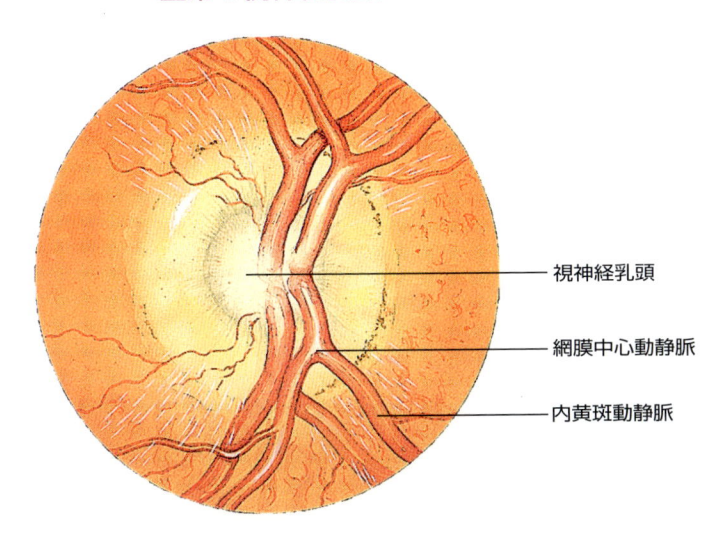

- 視神経乳頭
- 網膜中心動静脈
- 内黄斑動静脈

視神経乳頭の変化

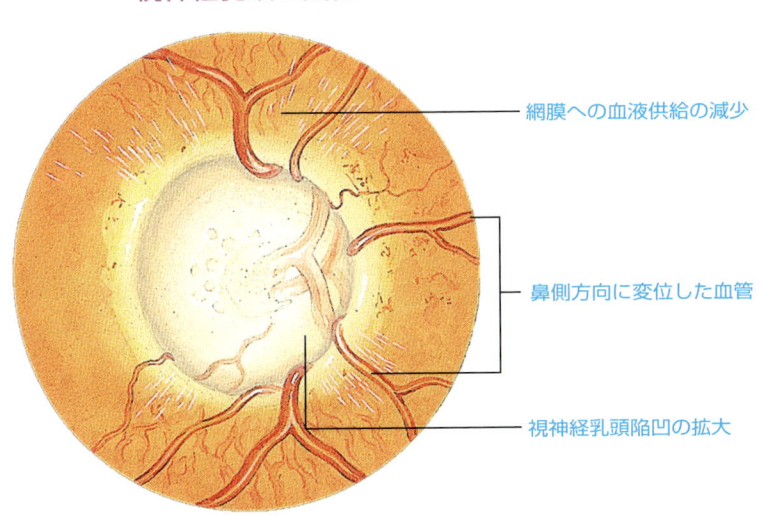

- 網膜への血液供給の減少
- 鼻側方向に変位した血管
- 視神経乳頭陥凹の拡大

（眼の）黄斑変性

- 黄斑が萎縮または変性した状態．
- 成人の失明原因の中で最も多い．
- 両眼とも罹患することが多い．
- 老人における視野の中心部の欠損の原因の一つで，不可逆性の変化であり，また予防することはできません．

何が原因？
- 加　齢
- 感染症
- 炎　症
- 栄養不良
- 外　傷

病態生理学的に現われる変化は？

網膜の色素上皮の剥離と萎縮 →	物がぼやけて見えたり，視力が低下したりする
視野の中心部の変化 →	読書中にページの中心に黒い暗点が見える
網膜受容体の位置のずれ →	直線がゆがんで見える

黄斑変性における網膜の変化

ドルーゼン※

視神経乳頭

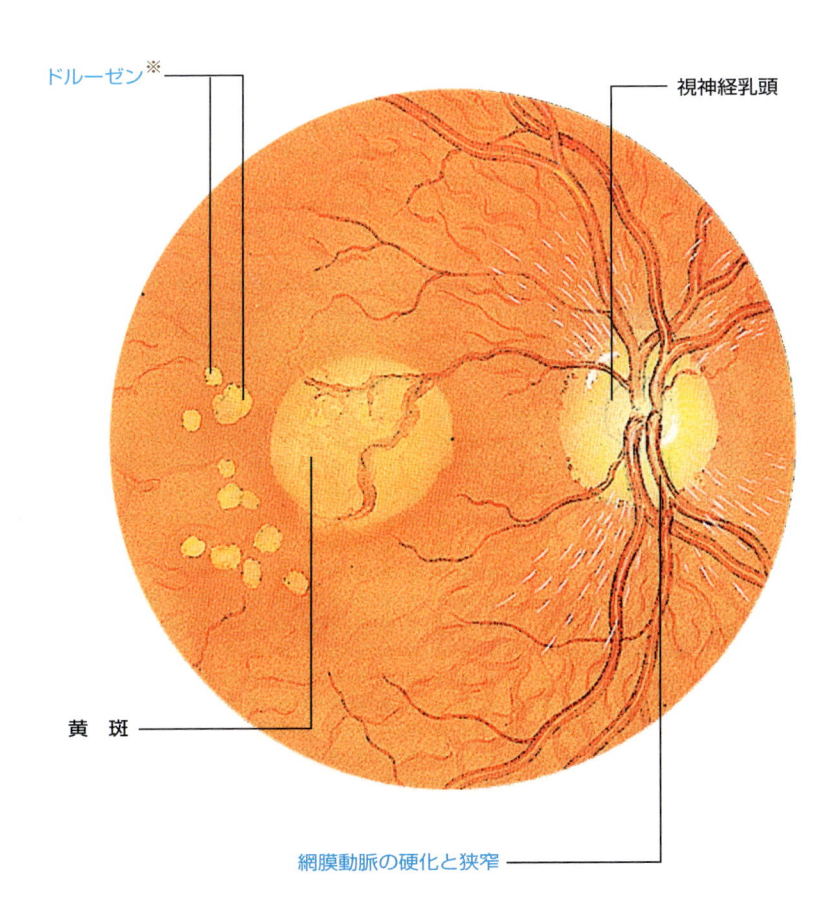

黄　斑

網膜動脈の硬化と狭窄

※訳者注……ドルーゼン：網膜色素上皮に接した脈絡膜の基底板に生じる疣状物のことをいいます。

難　　聴

- 正常聴力を有する人が聴くことができる正常の音域を，聴取できない状態．
- 機械的あるいは神経的な音波伝導障害によって生じます．
- 種類：先天性難聴，特発性難聴，騒音性難聴，老人性難聴があります．

何が原因？
- 細菌感染症またはウイルス感染症
- 先天性奇形
- 大きな騒音
- 遺伝性疾患
- コルチ（Corti）器官内の有毛細胞の欠如
- 耳毒性薬剤
- 長期間に及ぶ胎内での酸素欠乏や外傷

病態生理学的に現われる変化は？

| 伝音性および感音性伝導機能障害 | → | 聴覚刺激に対する反応の欠如，言語発達障害，特定の周波数に対する認知の欠如，耳鳴，口語理解不能 |

伝音性難聴の原因

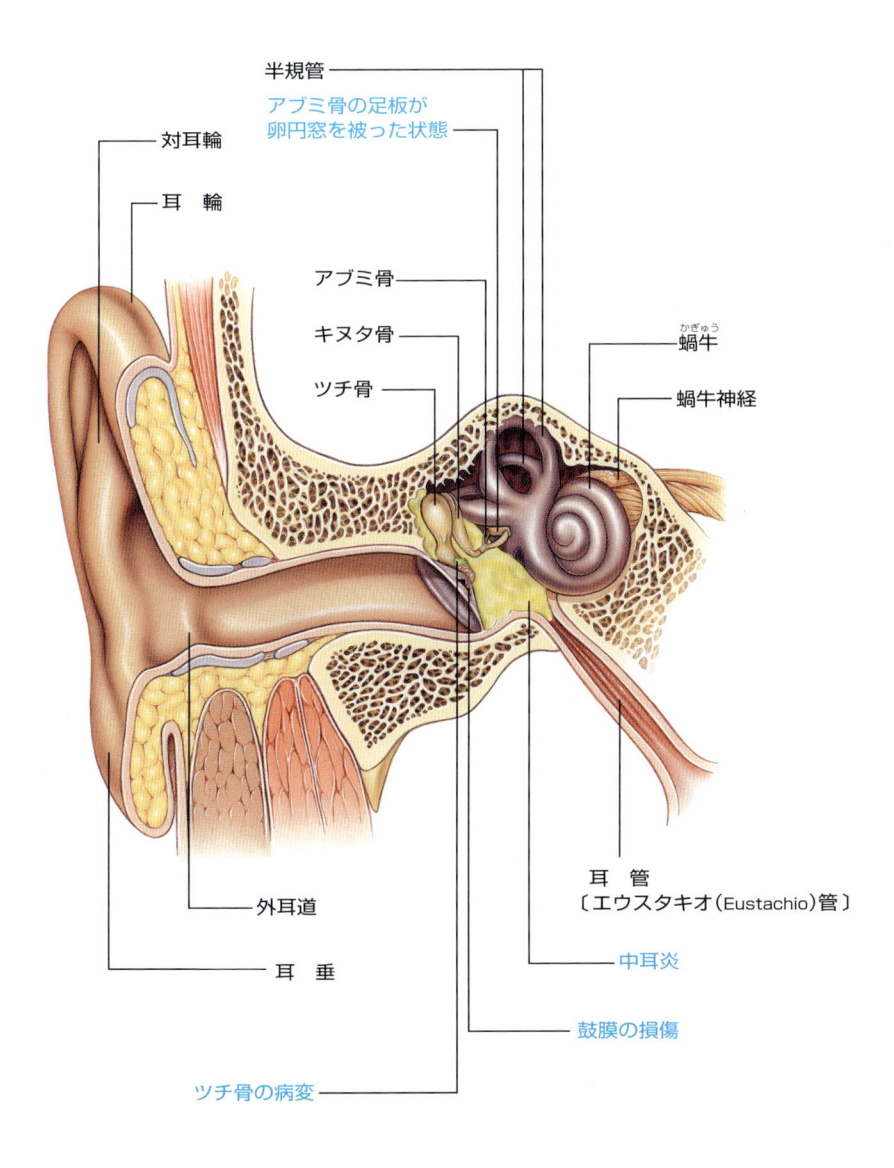

- 半規管
- アブミ骨の足板が卵円窓を被った状態
- アブミ骨
- キヌタ骨
- ツチ骨
- 蝸牛（かぎゅう）
- 蝸牛神経
- 対耳輪
- 耳輪
- 外耳道
- 耳垂
- 耳管〔エウスタキオ（Eustachio）管〕
- 中耳炎
- 鼓膜の損傷
- ツチ骨の病変

難聴

中耳炎

- 中耳の炎症．
- 子供に多く，冬に多発します．
- 慢性に経過すると，耳の構造上および機能上の障害が起こり，難聴となります．

何が原因？
- 細菌性感染症
- 気圧外傷
- アレルギー性鼻炎や慢性副鼻腔炎による浮腫
- 機械的閉塞
- エウスタキオ（Eustachio）管の閉塞
- 結　核

病態生理学的に現われる変化は？

鼓膜の後ろからの圧迫 →	激しくて深い拍動性疼痛；鼓膜の突出；耳の充満感；伝音性難聴；耳鳴；眩暈；嘔気，嘔吐
鼓膜破裂 →	膨隆した紅斑性鼓膜；耳管内への排膿
感染と炎症 →	発熱，倦怠感

中耳炎の分類

急性中耳炎

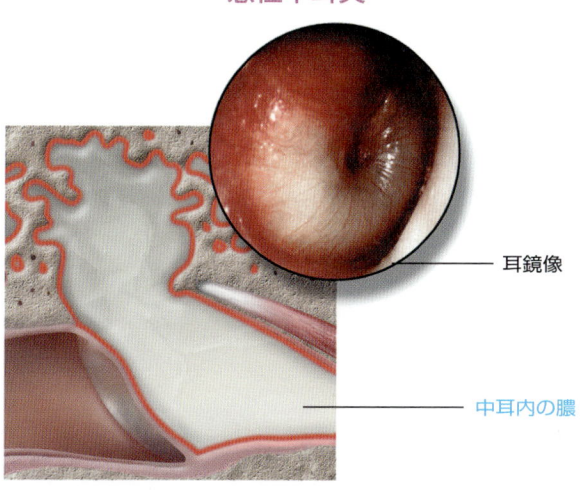

- 耳鏡像
- 中耳内の膿

滲出性中耳炎

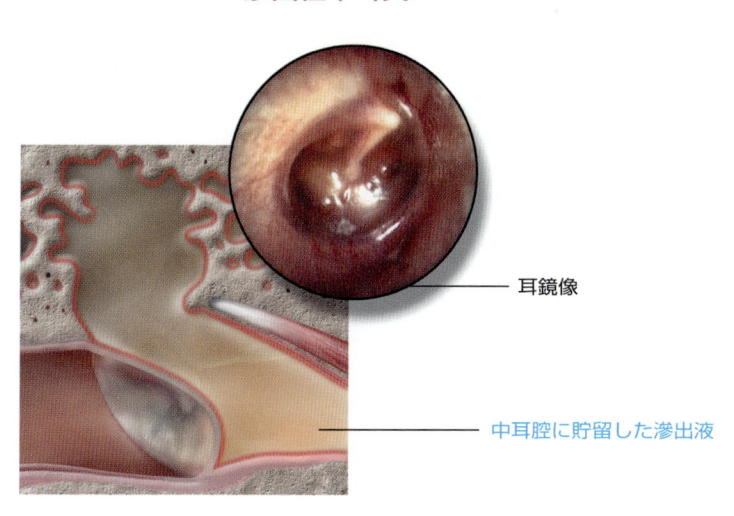

- 耳鏡像
- 中耳腔に貯留した滲出液

メニエル（Ménière）病

- 内耳迷路の機能障害で，眩暈，感音性難聴，耳鳴をひき起こします．
- 片側の耳だけが侵されるのがふつうです．
- 繰返す発作によって，耳鳴や難聴が改善しなくなることがあります．

何が原因？
- 不明
- 関連誘因：自律神経系機能障害，家族歴，頭部外傷，免疫疾患，中耳感染症，片頭痛，月経前浮腫

病態生理学的に現われる変化は？

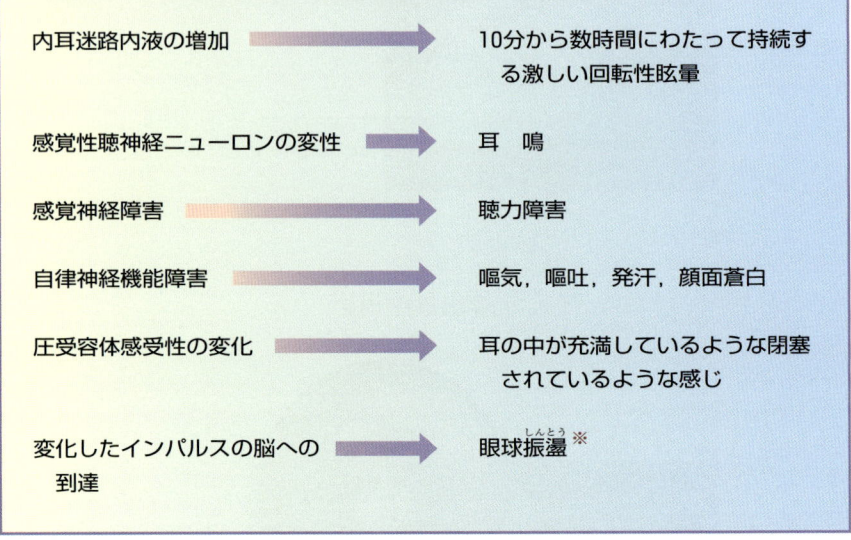

内耳迷路内液の増加 →	10分から数時間にわたって持続する激しい回転性眩暈
感覚性聴神経ニューロンの変性 →	耳鳴
感覚神経障害 →	聴力障害
自律神経機能障害 →	嘔気，嘔吐，発汗，顔面蒼白
圧受容体感受性の変化 →	耳の中が充満しているような閉塞されているような感じ
変化したインパルスの脳への到達 →	眼球振盪（しんとう）※

※訳者注……眼球振盪：自分の意思とは関係なく眼球が動く現象．

メニエル病の図解

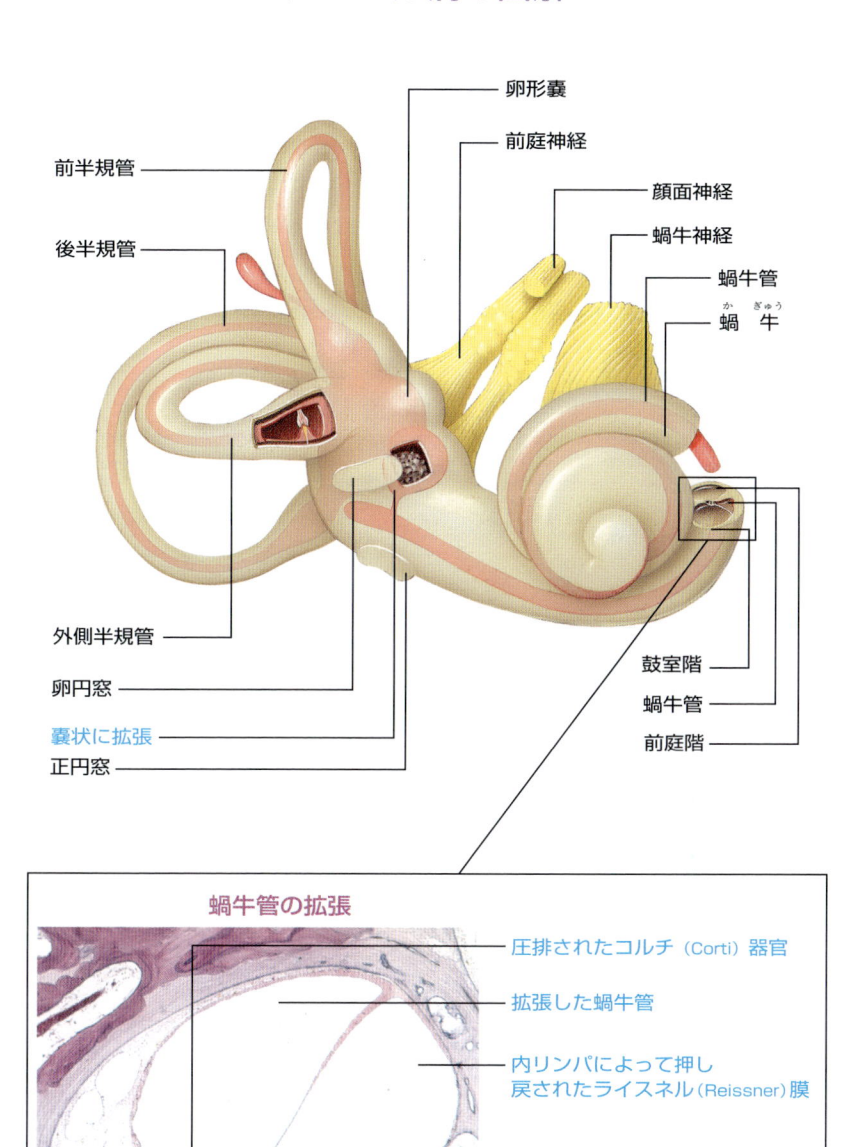

- 前半規管
- 後半規管
- 卵形嚢
- 前庭神経
- 顔面神経
- 蝸牛神経
- 蝸牛管
- 蝸牛(かぎゅう)
- 外側半規管
- 卵円窓
- 嚢状に拡張
- 正円窓
- 鼓室階
- 蝸牛管
- 前庭階

蝸牛管の拡張

- 圧排されたコルチ（Corti）器官
- 拡張した蝸牛管
- 内リンパによって押し戻されたライスネル（Reissner）膜
- 圧排された脊髄神経節

メニエル（Ménière）病

むち打ち損傷

- 一般的にはむち打ち症と呼ばれています．
- 首の急激な過伸展と過屈曲によって生じる頚部損傷です．
- 靱帯，椎間板，神経組織の傷害です．
- 症状は治療によって鎮静化するのがふつうです．

何が原因？
- 暴行や犯罪
- 落　下
- 自動車やその他の輸送手段の事故
- スポーツ関連の事故

病態生理学的に現われる変化は？

頚部の筋肉損傷　→	頚部痛，頭痛，項部硬直，頚部筋肉の非対称
椎骨動脈の亀裂，圧迫，伸展　→	脳への血流量の減少
脊髄神経損傷　→	歩行障害，眩暈，嘔吐，上肢の硬直や麻痺

頭頸部のむち打ち損傷

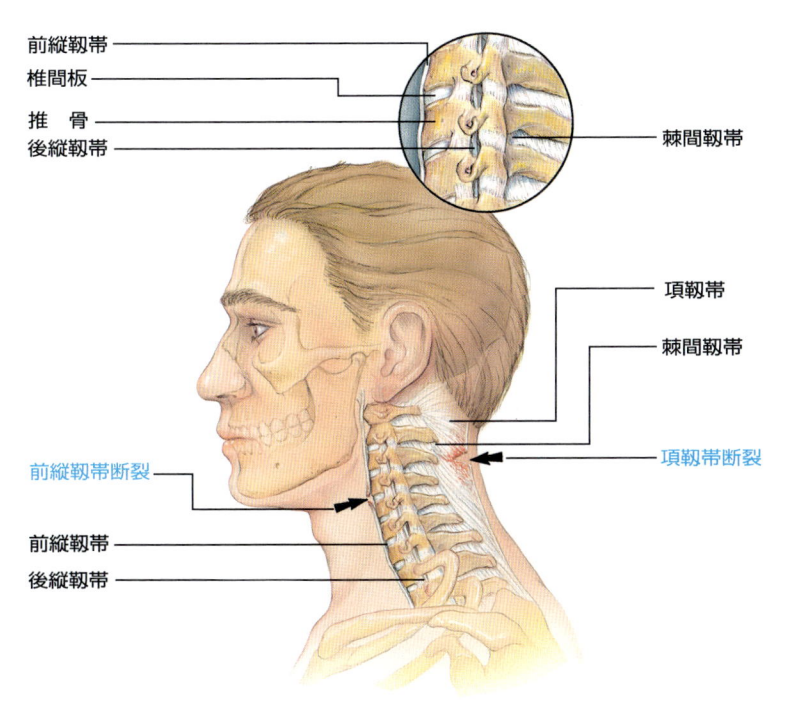

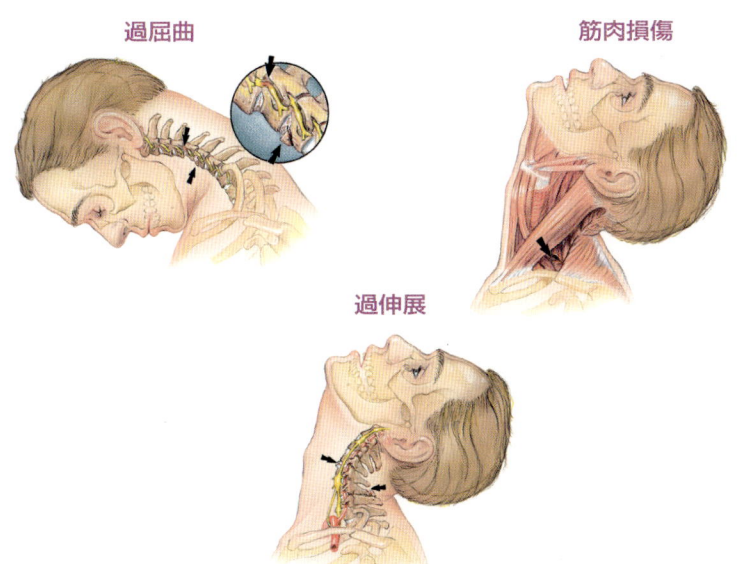

- 前縦靱帯
- 椎間板
- 椎骨
- 後縦靱帯
- 棘間靱帯

- 項靱帯
- 棘間靱帯

- 前縦靱帯断裂
- 前縦靱帯
- 後縦靱帯
- 項靱帯断裂

過屈曲

筋肉損傷

過伸展

むち打ち損傷 157

脊髄損傷

- 脊柱の骨折，挫傷，圧迫．
- 頭部または頚部の外傷によって起こるのがふつうです．
- 脊髄全体が傷害される場合や半分のみ傷害される場合がある．どの椎骨レベルでも起こりえます．

何が原因？
- 落　下
- 銃創や刺傷
- 副甲状腺機能亢進症
- 重量物の持ち上げ
- 自動車事故
- 新生物病変
- スポーツ損傷や飛び込み事故

病態生理学的に現われる変化は？

完全な脊髄横断損傷 →	四肢麻痺，筋肉弛緩，すべての反射消失，損傷部位より下の感覚機能消失，膀胱弛緩，腸管弛緩，麻痺性腸閉塞，不安定な血圧，乾燥した皮膚，呼吸障害
不完全な脊髄横断損傷 →	運動障害，膀胱機能障害（障害の程度は変動しやすい），知覚運動機能障害

脊髄損傷の影響

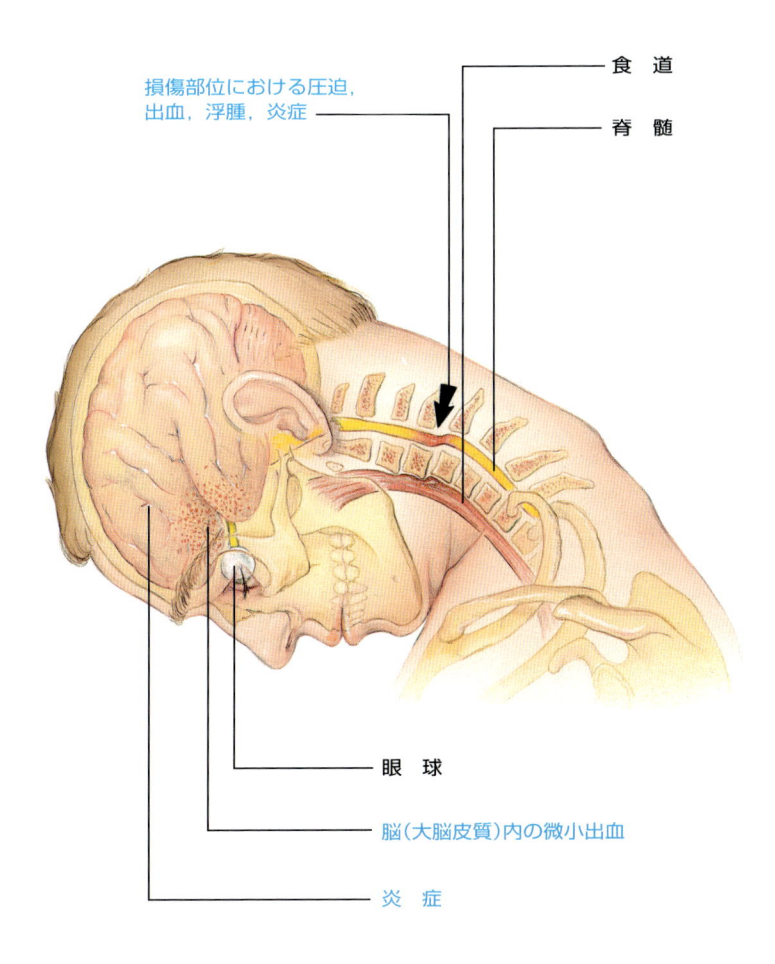

- 損傷部位における圧迫，出血，浮腫，炎症
- 食道
- 脊髄
- 眼球
- 脳（大脳皮質）内の微小出血
- 炎症

脊髄損傷

椎間板ヘルニア

- 椎間板のゲル状中心部が外輪の後縁をはみ出して突出した状態．
- ふつうは45歳以上の成人に起こります．
- 約90％が腰椎と腰仙椎に起こります．

何が原因？
- 椎間板の変性
- 過剰な負荷や外傷

病態生理学的に現われる変化は？

殿部・下肢・足を支配している神経根の圧迫	激しい下背部痛，坐骨神経痛
坐骨神経根の圧迫と刺激	筋肉の痙攣
活動不能	末期になると下肢の筋肉が弱まり萎縮する

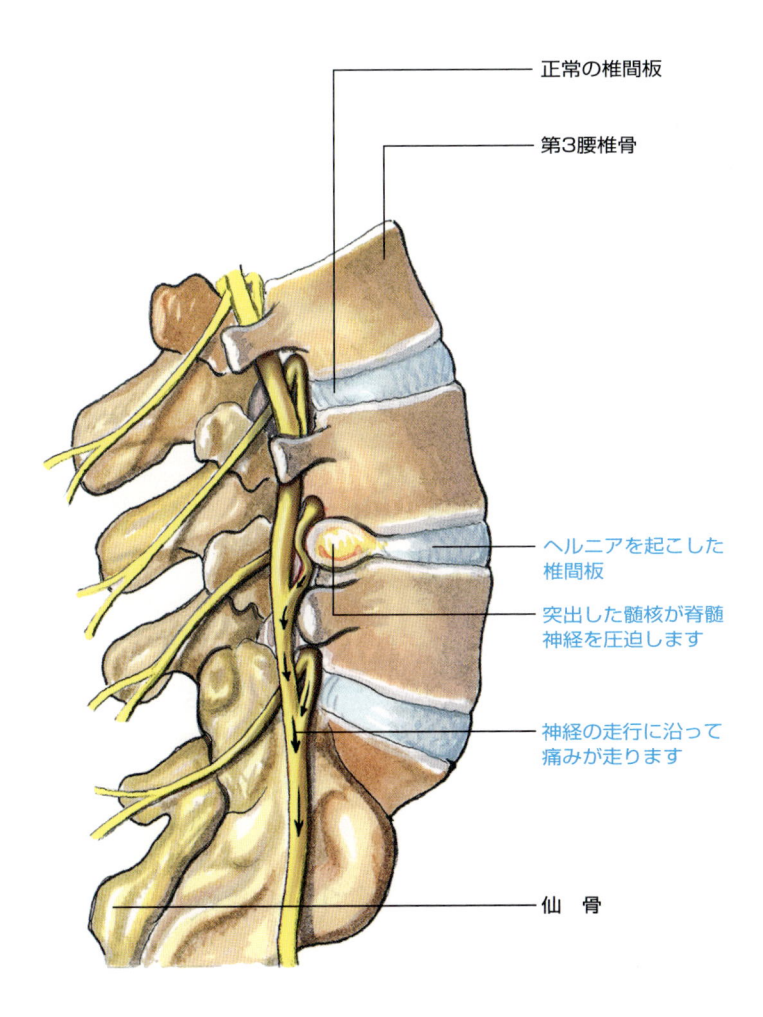

椎間板ヘルニアと痛み

- 正常の椎間板
- 第3腰椎骨
- ヘルニアを起こした椎間板
- 突出した髄核が脊髄神経を圧迫します
- 神経の走行に沿って痛みが走ります
- 仙骨

二分脊椎

- 脊椎骨や頭蓋骨に欠損を認める先天性奇形．
- 神経管の閉鎖不全によって生じます．
- 潜在二分脊椎と嚢状二分脊椎の二種類に分類できます．
- 嚢状二分脊椎には，髄膜瘤と脊髄髄膜瘤の二種類があります．

何が原因？
- 環境要因と遺伝的要因の組み合わせ
- 催奇形因子への曝露
- 妊娠時の食事における葉酸の摂取不足
- 多発性奇形症候群の一部分症

病態生理学的に現われる変化は？

潜在二分脊椎
脊髄や髄膜の突出を伴わない椎骨の閉鎖不全 → 脊椎欠損部を被う皮膚異常，陥没や圧痕，毛房，柔らかい脂肪様の沈着物，赤ぶどう酒様血管腫

嚢状二分脊椎
脊椎内容物の突出を伴わない椎骨の閉鎖不全 → 脊椎の上に突出した嚢状突出物，皮膚の栄養状態不良，潰瘍形成

嚢内に認められる脊髄神経根終末 → 神経機能障害によって起こる痙攣性麻痺や糞尿失禁

二分脊椎の種類

潜在二分脊椎

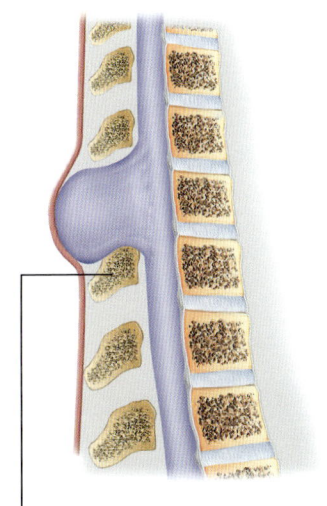

不充分に融合している椎骨．囊は外へ突出していません．

髄膜瘤

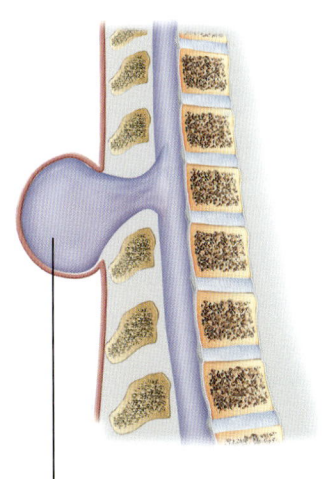

外に突出した囊の中には，髄膜と脳脊髄液が入っています．

脊髄髄膜瘤

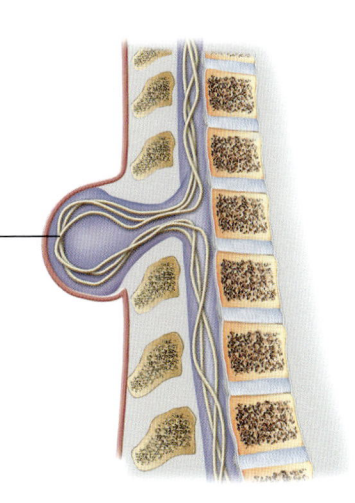

外に突出した囊の中には，髄膜，脳脊髄液，末梢神経，脊髄組織が入っています．

4

消化器系

食道裂孔ヘルニア………166
胃食道逆流症………168
食道癌………170
胃　炎………172
消化性潰瘍………174
胃　癌………176
幽門狭窄………178
クローン(Crohn)病………180
潰瘍性大腸炎………182
過敏性腸症候群………184
憩室性疾患………186
大腸ポリープ………188
大腸癌………190

ヒルシュスプルング
（Hirschsprung）病………192
虫垂炎………194
痔………196
鼠径ヘルニア………198
ウイルス性肝炎………200
肝硬変………202
門脈圧亢進症………204
肝　癌………206
胆嚢炎………208
膵　炎………210
膵　癌………212
腹膜炎………214

食道裂孔ヘルニア

- 横隔膜の一部が欠損し，胃の一部が横隔膜の開口部を通って胸腔内へ突出した状態．
- 消化管に影響を及ぼす横隔膜異常の中で最も頻度が高い．

何が原因？
- 先天的な横隔膜の奇形
- 食道癌
- 脊柱後側彎
- 外　傷

病態生理学的に現われる変化は？

腹腔内圧の上昇 →	食後1～4時間の胸やけ，食物の逆流，嘔吐，胸骨後部あるいは下部の胸痛，嚥下困難，食後の腹部膨満感

食道裂孔ヘルニア

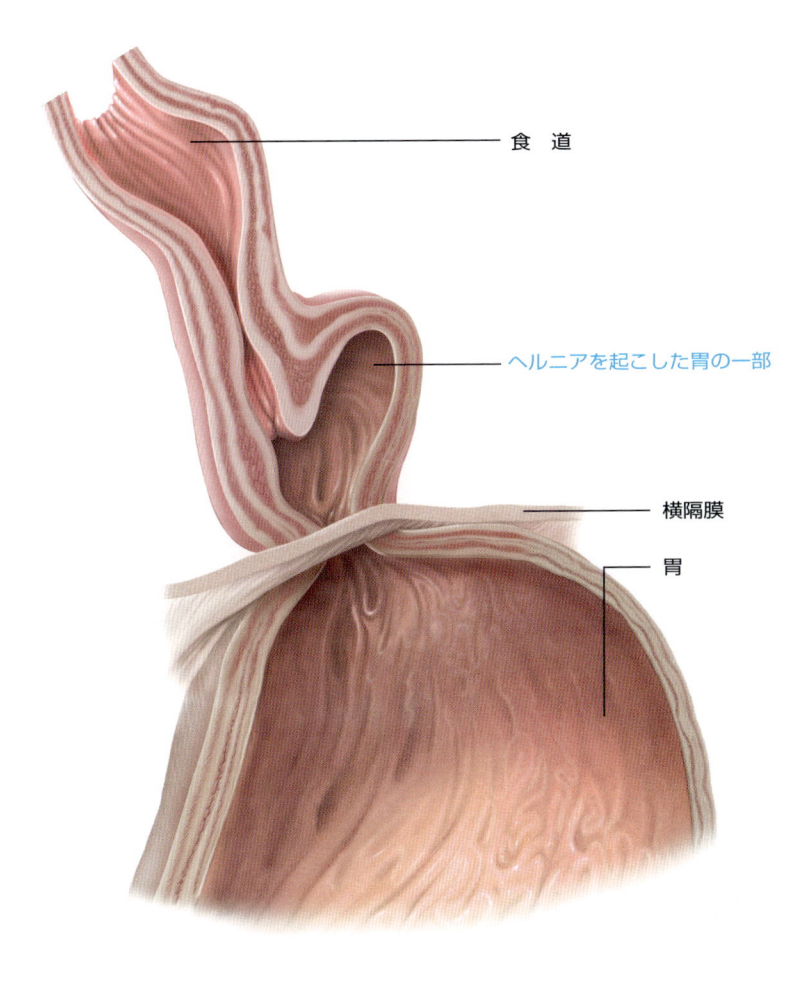

食道

ヘルニアを起こした胃の一部

横隔膜

胃

胃食道逆流症

- 胃や十二指腸の内容物が食道へ逆流し，下部食道括約筋を通過します．げっぷや嘔吐は伴いません．
- 急激な心窩部痛を起こします．食後のことが多い．

何が原因？
- 飲酒，喫煙，下部食道括約筋の圧上昇をひき起こす食物
- 食道裂孔ヘルニア
- 腹圧の上昇（肥満，妊娠）
- 薬物の内服
- 4日間以上に及ぶ経鼻胃管挿入状態
- 食道括約筋の衰え

病態生理学的に現われる変化は？

腹圧の上昇と食道の刺激 →	心窩部の胸やけ（食後や身体を横たえた時に発生することが多い）
胃内容物の食道への逆流 →	のどに胃液がたまった感じ，口の中がすっぱく苦い味がする，消化不良，嘔気，嘔吐

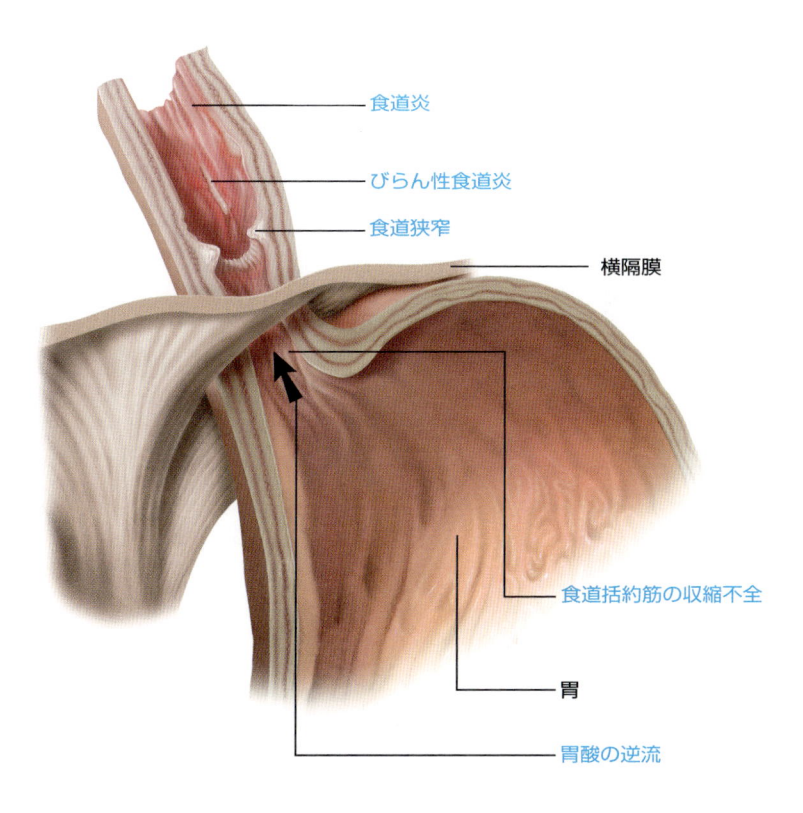

胃食道逆流症

- 食道炎
- びらん性食道炎
- 食道狭窄
- 横隔膜
- 食道括約筋の収縮不全
- 胃
- 胃酸の逆流

食道癌

- 癌の中でも致死率が高い．
- 扁平上皮癌と腺癌の二種類があります[※1]．
- 遠隔転移の好発部位は，肝臓と肺です．
- 発生率が高いのは，日本，中国，中東諸国，南アフリカの一部です[※2]．

何が原因？

- 不 明
- 誘発因子：多量の飲酒，過剰な喫煙，ニトロサミン[※3]の過剰摂取，頭頸部腫瘍の既往，栄養失調，炎症

病態生理学的に現われる変化は？

腫瘍のただれによる影響 →	潰瘍形成とそれに伴って発生する出血，瘻孔形成，誤嚥
腫瘍の増大 →	嚥下困難，食欲不振，体重減少，食道狭窄，嗄声，疼痛，食物の逆流，嘔吐，脱水

※1 訳者注……食道癌の組織型は，欧米では半数以上が腺癌であるのに対し，日本では95％が扁平上皮癌です．
※2 訳者注……日本では，現在年間の患者数約1万6千人，死亡者数は1万人を超えています．
※3 訳者注……ニトロサミン：発癌物質（ハムやソーセージなどの保存料や発色剤に使用される亜硝酸塩から体内で生成されます）．

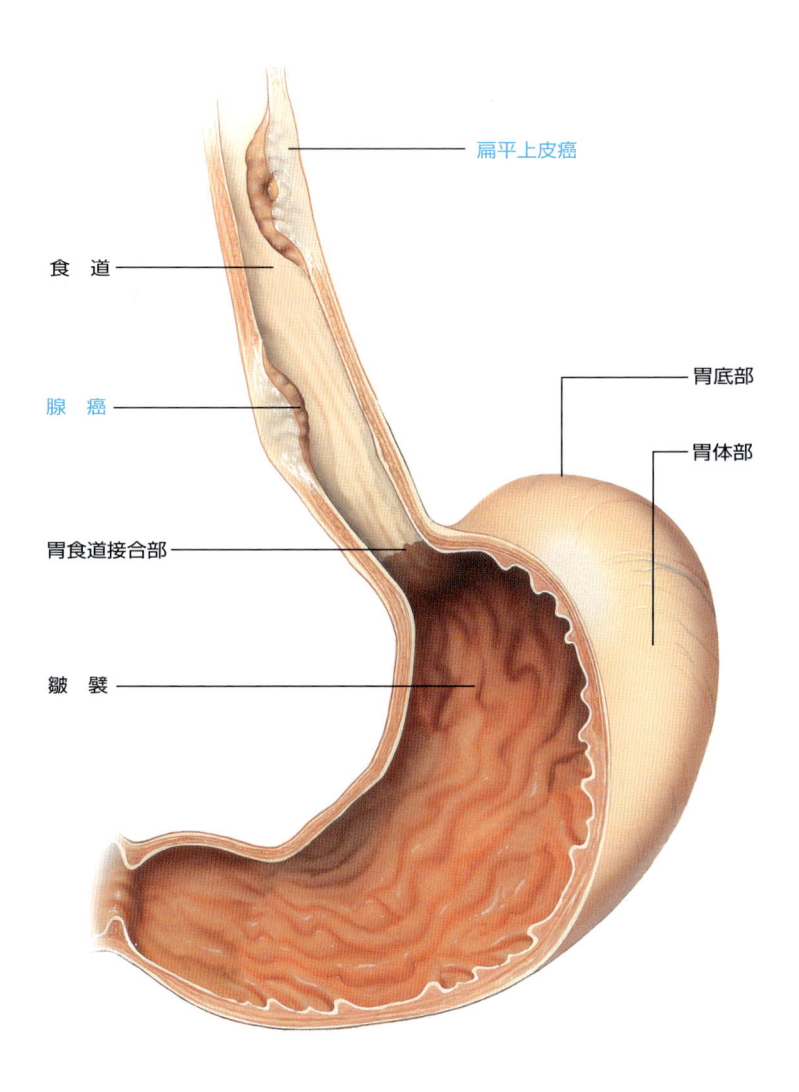

食道癌

- 扁平上皮癌
- 食道
- 腺癌
- 胃食道接合部
- 皺襞
- 胃底部
- 胃体部

胃　炎

- 胃粘膜の急性または慢性の炎症で，良性の非感染性疾患．
- 限局性の刺激物質に対する反応として発生することが多い．
- 慢性胃炎は高齢者に多く，悪性貧血患者にもみられます．

何が原因？

急性胃炎
- 細菌の内毒素
- 刺激物，薬物，毒物の摂取
- ストレス

慢性胃炎
- 糖尿病
- ヘリコバクター・ピロリ菌感染
- 消化性潰瘍
- 悪性貧血
- 腎疾患

病態生理学的に現われる変化は？

胃粘膜の変化 →	心窩部不快感，消化不良，胃痙攣，嘔気，消化管出血，嘔吐，腹部圧痛，腹部膨満感
消化管出血 →	頻脈，低血圧，顔面蒼白，不安感，腹部膨満感，コーヒー残渣様嘔吐または黒色便

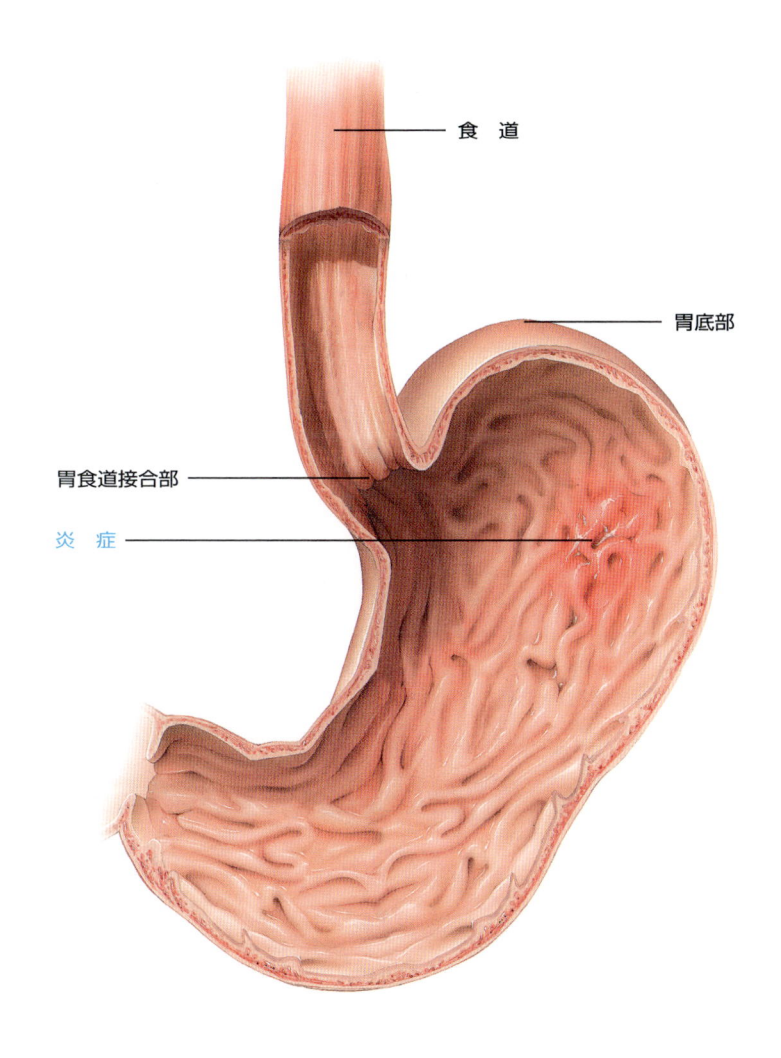

急性胃炎

食 道

胃底部

胃食道接合部

炎 症

消化性潰瘍

- 粘膜下に病変が及ぶ限局性の粘膜疾患．
- 下部食道，胃，幽門，十二指腸，空腸に発生します．
- 急性と慢性の二種類があります．
- 多発性表層性に発生する急性潰瘍があります．
- 基盤に瘢痕組織のある慢性潰瘍があります．

何が原因？
- ヘリコバクター・ピロリ菌の感染
- 粘膜の不充分な防御
- 非ステロイド性消炎鎮痛剤
- 病理学的過剰分泌性疾患

病態生理学的に現われる変化は？

胃潰瘍
胃粘膜の防御障壁の減少 → 食事で痛みが増強，嘔気，食欲不振，心窩部圧痛，腸音の亢進

食事時の痛み → 食欲低下，体重減少

十二指腸
十二指腸における胃酸分泌過多 → 心窩部痛，食物摂取や制酸剤投与により痛みが軽減，心窩部圧痛，腸音の亢進

潰瘍の種類と発生部位

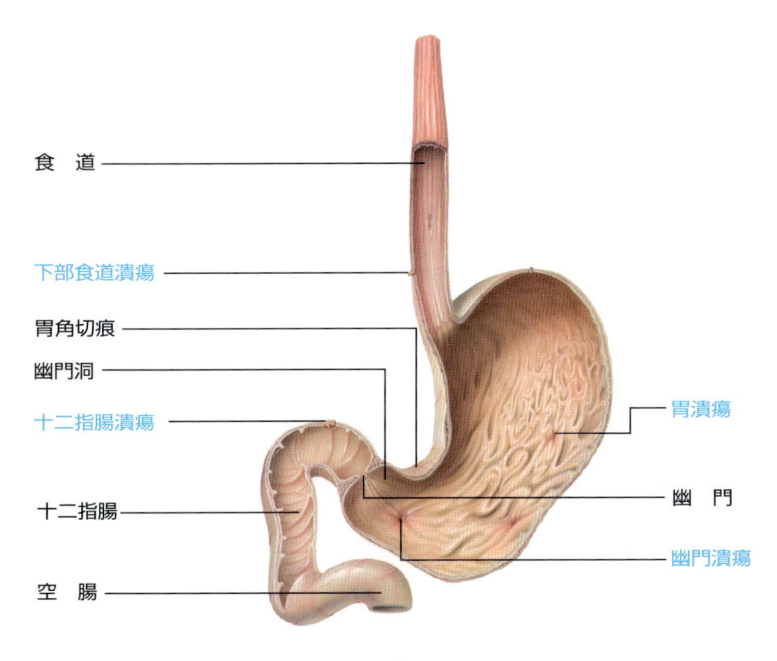

- 食　道
- 下部食道潰瘍
- 胃角切痕
- 幽門洞
- 十二指腸潰瘍
- 十二指腸
- 空　腸
- 胃潰瘍
- 幽　門
- 幽門潰瘍

びらん ― 粘膜表層のみに病変がとどまっています

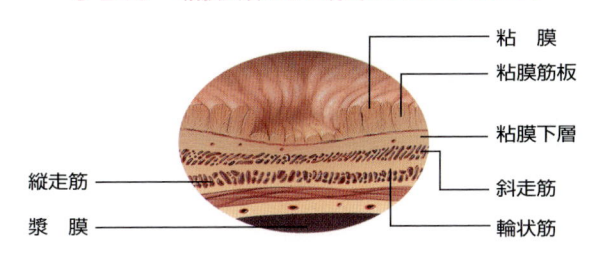

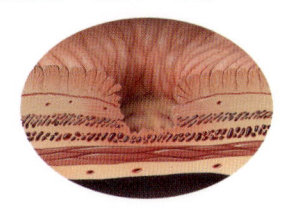

- 粘　膜
- 粘膜筋板
- 粘膜下層
- 斜走筋
- 輪状筋
- 縦走筋
- 漿　膜

急性潰瘍 ― 筋層まで穿孔しています

穿孔性潰瘍 ― 粘膜全層を貫通しています

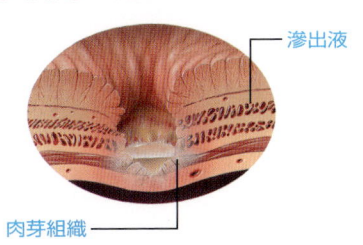

- 滲出液
- 肉芽組織

消化性潰瘍

胃　癌

- 隆起型，潰瘍形成型，潰瘍形成と浸潤の混合型，びまん性浸潤型に分類されます．
- 局所リンパ節，網膜，肝臓，肺へ浸潤・転移します．
- 全世界的に認められますが，日本，アイスランド，チリ，オーストリアでは致死率が高い[※]．

何が原因？
- 不明ですが，萎縮性胃炎との関連性は強い
- 誘発因子：アスベスト曝露，漬物や薫製食品を好んで食べる習慣，家族歴，ヘリコバクター・ピロリ菌感染，多量の飲酒，喫煙，血液型のＡ型

病態生理学的に現われる変化は？

腫瘍の増大と胃粘膜障壁の破壊 →	慢性的な消化不良，心窩部不快感
さらなる腫瘍の増大 →	食欲不振，体重減少，食後の腹部膨満感，貧血，易疲労感
胃粘膜のただれ →	血　便

[※]訳者注……日本では，現在年間約5万人が胃癌で死亡しており，日本の癌死亡者数の中では，肺癌に次いで第2位です．

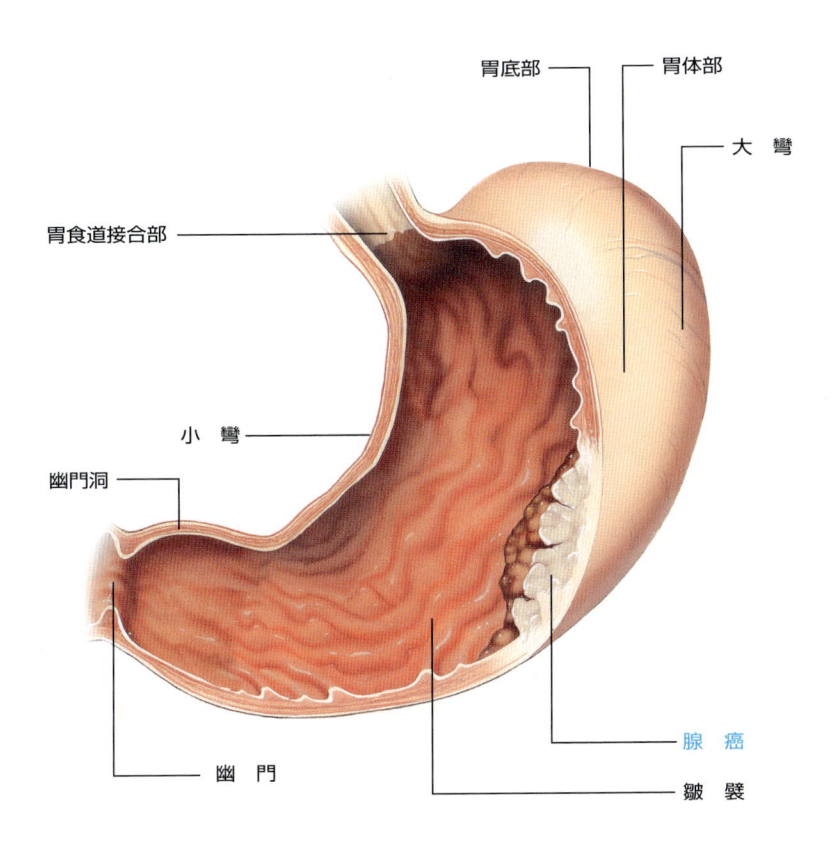

胃 癌

幽門狭窄

- 胃から小腸への出口である幽門が狭くなる状態．
- 主として乳児に多い．生後6ヵ月以上の患者はまれです．
- 男児よりも女児に多い傾向があります．

何が原因？
- 不明だが，おそらく遺伝的素因が関連しているものと考えられている．

病態生理学的に現われる変化は？

幽門開口部の弾性がなくなり狭くなる	➡ 嘔吐（最初は軽いが，後に噴射状となる），消化不良，腹部膨満，腹痛
胃内容物をなくすために胃の蠕動運動が激しくなる	➡ 腹痛，腹部膨満，胃の蠕動運動が見える，排便量が減少
栄養物の吸収障害	➡ 体重減少，脱水，幼児は絶えず空腹状態のように見える，嘔吐
脱水	➡ 皮膚の張りがなくなる，泉門の陥没，粘膜の乾燥，涙が出なくなる

幽門狭窄の図解

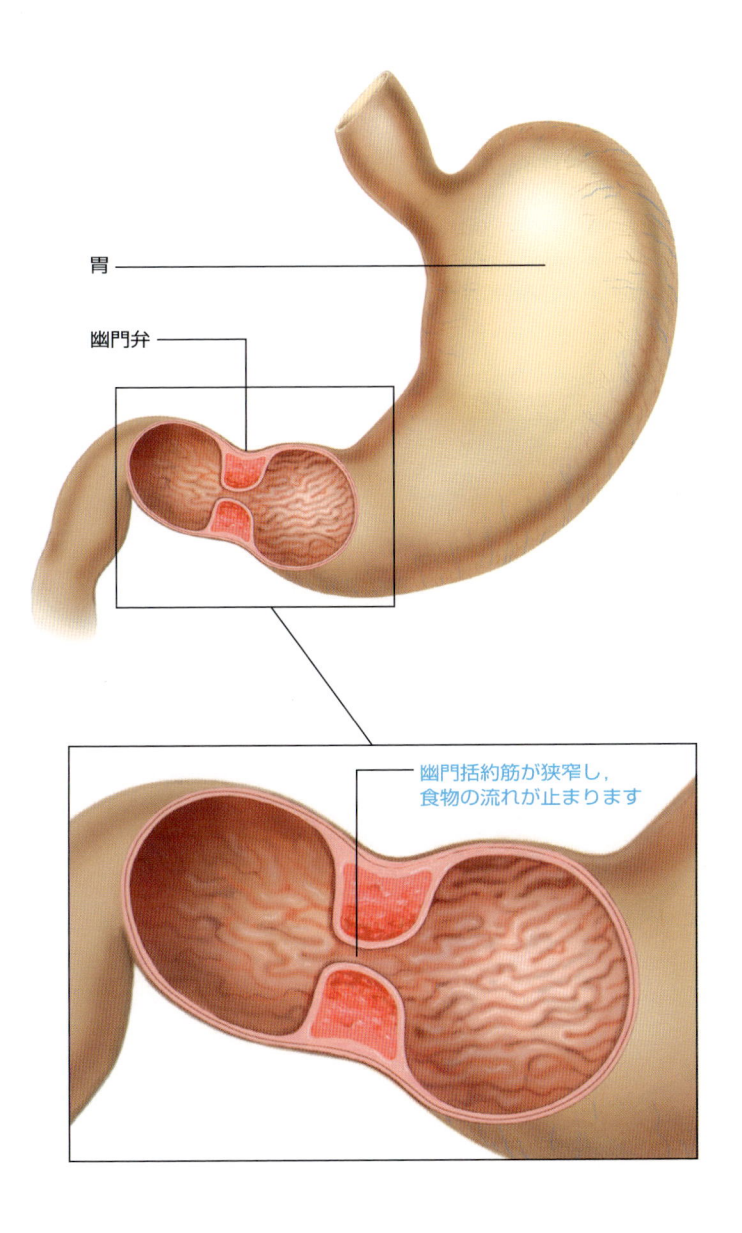

胃

幽門弁

幽門括約筋が狭窄し，食物の流れが止まります

幽門狭窄

クローン（Crohn）病

- ゆっくり広がっていく進行性の炎症性腸疾患．
- 消化管のどの部位にも起こり得ますが，結腸の近位部に発生するのがふつうです．回腸末端部にも炎症が及ぶこともあります．
- 病変は消化管壁全層に及びます．
- 消化管内腔の肥厚と狭小化が起こり，吸収不良や消化管閉塞が発生します．

何が原因？
- 不　明
- おそらく，ウイルスや細菌に対する免疫反応が消化管の炎症をひき起こす可能性が強い

病態生理学的に現われる変化は？

機能性粘膜の吸収表層の喪失 →	蛋白質やカロリーの栄養不良，脱水，栄養失調，体重減少，下痢，脂肪便
粘膜の浮腫と消化管の痙攣 →	小腸ないし大腸の閉塞
消化管の痙攣 →	右下腹部の持続性仙痛，疼痛性痙攣，圧痛
肥厚したり ほつれたりした炎症性消化管の彎曲部 →	右下腹部の腫瘤触知
炎　症 →	血　便

クローン病における腸管の変化

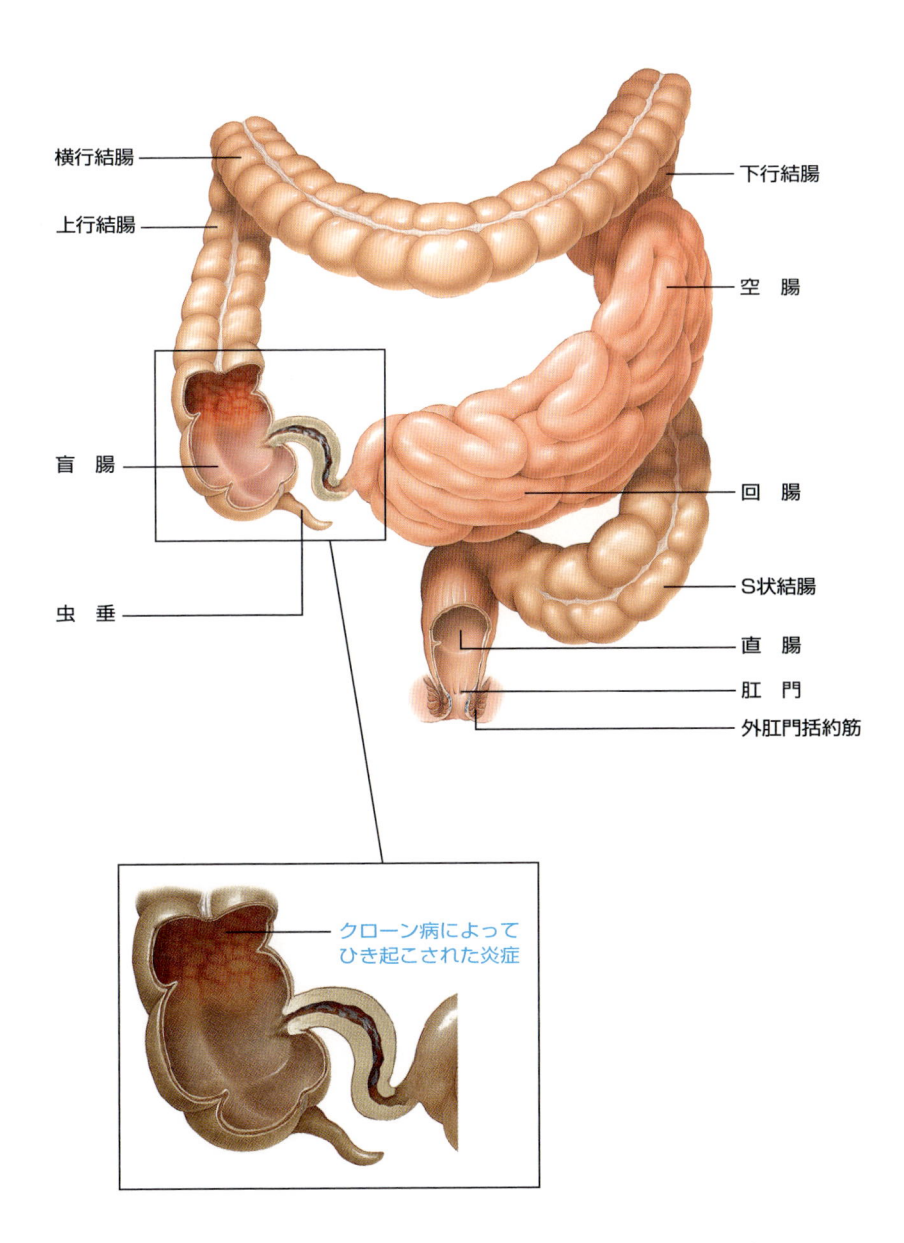

- 横行結腸
- 上行結腸
- 盲腸
- 虫垂
- 下行結腸
- 空腸
- 回腸
- S状結腸
- 直腸
- 肛門
- 外肛門括約筋

クローン病によってひき起こされた炎症

潰瘍性大腸炎

- 結腸および直腸の粘膜に持続的に炎症を起こす疾患．
- 直腸とS状結腸から始まって上方に病変が広がり，全結腸に炎症が及びます．
- 粘膜に浮腫と潰瘍形成を起こすことが多い．
- 増悪と寛解を繰り返します．

何が原因？
- 不　明
- 食物や大腸菌のような細菌に対する免疫反応の異常が関係している可能性もある

病態生理学的に現われる変化は？

粘膜の炎症性病変の潰瘍形成 ▶	繰り返す血性の下痢，膿や粘液を含む便，腐敗臭の強い便，腹部の痙攣性疼痛，直腸の便意切迫感
栄養物の吸収障害 ▶	体重減少，衰弱，貧血

潰瘍性大腸炎における粘膜の変化

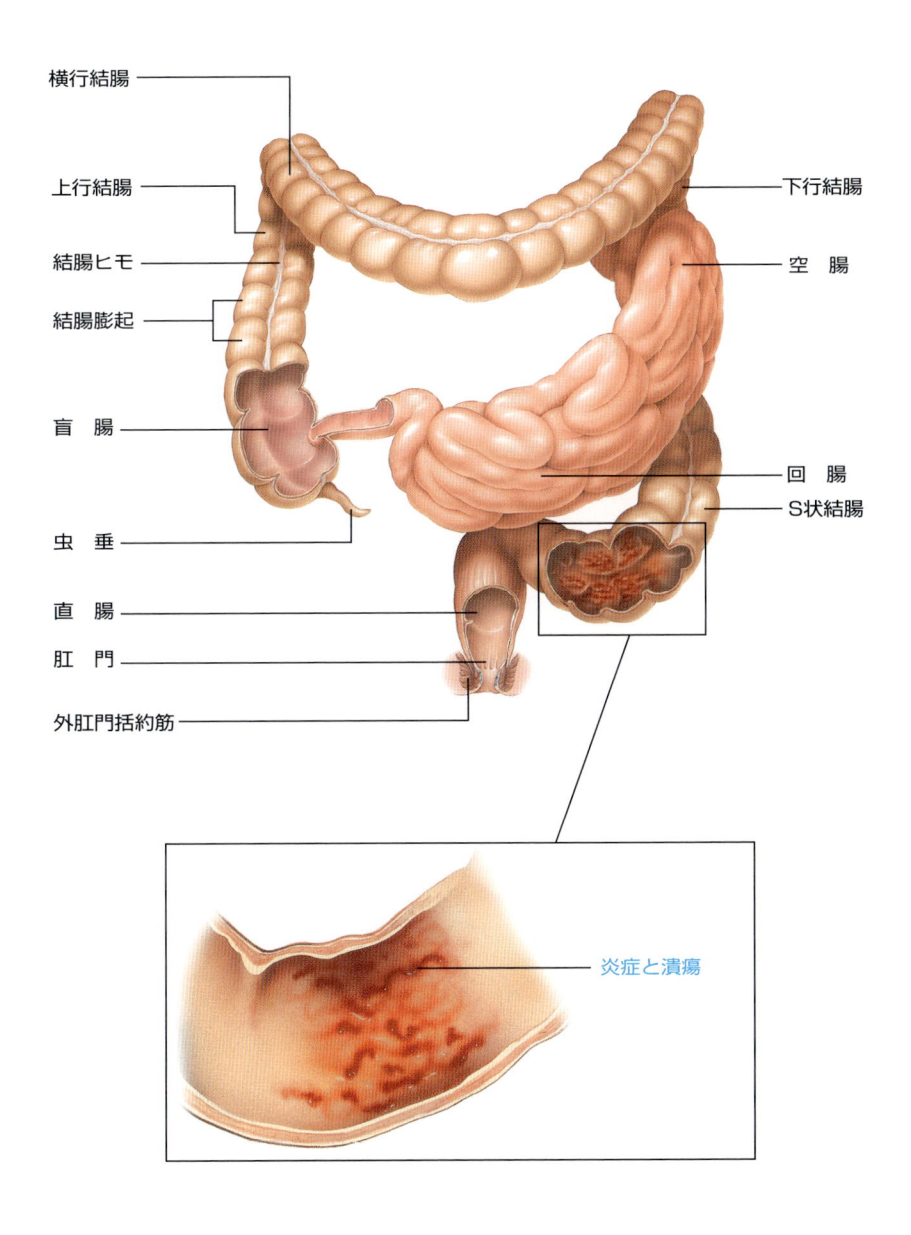

- 横行結腸
- 上行結腸
- 結腸ヒモ
- 結腸膨起
- 盲腸
- 虫垂
- 直腸
- 肛門
- 外肛門括約筋
- 下行結腸
- 空腸
- 回腸
- S状結腸
- 炎症と潰瘍

潰瘍性大腸炎　183

過敏性腸症候群

- 解剖学的異常や炎症性変化が認められない良性疾患．
- 慢性的に続く腹痛，交互に繰り返す便秘と下痢，大量の放屁，不完全な排便感覚，腹部膨満，などが特徴的な症状です．
- ストレスとの関連性が非常に強い．

何が原因？
- 緩下剤の乱用
- ホルモンの変化（月経）
- 刺激物の摂取（コーヒー，生の果物や野菜）
- 乳糖不耐性
- 精神的ストレス（これが最も多い原因）

病態生理学的に現われる変化は？

筋肉の収縮 →	疼痛性痙攣，排便や放屁によって軽減する下腹部痛
原因となる刺激による神経線維の興奮 →	食後1〜2時間で強くなってくる痛み
大腸の動きの変化 →	交互に繰り返す便秘と下痢，消化管内腔に分泌され直腸を通過する粘液，腹部膨満，鼓腸

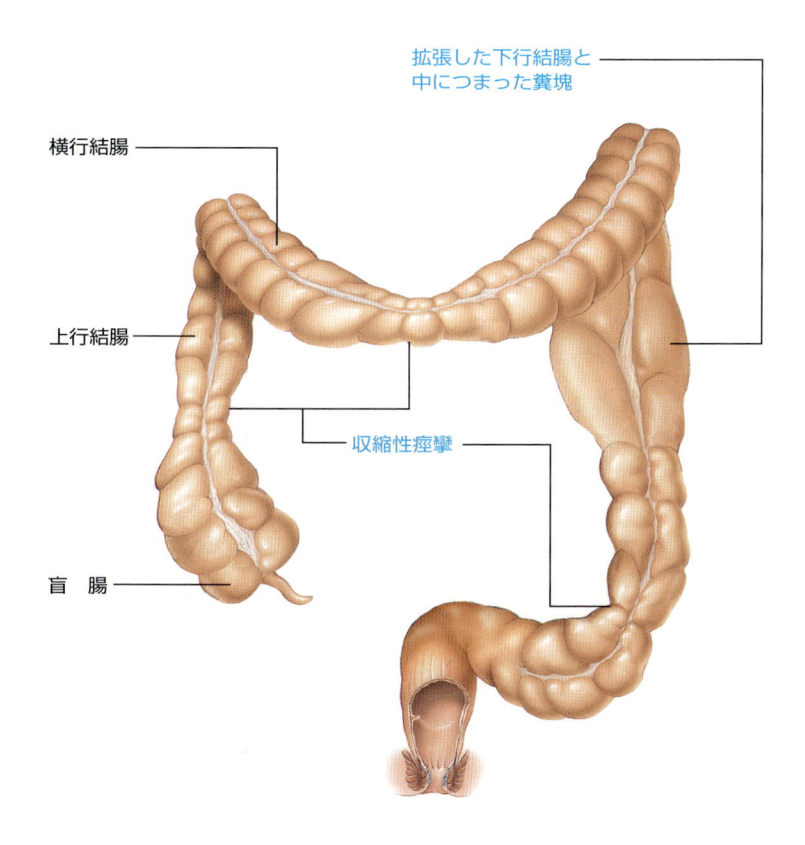

過敏性腸症候群の影響

横行結腸

上行結腸

盲　腸

拡張した下行結腸と中につまった糞塊

収縮性痙攣

過敏性腸症候群

憩室性疾患

- 消化管壁に発生した小さな袋状にふくらんだ状態で，粘膜が外側に押されています．
- 憩室症（憩室はあるが症状のない状態）と憩室炎（憩室に炎症が発生した状態で，致死的な腸閉塞や感染，出血を起こすこともあります）に分類できます．

何が原因？
- 大腸壁の強さの欠如
- 大腸の運動性の低下と腸管内腔圧の減少
- 食物繊維の少ない食事

病態生理学的に現われる変化は？

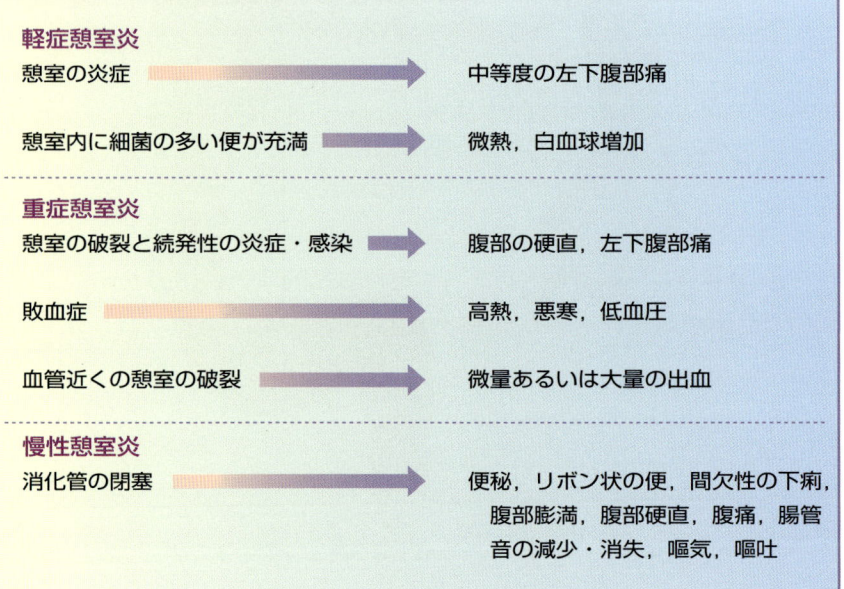

軽症憩室炎

憩室の炎症　　➡　　中等度の左下腹部痛

憩室内に細菌の多い便が充満　➡　微熱，白血球増加

重症憩室炎

憩室の破裂と続発性の炎症・感染　➡　腹部の硬直，左下腹部痛

敗血症　　➡　　高熱，悪寒，低血圧

血管近くの憩室の破裂　➡　微量あるいは大量の出血

慢性憩室炎

消化管の閉塞　➡　便秘，リボン状の便，間欠性の下痢，腹部膨満，腹部硬直，腹痛，腸管音の減少・消失，嘔気，嘔吐

大腸憩室症

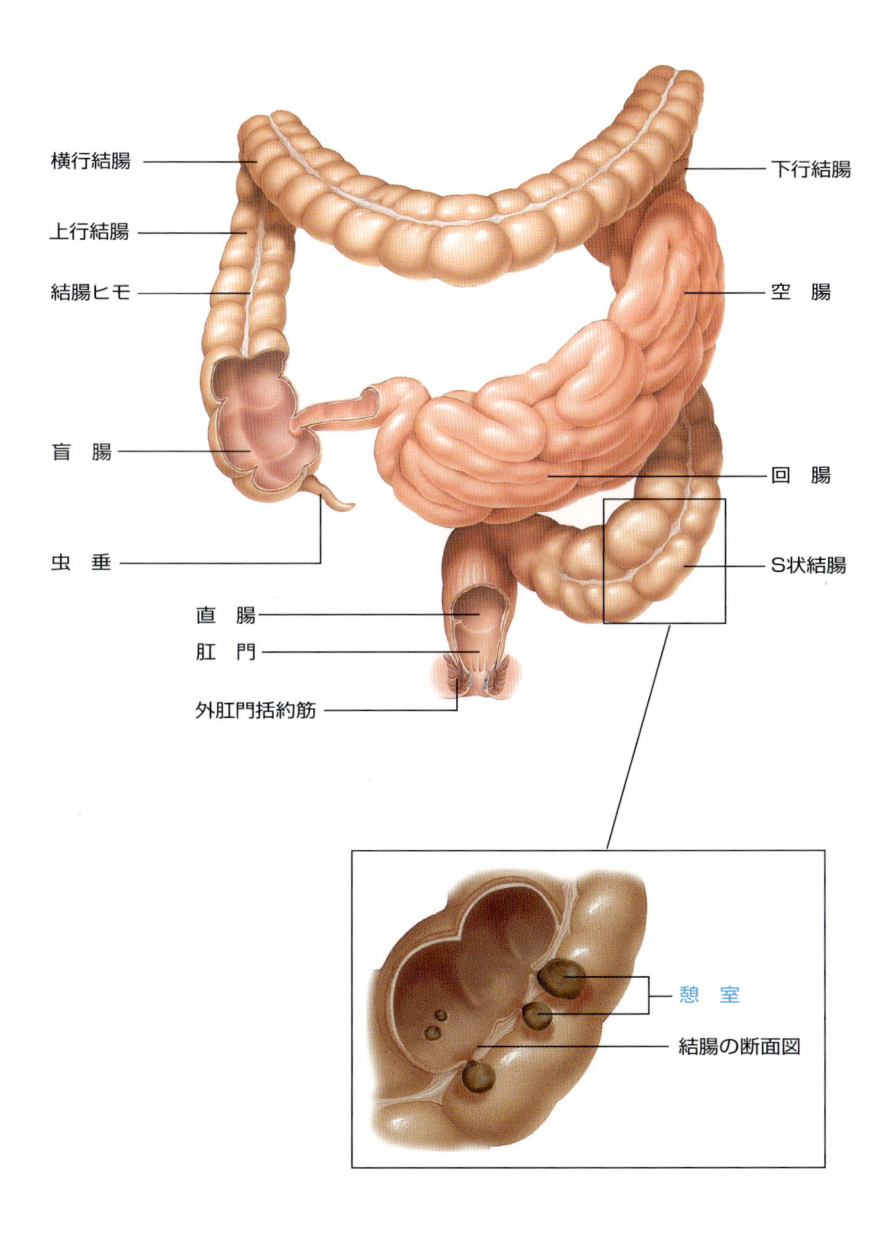

- 横行結腸
- 上行結腸
- 結腸ヒモ
- 盲腸
- 虫垂
- 直腸
- 肛門
- 外肛門括約筋
- 下行結腸
- 空腸
- 回腸
- S状結腸
- 憩室
- 結腸の断面図

憩室性疾患

大腸ポリープ

- 大腸粘膜表面に発生する小さな腫瘤様突起物．
- 種　類：頻度として最も多いのは腺管腺腫，その他，絨毛腺腫，遺伝性ポリポーシス，限局性過形成性ポリープ，若年性ポリープ，などがあります．
- 大半は良性．しかし，絨毛腺腫や遺伝性ポリープは癌化する傾向があります．
- 若年性ポリープは，直腸から出血することが多い．
- 家族性ポリープは，直腸ないしＳ状結腸の腺癌との関連性が強い．

何が原因？
- 不　明
- 危険因子：年齢，食生活，遺伝，感染，坐ることの多い生活

病態生理学的に現われる変化は？

大腸粘膜上皮細胞の無制限な増殖 ➡	消化管内腔へ突出する腫瘤
出血性ポリープ ➡	丈の高いポリープは便に血液のすじが付着する．丈の低い直腸ポリープは出血が目立つ
消化管内腔への細胞増殖 ➡	排便時の疼痛，下痢

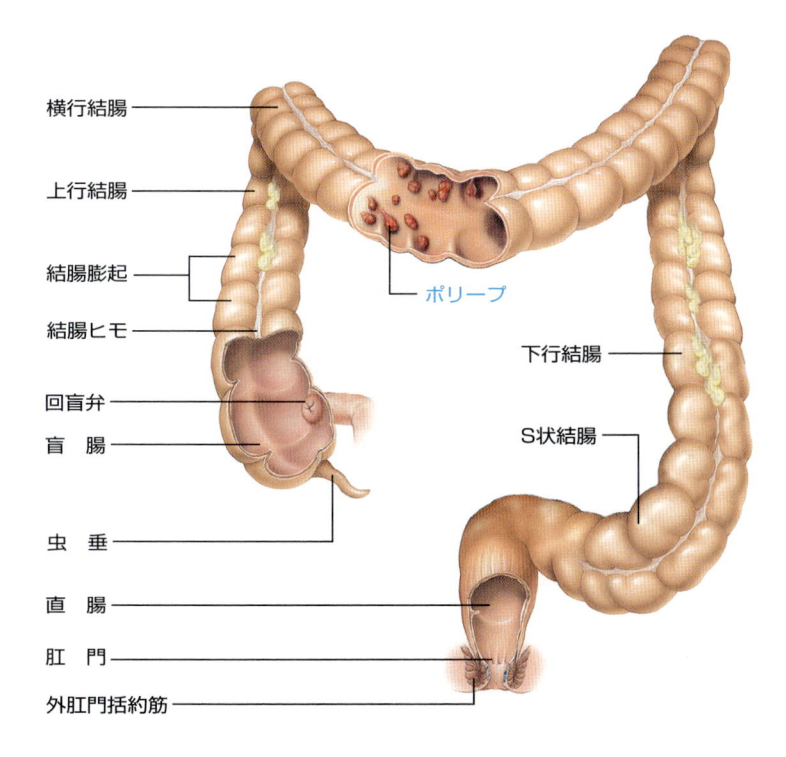

大腸ポリープ

横行結腸	
上行結腸	
結腸膨起	
結腸ヒモ	ポリープ
回盲弁	下行結腸
盲　腸	S状結腸
虫　垂	
直　腸	
肛　門	
外肛門括約筋	

大腸癌

- 通常は大腸粘膜表層から発生する，比較的ゆっくり大きくなる癌．
- ポリープから癌になる場合が多い．
- 徴候や症状は，発生した癌の場所によってさまざまです．
- 早期に診断されれば治療可能です．

何が原因？
- 不　明

病態生理学的に現われる変化は？

結腸の右半分に発生した癌の場合

初期の症状 →	消化管出血，黒色便，タール便，貧血
腸管刺激症状 →	持続性腹痛，消化管痙攣を伴う鈍い圧痛
末期の症状 →	貧血，衰弱，易疲労感，労作時呼吸困難
腸管閉塞 →	下痢，便秘，食欲不振，体重減少，嘔吐

結腸の左半分および直腸に発生した癌の場合

初期の症状 →	消化管出血，黒色便，タール便，直腸出血
腸管閉塞 →	間欠性の腹部膨満感，消化管の疼痛性痙攣，直腸の圧迫

末期の症状

腸管閉塞 →	便秘，下痢，リボン状あるいは鉛筆の形をした便
消化管出血 →	便の中に暗赤色ないし明赤色の血液が混じる，便の中あるいは便の表面に粘膜を認める

大腸癌の種類

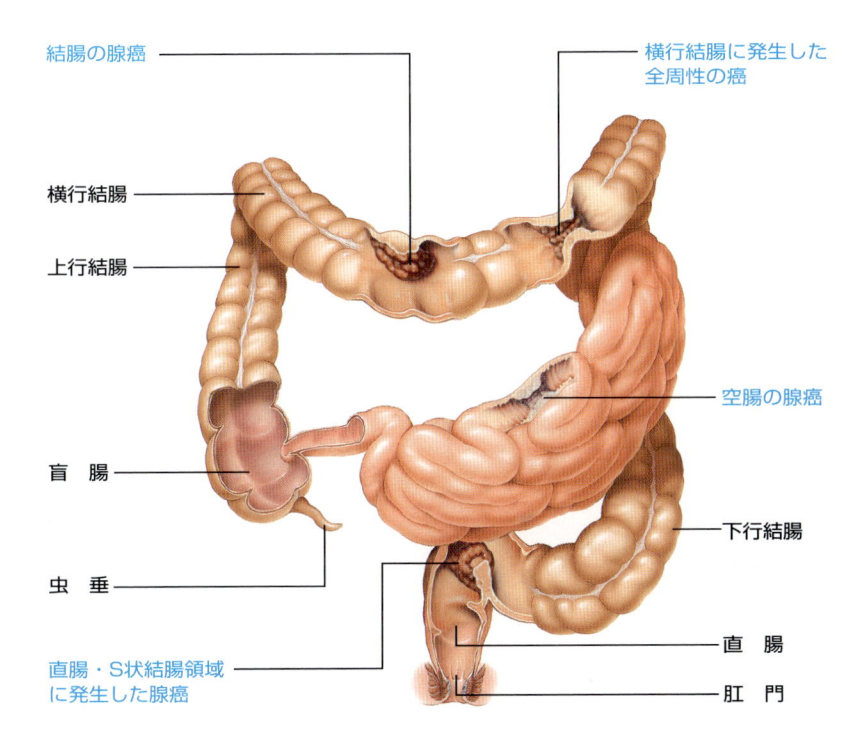

- 結腸の腺癌
- 横行結腸に発生した全周性の癌
- 横行結腸
- 上行結腸
- 空腸の腺癌
- 盲腸
- 下行結腸
- 虫垂
- 直腸
- 直腸・S状結腸領域に発生した腺癌
- 肛門

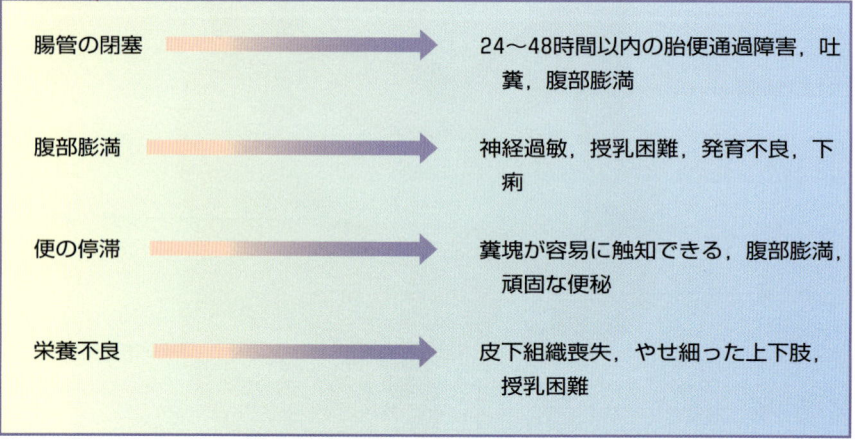

ヒルシュスプルング（Hirschsprung）病

- 先天性の大腸疾患．
- 大腸壁の副交感神経節細胞の欠損あるいは著明な減少を特徴とします．
- 他の先天性奇形を合併することが多い．

何が原因？
- 家族性先天性欠損

病態生理学的に現われる変化は？

腸管の閉塞 →	24〜48時間以内の胎便通過障害，吐糞，腹部膨満
腹部膨満 →	神経過敏，授乳困難，発育不良，下痢
便の停滞 →	糞塊が容易に触知できる，腹部膨満，頑固な便秘
栄養不良 →	皮下組織喪失，やせ細った上下肢，授乳困難

ヒルシュスプルング病における腸管の拡張

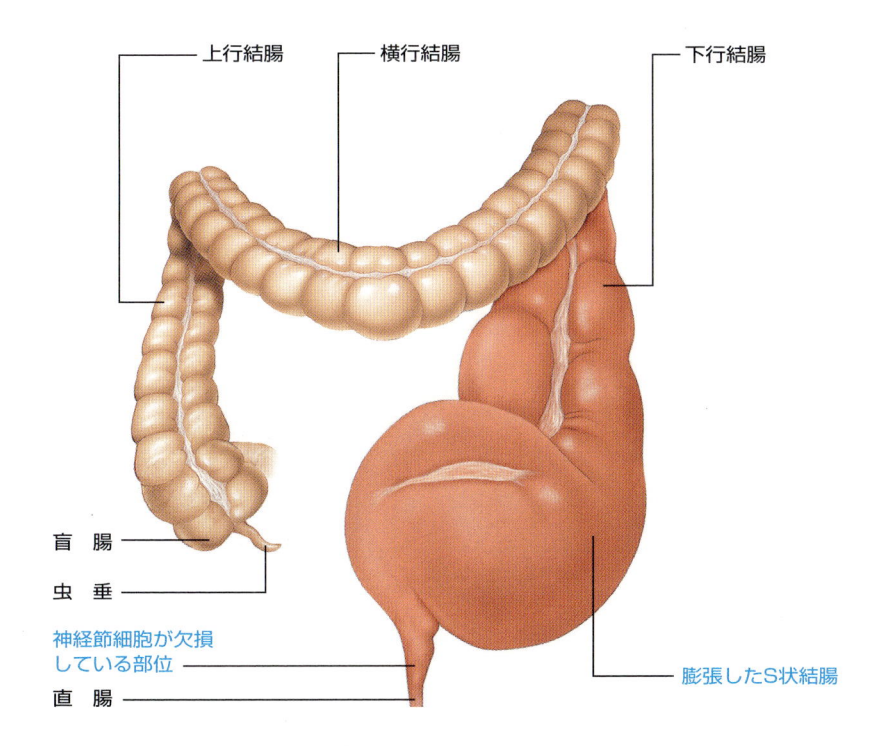

- 上行結腸
- 横行結腸
- 下行結腸
- 盲腸
- 虫垂
- 神経節細胞が欠損している部位
- 直腸
- 膨張したS状結腸

ヒルシュスプルング (Hirschsprung) 病

虫垂炎

- 虫垂の炎症と閉塞．
- 外科疾患の中で最も頻度が高い．
- 抗生物質により発生率・死亡率が低下します．
- 治療しなければ死に至ります．

何が原因？
- バリウム摂取
- 糞　塊
- 異　物
- 粘膜の潰瘍形成
- 新生物
- 狭　窄
- ウイルス感染

病態生理学的に現われる変化は？

腸管の閉塞と拡張　➡	腹痛，食欲不振
炎症と圧迫　➡	疼痛，嘔気，嘔吐，微熱，圧痛

虫垂の閉塞と炎症

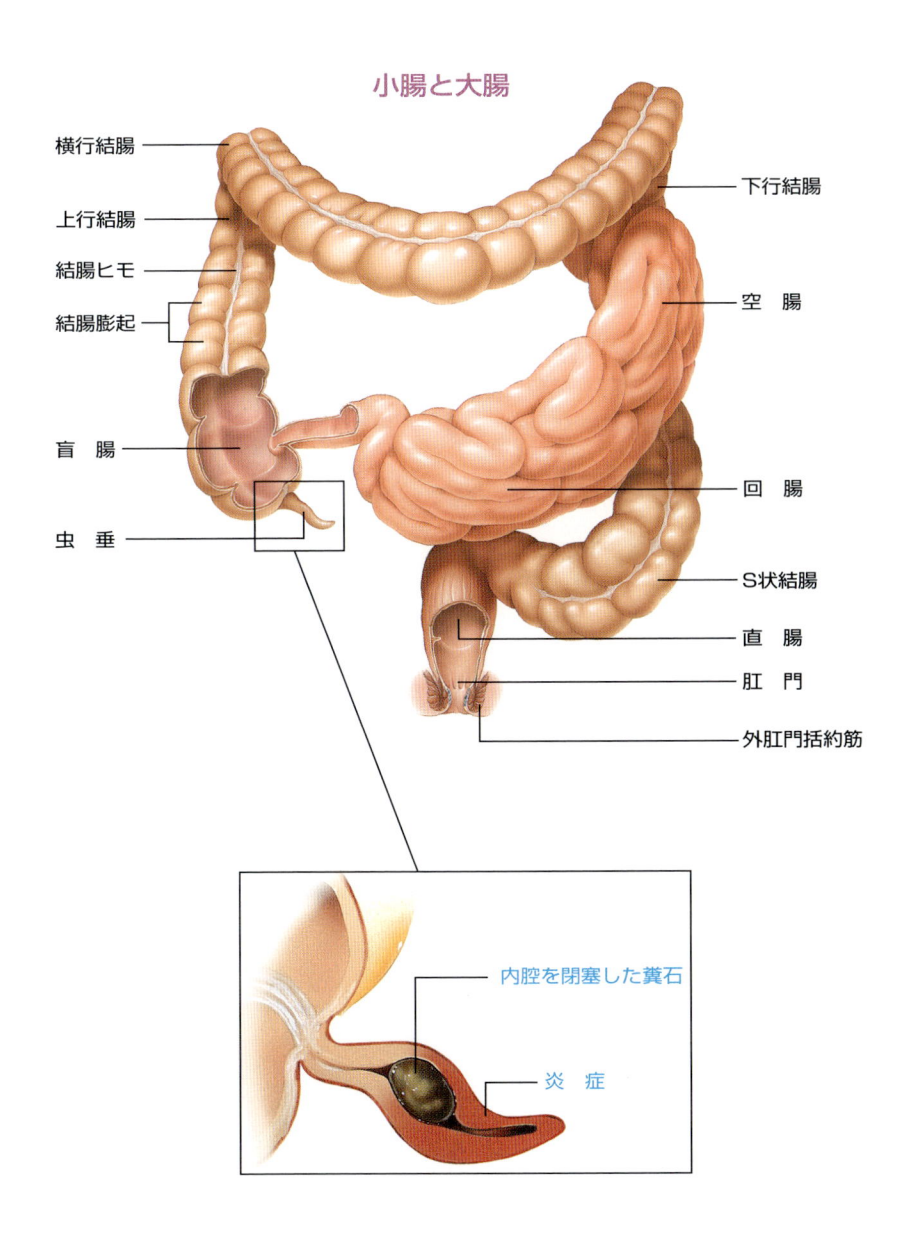

小腸と大腸

- 横行結腸
- 上行結腸
- 結腸ヒモ
- 結腸膨起
- 盲　腸
- 虫　垂
- 下行結腸
- 空　腸
- 回　腸
- S状結腸
- 直　腸
- 肛　門
- 外肛門括約筋

- 内腔を閉塞した糞石
- 炎　症

虫垂炎

痔

- ■直腸下部や肛門の静脈が腫脹した状態で，疼痛を伴います．
- ■特に妊娠中や出産後に発生することが多い．
- ■肛門の静脈の内圧が上昇し，静脈が膨隆・膨脹します．

何が原因？
- ■便秘，食物繊維の少ない食事，排便時のいきみ
- ■肥　満
- ■妊　娠
- ■長時間にわたる坐位

病態生理学的に現われる変化は？

痔粘膜に対する刺激や損傷 →	排便時の無痛性間欠性出血，直腸脱
出　血 →	便やトイレットペーパーに付着する鮮紅色の血液，肛門の不快感

内痔と外痔

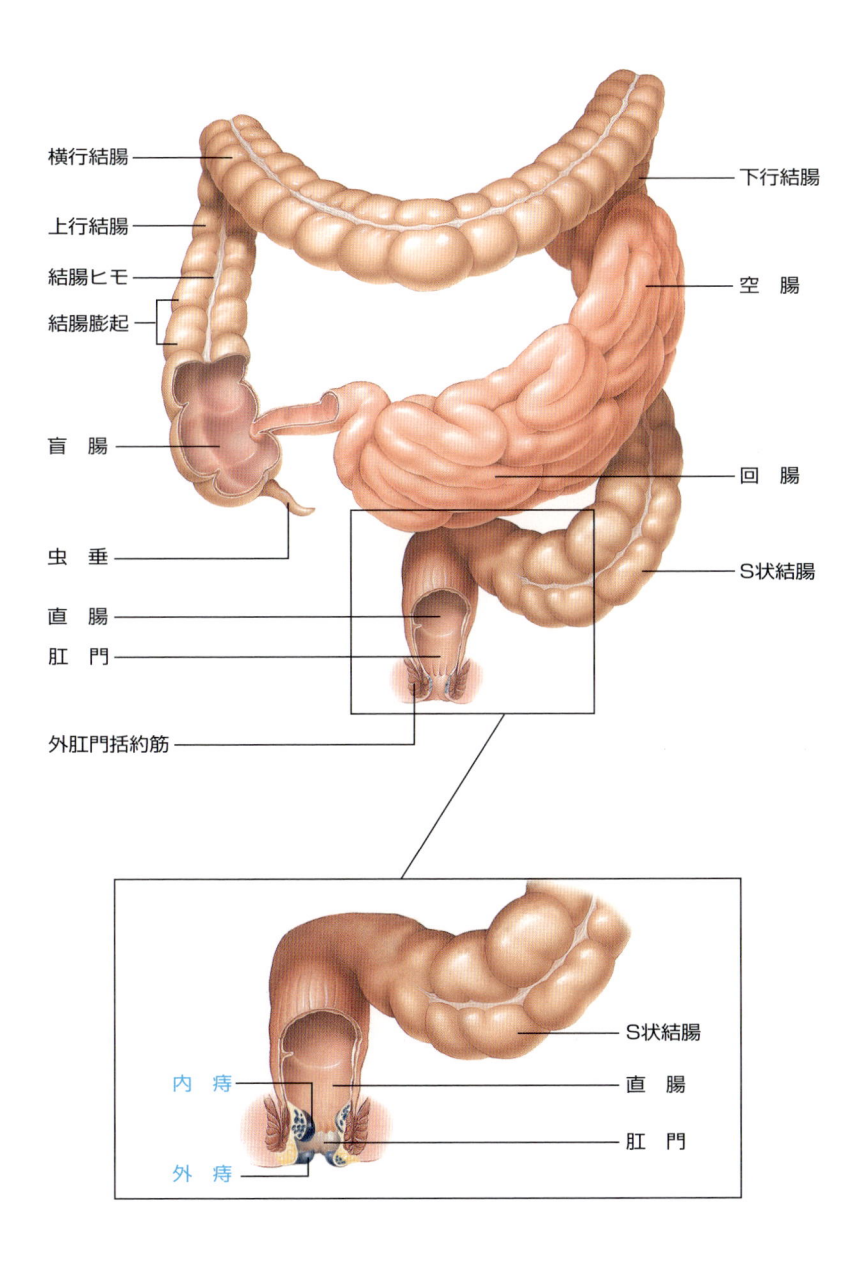

- 横行結腸
- 上行結腸
- 結腸ヒモ
- 結腸膨起
- 盲腸
- 虫垂
- 直腸
- 肛門
- 外肛門括約筋
- 下行結腸
- 空腸
- 回腸
- S状結腸

- 内痔
- 外痔
- S状結腸
- 直腸
- 肛門

痔　197

鼠径ヘルニア そけいへるにあ

- 大腸，小腸，網膜が鼠径管内に突出．
- 幼児の場合は，停留睾丸や陰嚢水腫を合併することが多い．

何が原因？
- 腹腔内圧の上昇
- 腹筋の弱さ
- 鼠径管の筋膜床の弱さ
- 内鼠径輪の筋膜縁の弱さ

病態生理学的に現われる変化は？

嵌頓ヘルニア →	激痛
腸管の不完全閉塞 →	食欲不振，嘔吐，鼠径部の疼痛と圧痛，元の位置に戻らない腫瘤，腸音の減少
腸管の完全閉塞 →	ショック，高熱，腸音の消失，血便

4. 消化器系

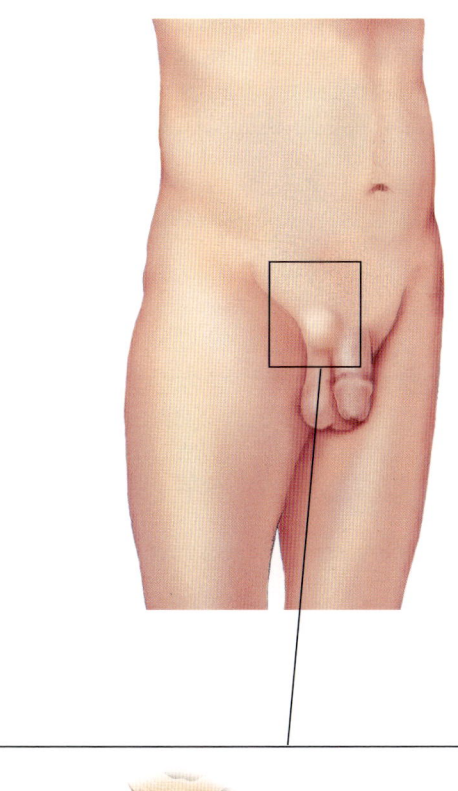

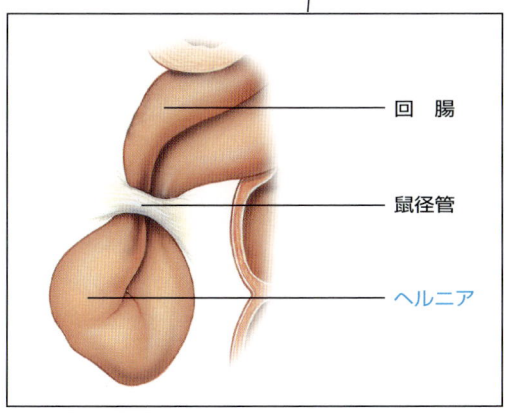

鼠径ヘルニア

- 回腸
- 鼠径管
- ヘルニア

ウイルス性肝炎

- 最もよくみられる肝臓の感染症．肝細胞の破壊,壊死,自己融解をひき起こします．
- 原因となるウイルスの種類と伝染経路によって分類されます．
- A型：伝染力が強い．汚染された食物や水の摂取によって発生します．
- B型：汚染された血液，分泌液，糞便との接触によって感染します．
- C型：汚染された針や輸血によって発生します．
- D型：慢性B型肝炎と関連する肝炎で，重症化して劇症肝炎に増悪することがあります．
- E型：風土病地域へ旅行して感染します．

何が原因？
- 原因となるウイルスに感染

病態生理学的に現われる変化は？

前駆期

炎症の全身に及ぼす影響 →	疲労感，倦怠感，関節痛，筋肉痛，発熱
食欲不振 →	ゆるやかな体重減少
肝臓の炎症 →	嘔気，嘔吐，味覚や嗅覚の変化，右上腹部の圧痛
ウロビリノーゲン →	褐色尿
消化管への胆汁排泄の減少 →	灰白色便

臨床期
（前駆期のすべての徴候が増悪する時期）

血液中のビリルビンが増加 →	瘙痒感，黄疸
肝臓炎症の持続 →	腹痛，腹部圧痛

回復期
症状の鎮静化と食欲の回復が認められる時期

肝生検の組織像

正常な肝組織生検

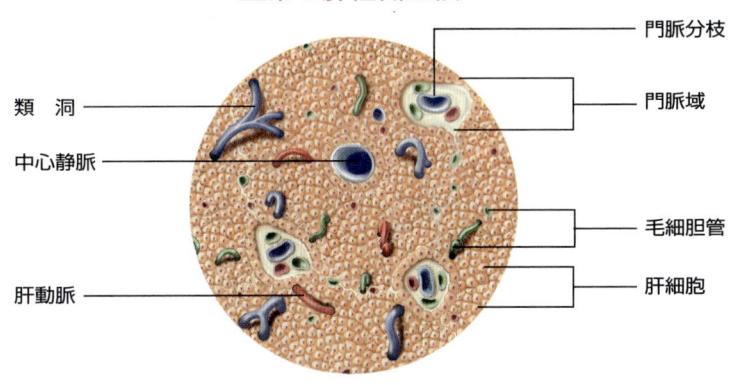

- 類洞
- 中心静脈
- 肝動脈
- 門脈分枝
- 門脈域
- 毛細胆管
- 肝細胞

軽度の肝炎

- 門脈域周囲の傷害肝細胞の軽度腫脹と炎症
- 正常肝細胞
- 瘢痕組織の進展（線維化）

中等度の肝炎

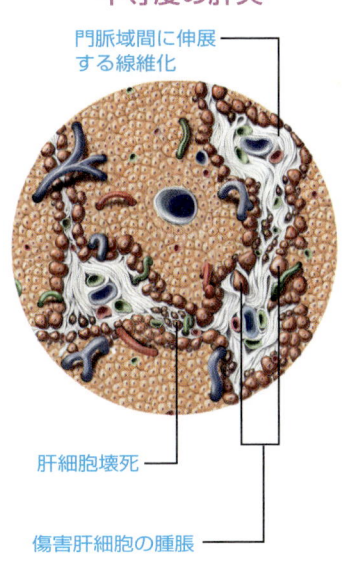

- 門脈域間に伸展する線維化
- 肝細胞壊死
- 傷害肝細胞の腫脹

ウイルス性肝炎

肝硬変

- 広範囲に及ぶ肝細胞の破壊と線維性変性を特徴とする慢性疾患．
- 肝臓組織と正常脈管構築の傷害．
- 栄養状態不良の50歳以上の慢性アルコール中毒者に特に多い．

何が原因？
- アルコール中毒
- α_1-抗トリプシン欠損症
- 胆道閉鎖
- バッド・キアリ（Budd-Chiari）症候群[※1]
- ヘモクロマトーシス
- 肝　炎
- ウィルソン（Wilson）病[※2]

病態生理学的に現われる変化は？

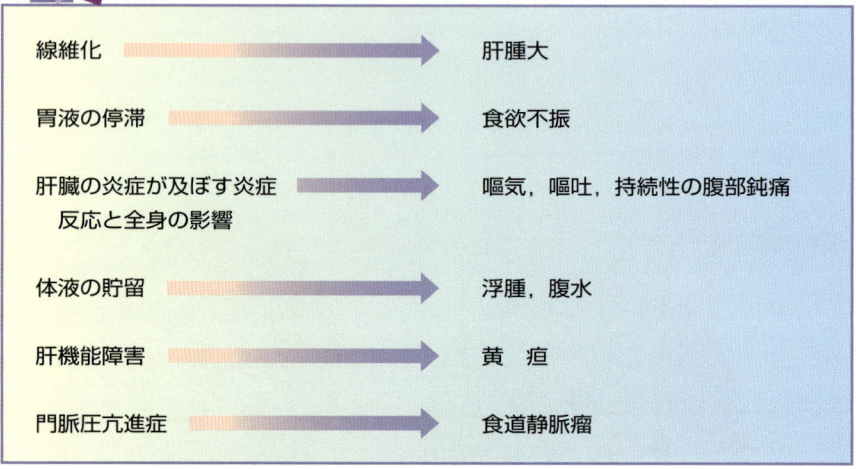

原因	症状
線維化	→ 肝腫大
胃液の停滞	→ 食欲不振
肝臓の炎症が及ぼす炎症反応と全身の影響	→ 嘔気，嘔吐，持続性の腹部鈍痛
体液の貯留	→ 浮腫，腹水
肝機能障害	→ 黄疸
門脈圧亢進症	→ 食道静脈瘤

※1 訳者注……バッド・キアリ症候群：肝静脈あるいは肝部下大静脈の閉塞ないし狭窄によって主に門脈圧亢進症の症状を示す疾患．
※2 訳者注……ウィルソン病：常染色体劣性遺伝の銅代謝異常疾患．

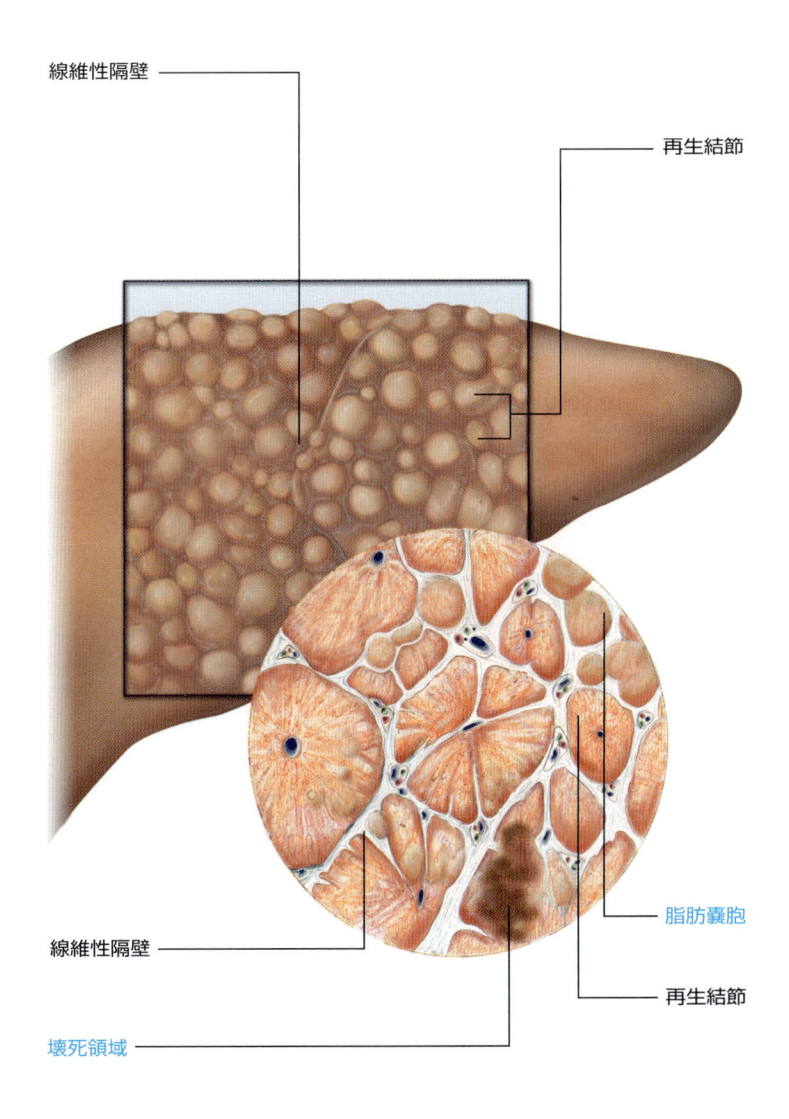

肝硬変

線維性隔壁

再生結節

線維性隔壁

脂肪囊胞

再生結節

壊死領域

門脈圧亢進症

- 肝臓内の血流抵抗の増加によって起こります．
- 血流量の減少が，臓器への動脈血流を増加させます．
- 門脈系に負荷がかかり，門脈圧が亢進します．
- 血液中の老廃物や体内の蓄積された毒素を除去する肝機能が低下します．

何が原因？
- バッド・キアリ（Budd-Chiari）症候群（肝静脈の閉塞）
- 肝硬変

病態生理学的に現われる変化は？

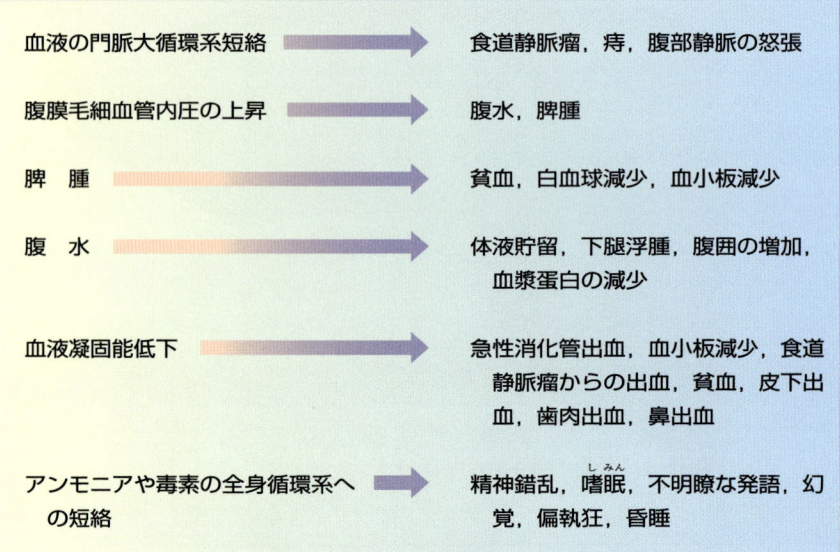

血液の門脈大循環系短絡 →	食道静脈瘤，痔，腹部静脈の怒張
腹膜毛細血管内圧の上昇 →	腹水，脾腫
脾　腫 →	貧血，白血球減少，血小板減少
腹　水 →	体液貯留，下腿浮腫，腹囲の増加，血漿蛋白の減少
血液凝固能低下 →	急性消化管出血，血小板減少，食道静脈瘤からの出血，貧血，皮下出血，歯肉出血，鼻出血
アンモニアや毒素の全身循環系への短絡 →	精神錯乱，嗜眠，不明瞭な発語，幻覚，偏執狂，昏睡

門脈圧亢進症と静脈瘤

門脈圧の上昇が側副血行路の発達を促し（静脈瘤形成），肝臓内への門脈の流れを短絡させるようになります．

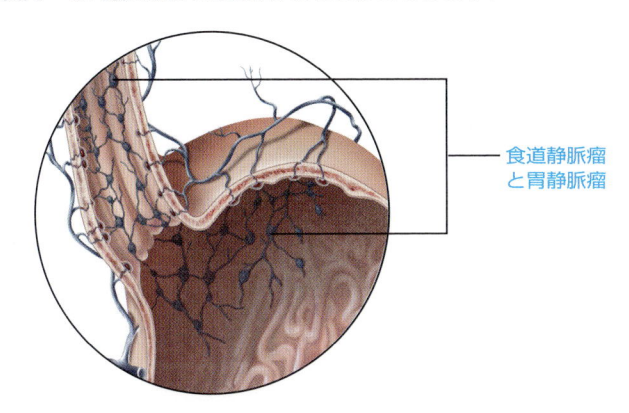

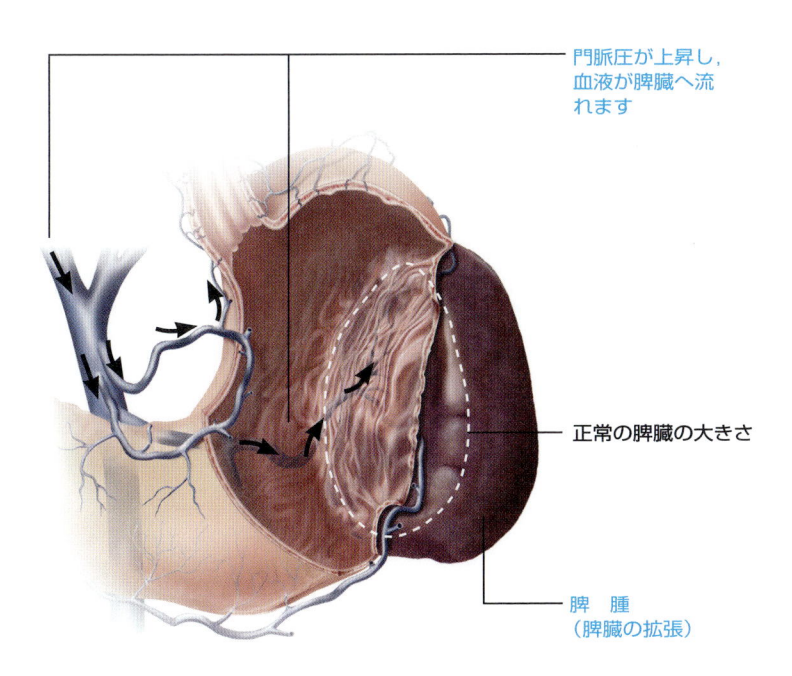

食道静脈瘤と胃静脈瘤

門脈圧が上昇し，血液が脾臓へ流れます

正常の脾臓の大きさ

脾腫
（脾臓の拡張）

門脈圧亢進症

肝　癌

- アメリカでは原発性肝癌の頻度は少ない※．
- 消化管出血から6ヵ月以内に急速に悪液質，肝不全，転移が進行して死に至るのがふつうです．
- 原発性肝癌の場合は，肝硬変を合併しているのがふつうです．

何が原因？
- 直接の原因は不明
- 小児の場合は，おそらく先天性

病態生理学的に現われる変化は？

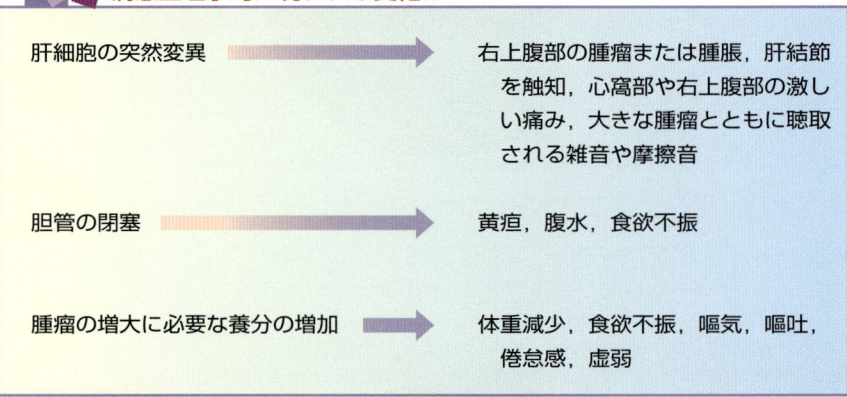

肝細胞の突然変異 →	右上腹部の腫瘤または腫脹，肝結節を触知，心窩部や右上腹部の激しい痛み，大きな腫瘤とともに聴取される雑音や摩擦音
胆管の閉塞 →	黄疸，腹水，食欲不振
腫瘍の増大に必要な養分の増加 →	体重減少，食欲不振，嘔気，嘔吐，倦怠感，虚弱

※訳者注……日本では，原発性肝癌の頻度は高く，しかも年々増加傾向にあります．原発性肝癌による死亡者数はこの30年間で約3倍に増加し，現在年間約3万5千人です．
　　特に男性に多く，日本人男性の癌による死亡者数の中で，原発性肝癌は，肺癌，胃癌に次いで第3位です．日本の原発性肝癌の約75%がC型肝炎，約15%がB型肝炎を背景に発生し，その大多数は肝硬変を合併しています．

肝癌の発生部位

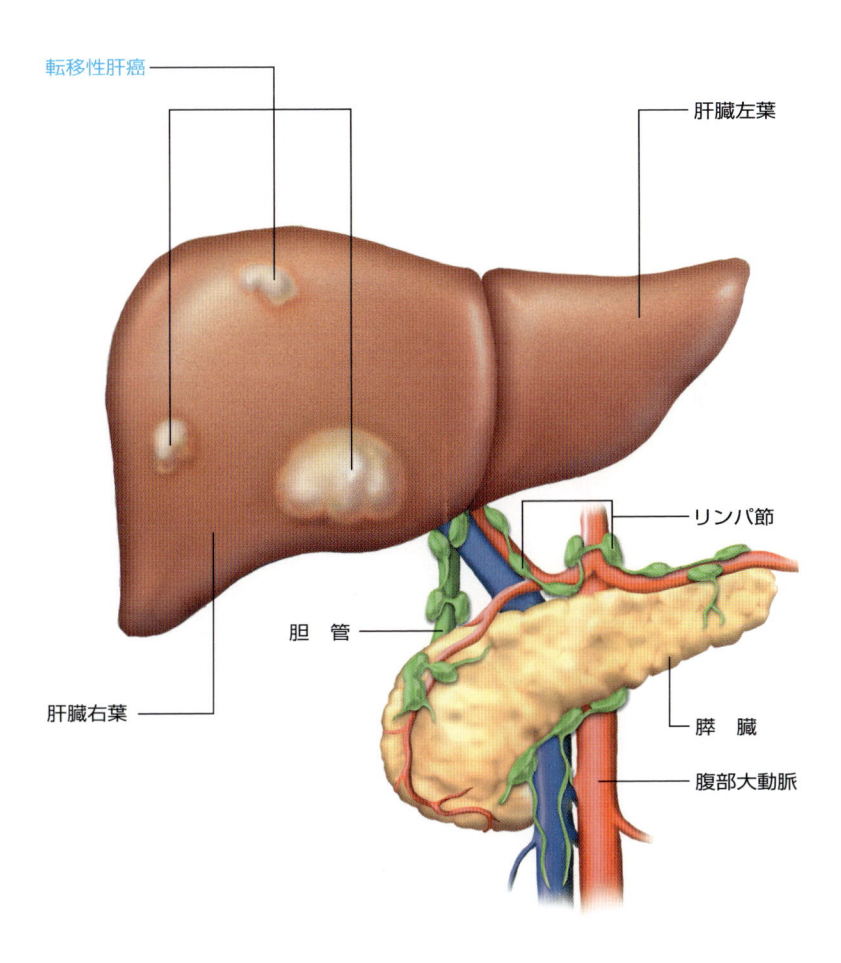

- 転移性肝癌
- 肝臓左葉
- リンパ節
- 胆管
- 膵臓
- 腹部大動脈
- 肝臓右葉

肝癌

胆嚢炎

- 胆嚢の疼痛を伴った拡張をひき起こす急性あるいは慢性の炎症．
- 胆石の胆嚢管への嵌頓を伴うことが多い．
- 適切な治療を行えば予後良好です．

何が原因？
- 胆汁酸とコレステロールの代謝異常
- 胆　石
- 胆嚢への血流不足

病態生理学的に現われる変化は？

神経線維の感染と炎症 →	右上腹部の急激な痛み，背中や肩あるいは前胸部にかけての放散痛，嘔気，嘔吐，悪寒
胆管内の胆石の移動 →	仙痛，胆管閉塞の場合は黄疸

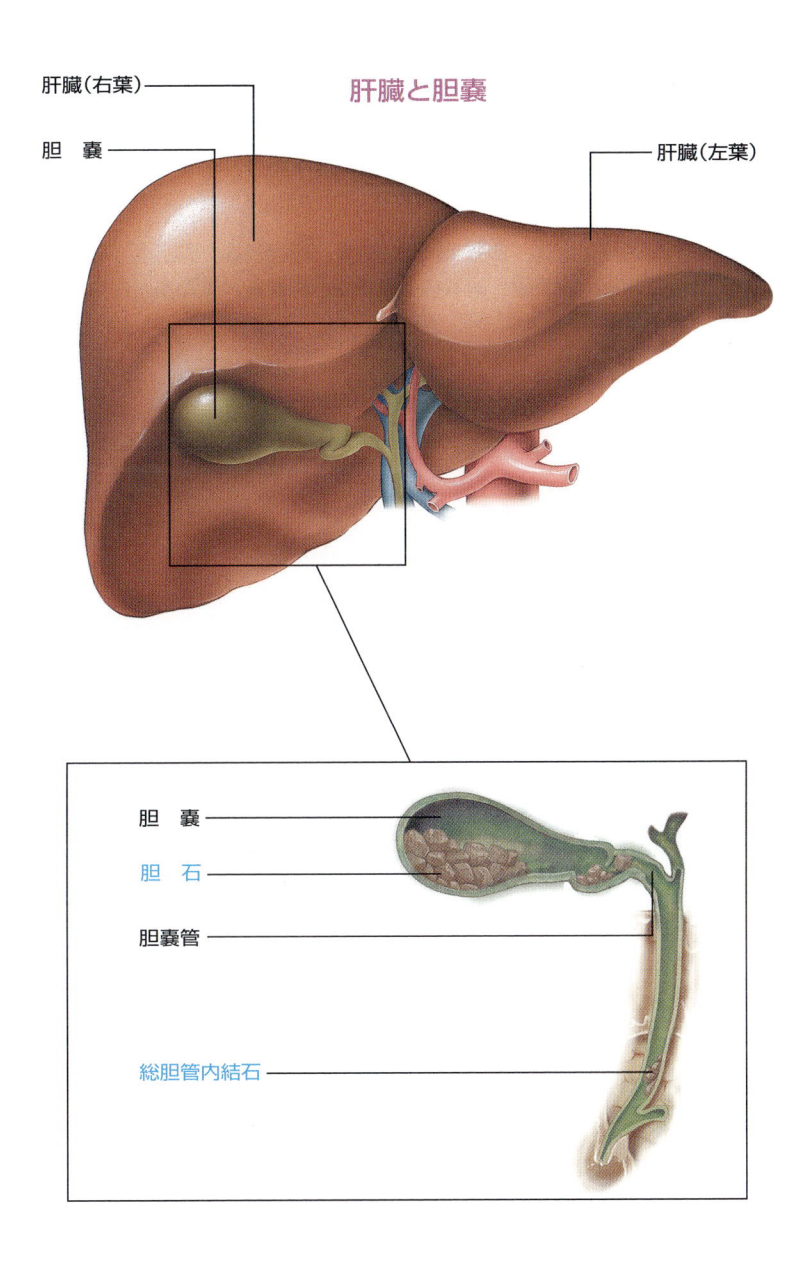

胆石の発生部位

肝臓と胆嚢

- 肝臓（右葉）
- 胆嚢
- 肝臓（左葉）

- 胆嚢
- 胆石
- 胆嚢管
- 総胆管内結石

膵　炎

- 膵臓の炎症．急性に発症する場合と，慢性に経過する場合の2種類に分けられます．
- 膵臓の浮腫，壊死，出血によってひき起こされる場合があります．
- 胆道系疾患に合併して発症した場合は予後良好ですが，アルコール中毒に合併した場合は予後不良です．
- 出血壊死を起こした場合，致死率は60％と高い．

何が原因？
- **急性膵炎**：臓器の異常構造，多量の飲酒，外傷，手術侵襲，胆石症，薬剤，内分泌疾患，代謝性疾患，腎不全，腎移植，膵嚢胞，膵腫瘍，穿孔性消化性潰瘍
- **慢性膵炎**：多量の飲酒，遺伝，栄養失調

病態生理学的に現われる変化は？

炎症	→ 心窩部中央の腹痛，微熱
膵炎や腹膜炎に続発する消化管運動亢進や麻痺性イレウス	→ 持続性の嘔吐と腹部膨満（重篤な発作の場合）
心不全	→ 肺底部の水泡音（重篤な発作の場合）
膵酵素の循環	→ 左胸水貯留（重篤な発作の場合）
脱水と血液容量減少	→ 頻脈
吸収障害	→ 著明な倦怠感（慢性膵炎の場合）

壊死性膵炎

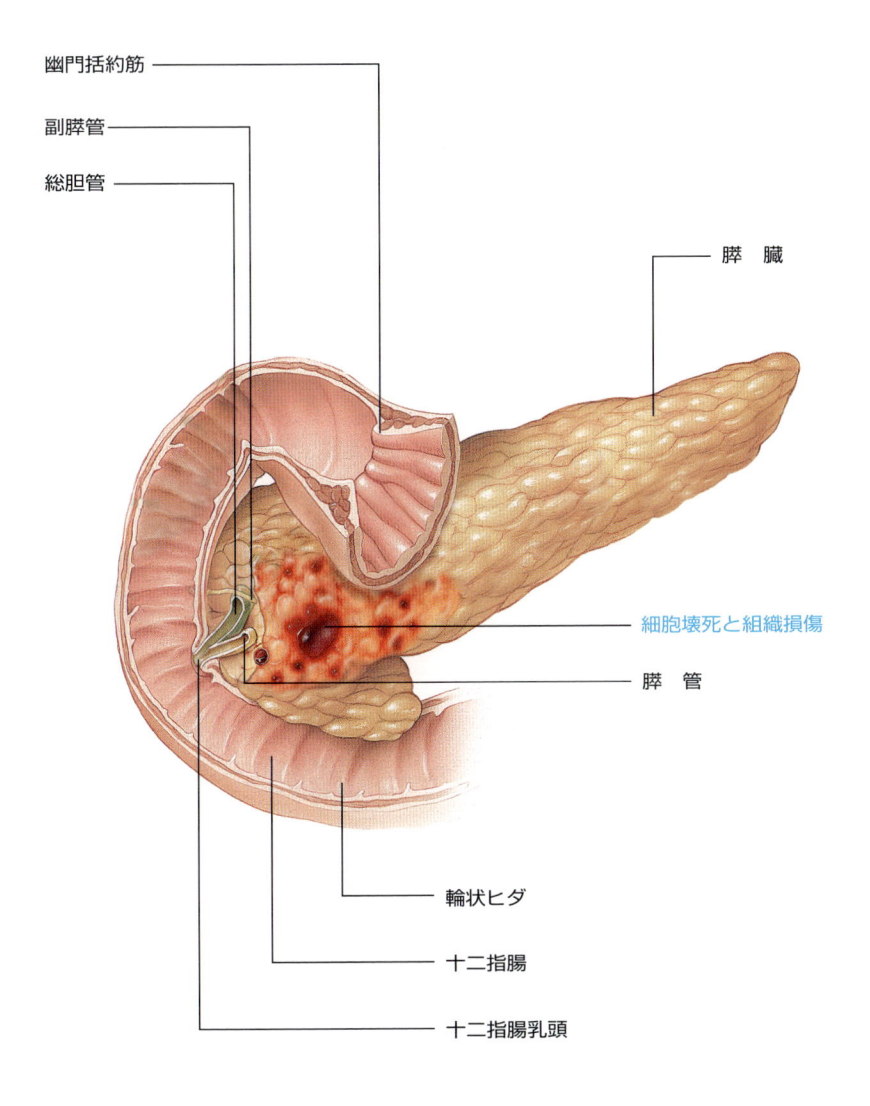

- 幽門括約筋
- 副膵管
- 総胆管
- 膵臓
- 細胞壊死と組織損傷
- 膵管
- 輪状ヒダ
- 十二指腸
- 十二指腸乳頭

膵　癌

- ■膵頭部に発生することが多い．
- ■進行が速く，診断されてから1年以内に死に至ることが多い．
- ■アメリカでは癌死亡者の中の第4位を占めています[※]．

何が原因？
- ■膵臓によって排泄される発癌物質の吸入（タバコの煙，食品添加物，工業化学物質）

病態生理学的に現われる変化は？

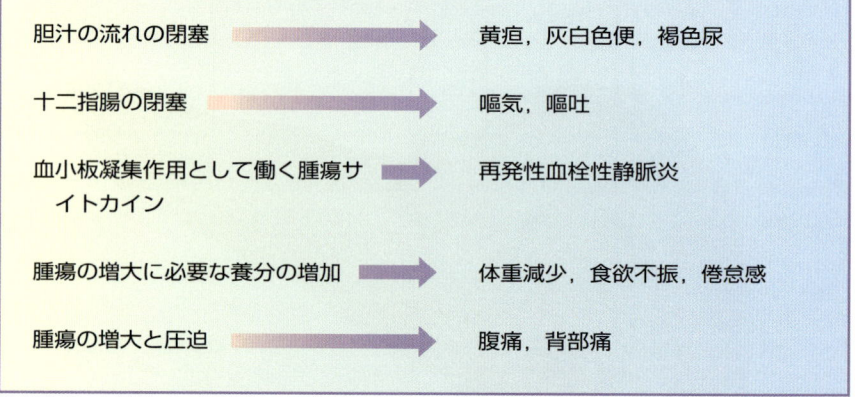

胆汁の流れの閉塞 →	黄疸，灰白色便，褐色尿
十二指腸の閉塞 →	嘔気，嘔吐
血小板凝集作用として働く腫瘍サイトカイン →	再発性血栓性静脈炎
腫瘍の増大に必要な養分の増加 →	体重減少，食欲不振，倦怠感
腫瘍の増大と圧迫 →	腹痛，背部痛

[※]訳者注……日本では，膵癌で死亡する患者はこの20年間で急増し，人口10万人当たりの死亡数は，欧米諸国にほぼ等しくなりました．年間で2万人を超える人が膵癌で死亡しており，日本の癌死亡者の中では，膵癌は，肺癌，胃癌，大腸癌，肝癌に次いで第5位を占めています．

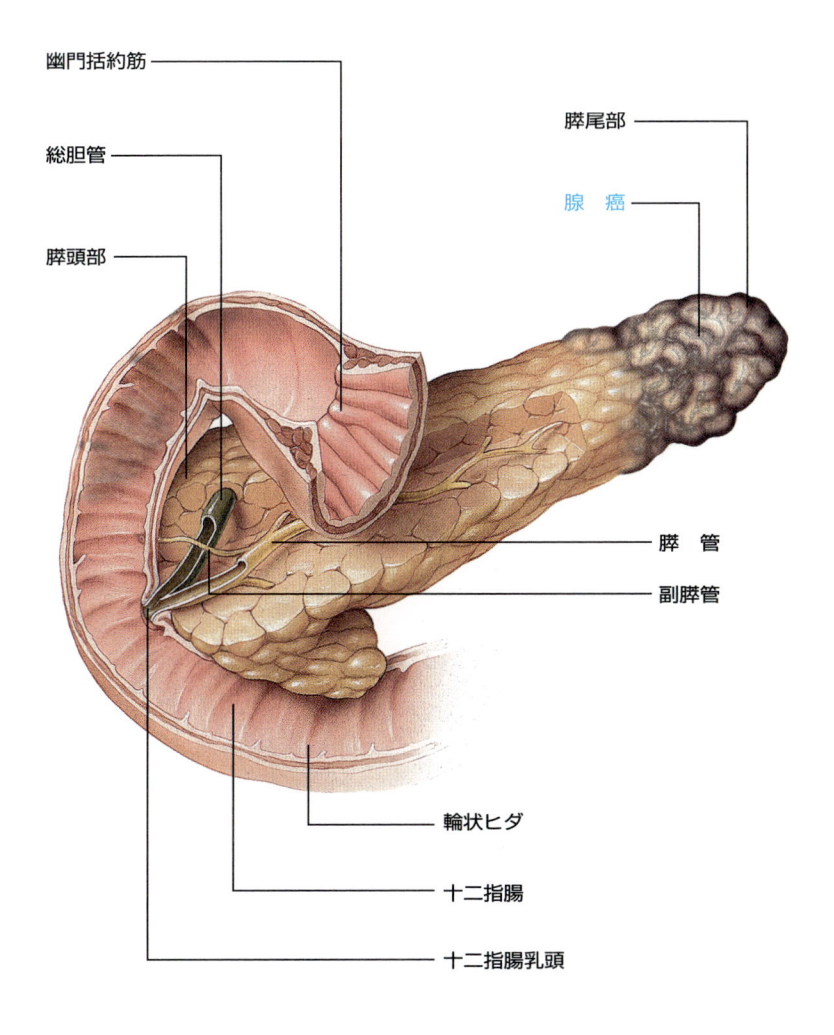

膵癌

- 幽門括約筋
- 総胆管
- 膵頭部
- 膵尾部
- 腺癌
- 膵管
- 副膵管
- 輪状ヒダ
- 十二指腸
- 十二指腸乳頭

腹膜炎

- 腹膜の急性ないし慢性の炎症．
- 炎症が腹膜全体に広がる場合と，限局して膿瘍を形成する場合があります．
- 抗生物質による治療で致死率は10％（腸閉塞を合併する場合がふつうです）．

何が原因？
- 腹部の新生物
- 虫垂炎，憩室炎
- 慢性肝疾患
- 穿孔性外傷
- 消化性潰瘍，潰瘍性大腸炎
- 胃潰瘍穿孔
- 膵酵素の流出
- 腎不全
- 膀胱や卵管の破裂
- 腸捻転，絞扼性腸閉塞

病態生理学的に現われる変化は？

炎症と感染経過 →	激しい腹痛，腹部硬直，発熱，混濁した腹膜浸透液，嘔気，嘔吐
細胞外液の腹腔内への移動 →	頻脈，低血圧，ショック，脱水，顔面蒼白，発汗，皮膚冷感
横隔膜神経の刺激 →	しゃっくり

汎発性腹膜炎

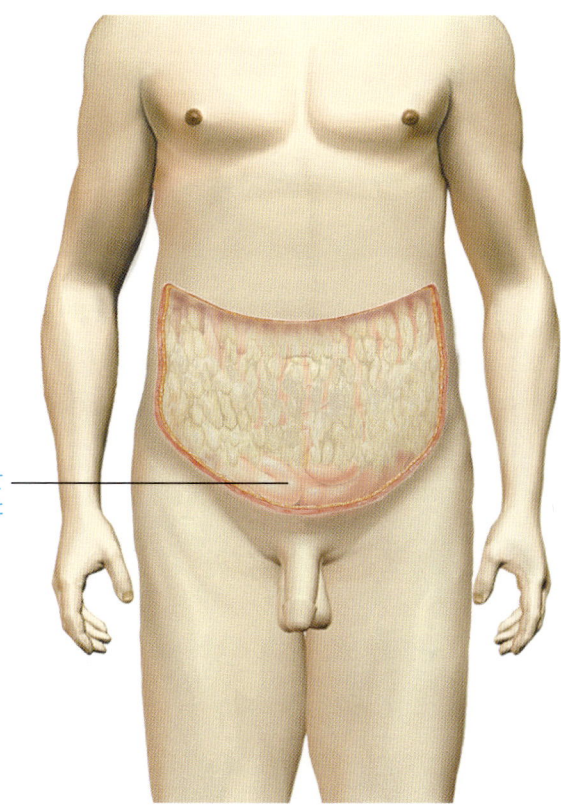

炎症を起こして浮腫状になった腹膜

腹膜炎

5

筋骨格系

筋ジストロフィー………218
挫　傷………220
腱　炎………222
捻　挫………224
痛　風………226
滑液嚢炎………228
骨関節炎………230
手根管症候群………232
側　彎………234
股関節発達形成障害………236
骨髄炎………238
骨粗鬆症………240
骨　折………242
骨腫瘍………244

筋ジストロフィー

- 進行性の全身性骨格筋変性を特徴とする先天性疾患群で，感覚や神経の障害はありません．
- 主に4つの型があります：デュシェンヌ (Duchenne) 型（偽性肥大性），ベッカー (Becker) 型（良性偽性肥大性），顔面肩甲上腕型（ランドゥジー・デージェーリン Landouzy-Dejerine 型），肢帯型です．

何が原因？

- 遺伝子機序による酵素や代謝の障害

病態生理学的に現われる変化は？

炎症反応 →	瘢痕形成，筋肉機能の喪失
進行性筋萎縮 →	可動困難，平衡維持困難，例えば顔面肩甲上腕型筋ジストロフィーで認められる口唇下垂や鼻口唇襞の消失のような顔貌の変化，跛行，片寄り歩行
筋肉組織が結合組織や脂肪に置換 →	筋肉量が増加しているように見える，骨格の変形，進行性の非可動性
心臓・呼吸器系の筋肉の衰え →	頻脈，心電図検査上の異常，呼吸器系合併症

筋ジストロフィー各型における罹患筋肉

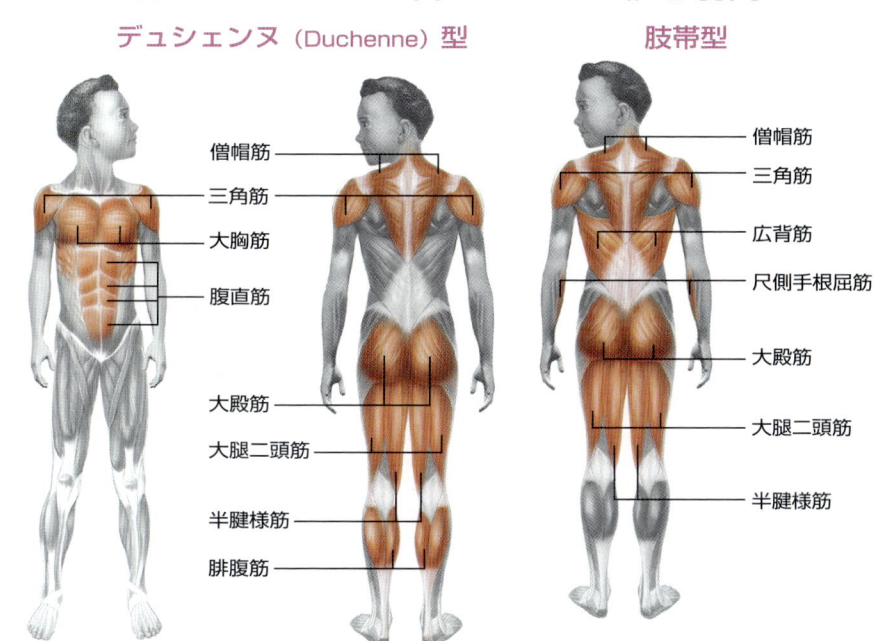

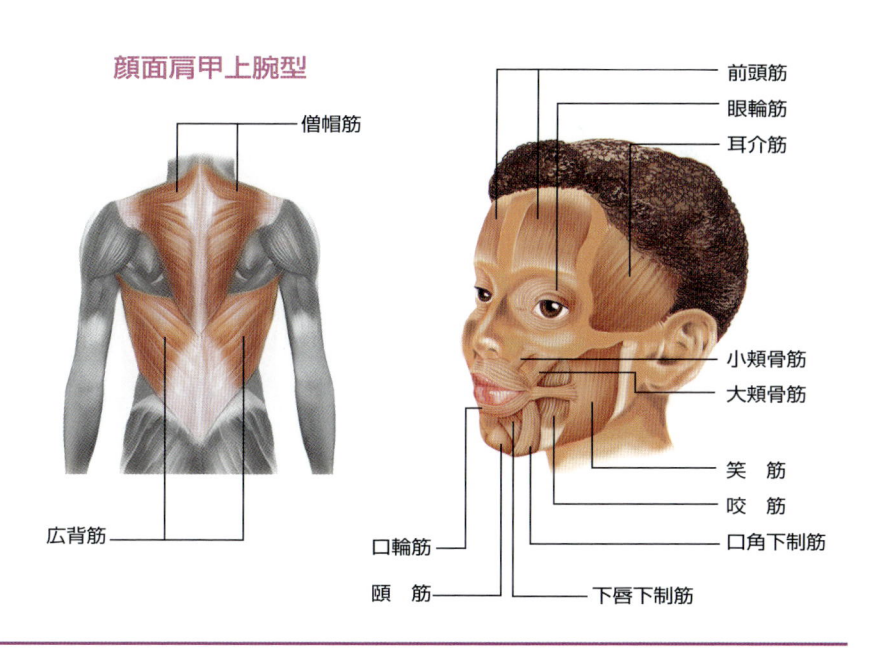

デュシェンヌ（Duchenne）型

- 僧帽筋
- 三角筋
- 大胸筋
- 腹直筋
- 大殿筋
- 大腿二頭筋
- 半腱様筋
- 腓腹筋

肢帯型

- 僧帽筋
- 三角筋
- 広背筋
- 尺側手根屈筋
- 大殿筋
- 大腿二頭筋
- 半腱様筋

顔面肩甲上腕型

- 僧帽筋
- 広背筋
- 前頭筋
- 眼輪筋
- 耳介筋
- 小頬骨筋
- 大頬骨筋
- 笑筋
- 咬筋
- 口角下制筋
- 口輪筋
- 頤筋
- 下唇下制筋

筋ジストロフィー

挫　傷

- 筋肉－腱組織への損傷．
- 引っ張る力がかかり過ぎて伸展した状態の筋肉に，突然強力な収縮力がかかり，その結果，筋肉－腱接合部が機能不全を起こします．
- ２つの関節にまたがる筋肉が最も起こしやすい．

何が原因？
- 加齢による筋肉－腱組織の変性，ステロイド薬の使用
- 不充分なコンディションやストレッチ
- 落下，短距離走，投てき，その他の強力な動きなどによる，突然の予測しない筋肉の収縮

病態生理学的に現われる変化は？

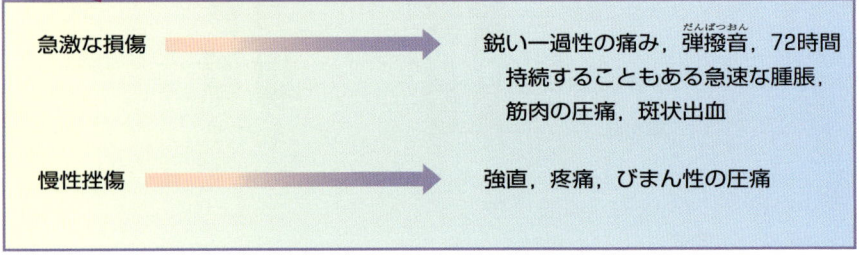

急激な損傷 →	鋭い一過性の痛み，弾撥音（だんぱつおん），72時間持続することもある急速な腫脹，筋肉の圧痛，斑状出血
慢性挫傷 →	強直，疼痛，びまん性の圧痛

筋肉の挫傷

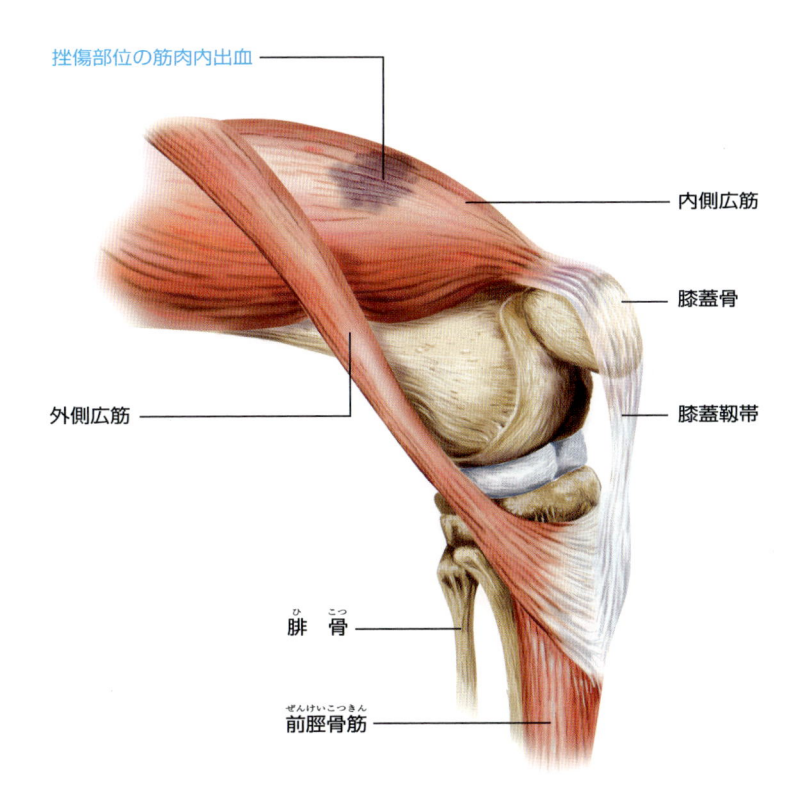

挫傷部位の筋肉内出血

内側広筋

膝蓋骨

外側広筋

膝蓋靱帯

腓骨(ひこつ)

前脛骨筋(ぜんけいこつきん)

腱　炎

- 腱，骨への腱−筋肉付着物の痛みを伴った炎症．
- 特に，肩の回転腱，アキレス腱，膝腱などによく起こります．
- オズグッド・シュラッター（Osgood-Schlatter）病：腱炎のよくある型の一つで，膝蓋腱炎とも呼ばれ，青年期に起こります．
- アキレス腱炎：シーバー（Sever）病とも呼ばれます．

何が原因？
- 異常な身体発育
- 動かし過ぎ
- リウマチ性疾患や先天性異常のような，他の筋骨格系疾患
- スポーツ運動中に起こる挫傷のような，使い過ぎ
- 悪い姿勢

病態生理学的に現われる変化は？

炎症 →	限局性の痛み，可動域の制限，腫脹，軋音（あつおん）
腱内のカルシウム沈着 →	近位部の脆弱性；隣接滑液囊内へのカルシウムびらん

肘腱炎
ちゅうけんえん

炎症と浮腫

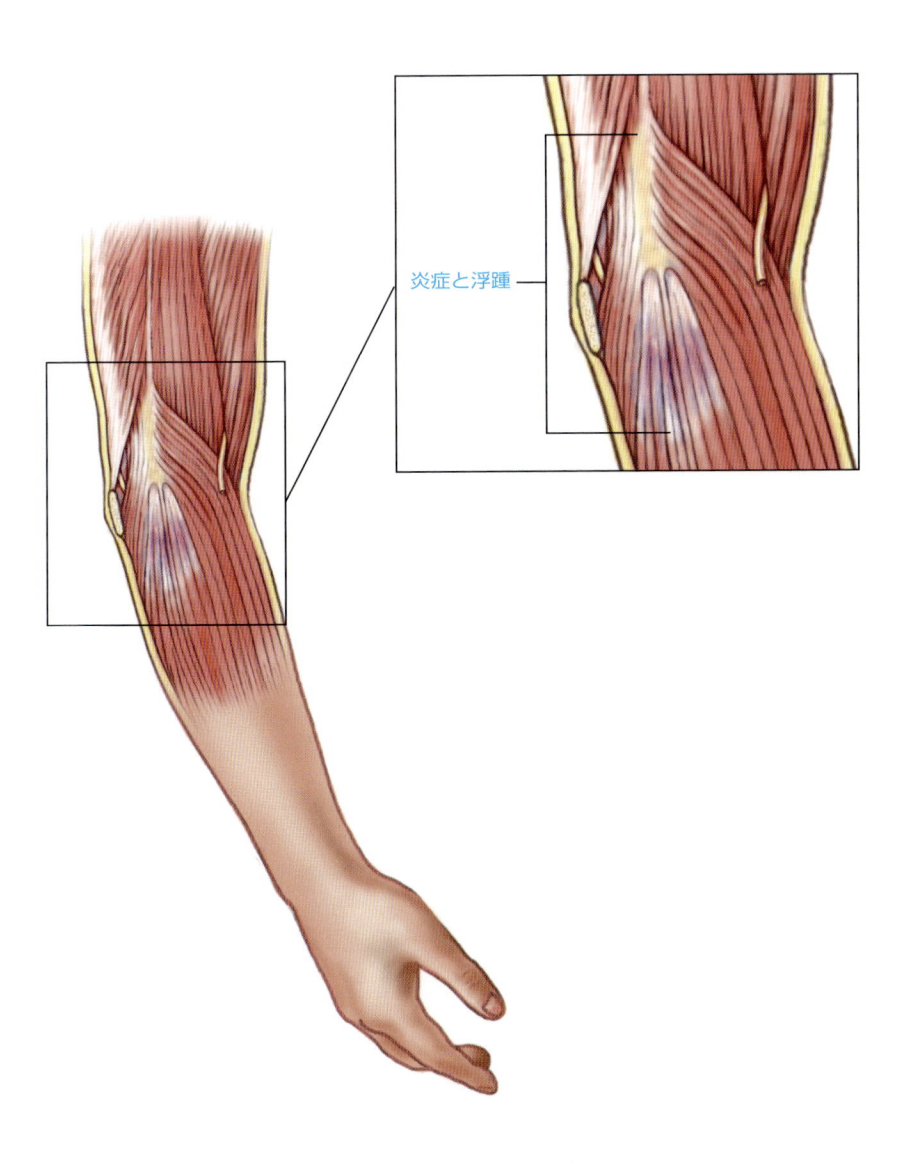

腱炎

捻　挫

- 関節に正常の可動域を上回る負荷がかかった時に，関節の周囲を支えている靱帯が完全または不完全に断裂した状態．
- 関節の脱臼や骨折を合併することもあります．
- 足首が最も捻挫を起こしやすい関節です．手指，手首，膝，肩などの諸関節も捻挫の好発部位です．

何が原因？
- 落　下
- 自動車事故
- スポーツ外傷

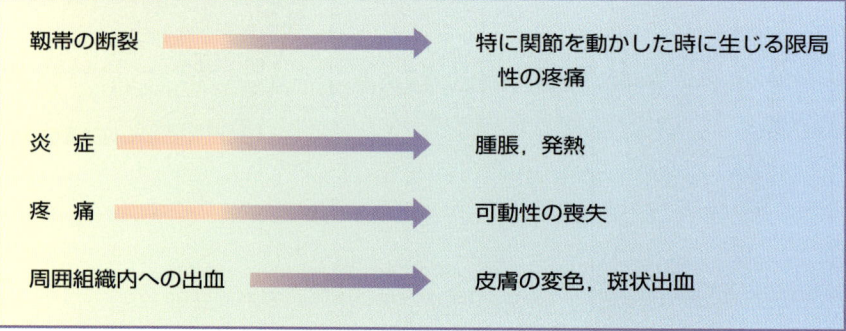

病態生理学的に現われる変化は？

靱帯の断裂 →	特に関節を動かした時に生じる限局性の疼痛
炎　症 →	腫脹，発熱
疼　痛 →	可動性の喪失
周囲組織内への出血 →	皮膚の変色，斑状出血

3本の靱帯の捻挫

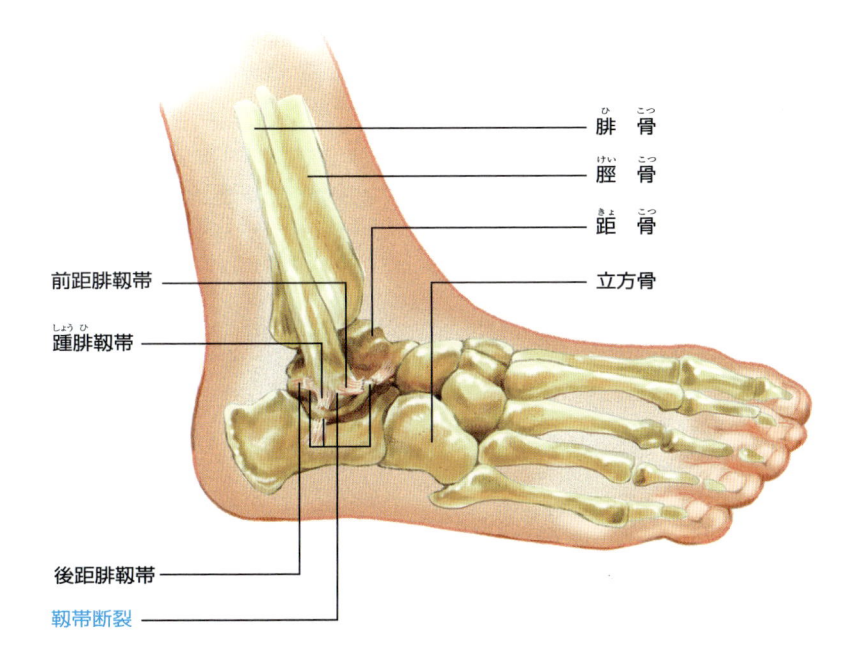

腓骨(ひこつ)
脛骨(けいこつ)
距骨(きょこつ)
立方骨
前距腓靱帯
踵腓靱帯(しょうひ)
後距腓靱帯
靱帯断裂

痛　風

- 尿酸塩の沈着によって痛みを伴う関節炎をひき起こす代謝性疾患．
- 足に最も高頻度に発症します．
- 間欠性経過をたどります．腎尿細管が障害されなければ，治療により予後は良好です．

何が原因？
- 原発性痛風（おそらく，プリン体代謝における遺伝学的異常）
- 二次性痛風（ある種の薬剤，糖尿病，高血圧，肥満，腎疾患，鎌状赤血球貧血）

病態生理学的に現われる変化は？

尿酸塩の沈着　→	関節痛，第1趾の痛風結節，痛風結節上の皮膚の潰瘍形成，白色調の石灰様滲出物
炎　症　→	関節痛，関節の発赤・腫脹；皮膚温の上昇

膝の痛風

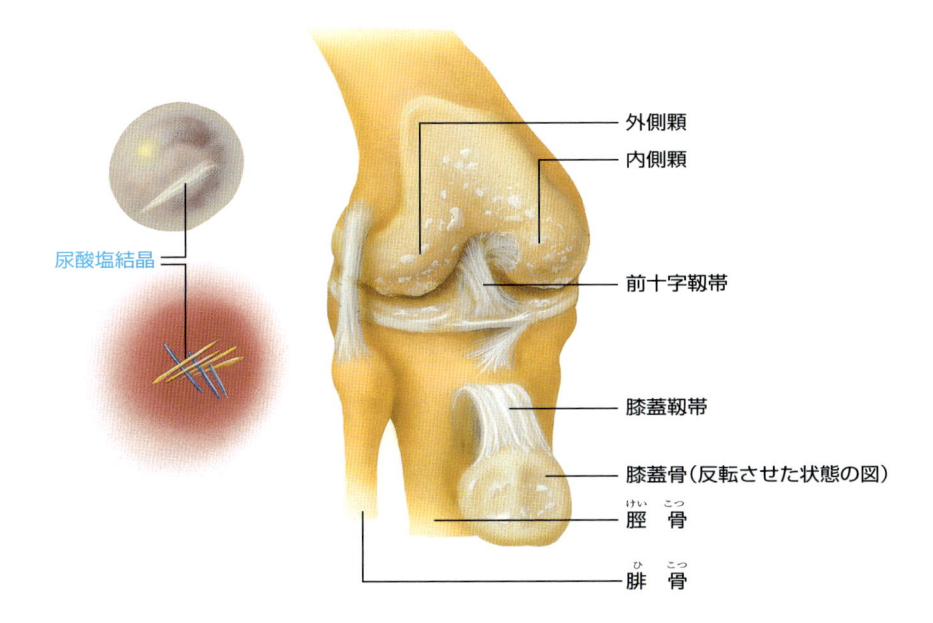

- 尿酸塩結晶
- 外側顆
- 内側顆
- 前十字靱帯
- 膝蓋靱帯
- 膝蓋骨(反転させた状態の図)
- 脛骨(けいこつ)
- 腓骨(ひこつ)

足の痛風

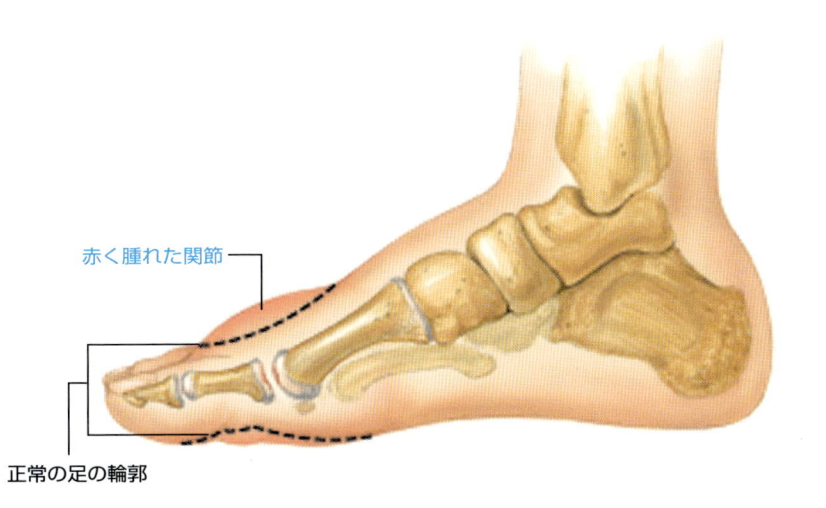

- 赤く腫れた関節
- 正常な足の輪郭

痛風 227

滑液嚢炎

- 滑液嚢（嚢内には少量の滑液が入っていて，骨隆起上の筋肉や腱の動きが良くなるような働きをしています）の疼痛を伴った炎症．
- 三角筋下，肘頭，転子，踵骨，膝蓋骨前，などの滑液嚢に好発します．

何が原因？
- 慢性滑液嚢炎（急性滑液嚢炎，感染，外傷，などの繰り返し）
- 炎症性関節疾患，例えば，痛風やリウマチ性関節炎
- 関節に負荷や圧迫をかける外傷の繰り返し
- 敗血症性滑液嚢炎（被っている皮膚の細菌侵入；創傷感染症）

病態生理学的に現われる変化は？

滑液嚢の炎症 →	罹患関節の腫脹や熱感，滑液嚢内における過剰な液体産生
滑液嚢内の過剰な液体貯留 →	滑液嚢が拡張し，感覚神経終末を圧迫する．その結果，突然急に，または徐々に，疼痛が発症し，運動も制限される

股関節と膝関節の滑液嚢炎

股関節

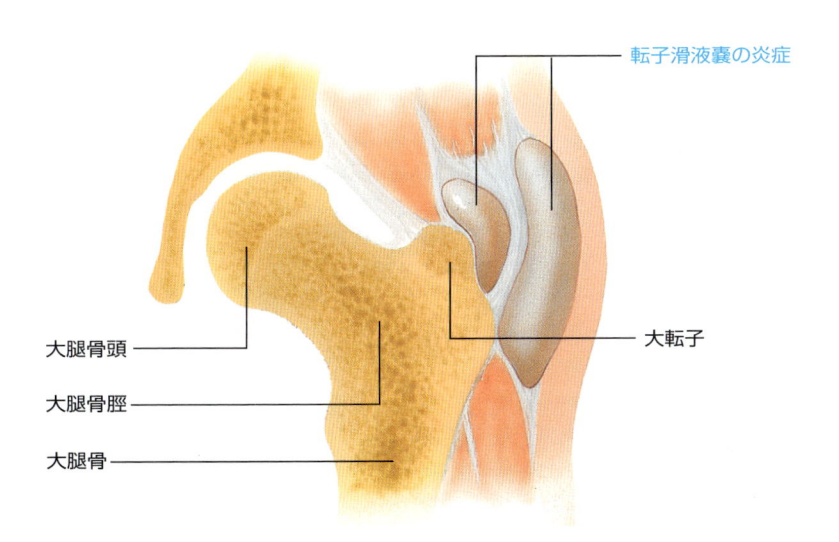

- 転子滑液嚢の炎症
- 大腿骨頭
- 大腿骨頸
- 大腿骨
- 大転子

膝関節

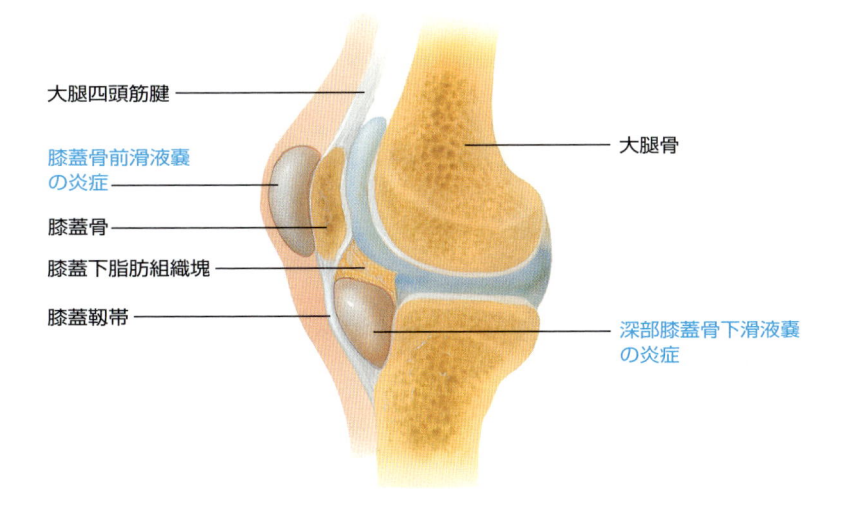

- 大腿四頭筋腱
- 膝蓋骨前滑液嚢の炎症
- 膝蓋骨
- 膝蓋下脂肪組織塊
- 膝蓋靱帯
- 大腿骨
- 深部膝蓋骨下滑液嚢の炎症

滑液嚢炎

骨関節炎

- 関節炎の中で最も高頻度にみられます．
- 慢性の経過をたどり，関節の辺縁や軟骨下領域に，関節軟骨の劣化と反応性の新生骨形成をひき起こします．
- 体重負荷のかかる関節（膝，足，股，腰椎）が侵されることが多い．

何が原因？

特発性骨関節炎
- 化学的要因（副腎皮質ステロイドのような，滑膜のコラーゲン消化酵素を刺激する薬剤）
- 遺伝的要因（コラーゲン合成の減少）や代謝的要因（内分泌疾患）
- 機械的要因（繰り返される関節への負荷）

二次性骨関節炎
- 先天性変形
- 肥　満
- 外　傷

病態生理学的に現われる変化は？

軟骨の変性，炎症，骨への負荷	→	関節痛（休息により軽減することが多い）；強直（朝や運動後に認められ，休息により軽減することが多い）
繰り返す炎症	→	ヘバーデン（Heberden）結節（末端指節間関節の骨腫大）
関節を支えている筋肉の過度な代償	→	拘縮による体重増加の変化
疼痛と強直	→	可動域の減少
骨への負荷と骨成長の変化	→	関節の変形

手・膝・股関節の骨関節炎

手関節

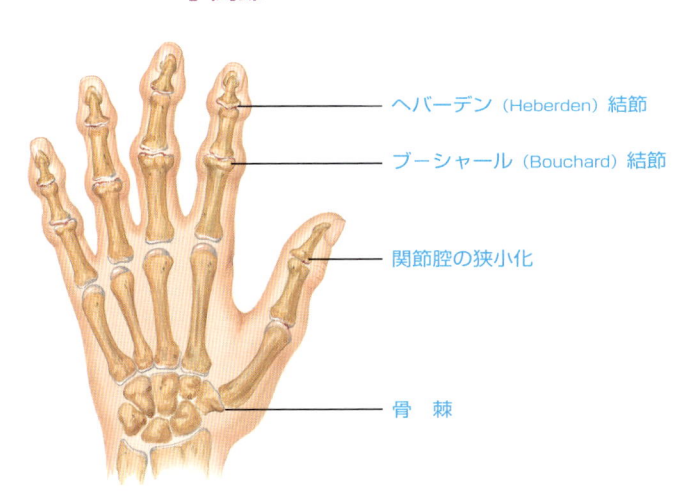

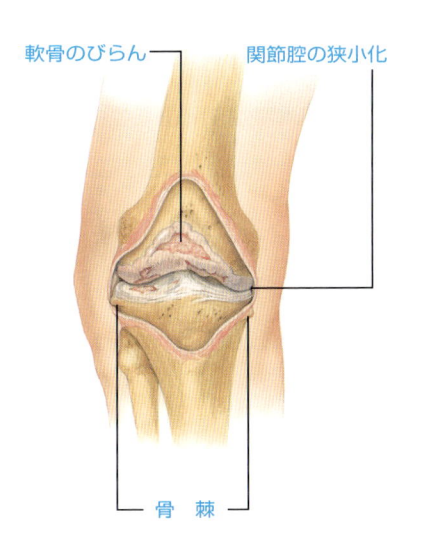

- ヘバーデン（Heberden）結節
- ブーシャール（Bouchard）結節
- 関節腔の狭小化
- 骨棘

右膝関節

- 軟骨のびらん
- 関節腔の狭小化
- 骨棘

股関節

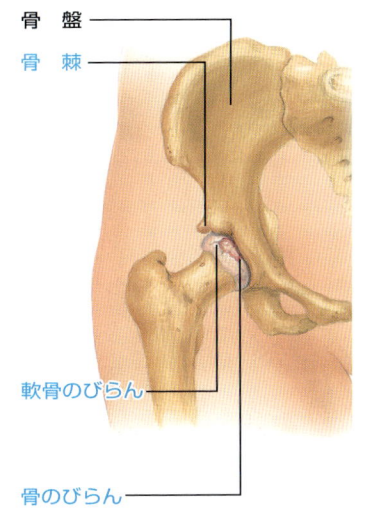

- 骨盤
- 骨棘
- 軟骨のびらん
- 骨のびらん

手根管症候群

- 手根骨や横手根靱帯で形成される手根管の中を通る正中神経が圧迫されて発症します．
- 神経が障害される症候群の中で，最も頻度が高い．

何が原因？
- 先天的素因
- 手根管内の嚢胞や腫瘤の増殖
- 閉経期や妊娠中の液体貯留
- 甲状腺機能低下
- 手首の損傷や外傷
- 手首の関節の機械的な問題
- 肥　満
- 下垂体機能亢進
- 慢性関節リウマチ
- 労作関連性ストレス

病態生理学的に現われる変化は？

神経の圧迫 →	片手または両手の第1指・第2指・第3指・第4指の半分に生じる虚弱化・疼痛・熱感・感覚脱失・ピリピリした痛み，こぶしを握ることができなくなる
血管拡張と静脈うっ滞 →	夜間や朝方にみられる症状の増悪

手根管症候群における神経の圧迫

正常な手首の断面図

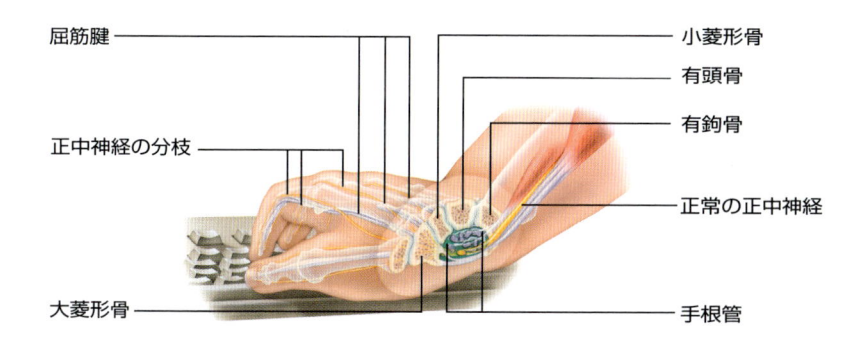

- 屈筋腱
- 正中神経の分枝
- 大菱形骨
- 小菱形骨
- 有頭骨
- 有鉤骨
- 正常の正中神経
- 手根管

手根管症候群の手首の断面図

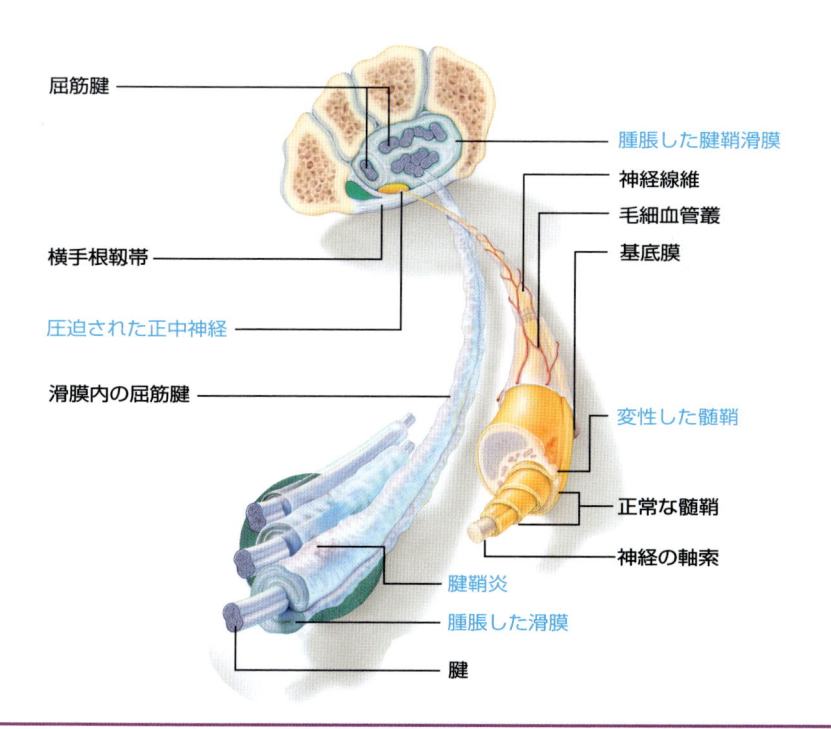

- 屈筋腱
- 横手根靭帯
- 圧迫された正中神経
- 滑膜内の屈筋腱
- 腱鞘炎
- 腫脹した滑膜
- 腱
- 腫脹した腱鞘滑膜
- 神経線維
- 毛細血管叢
- 基底膜
- 変性した髄鞘
- 正常な髄鞘
- 神経の軸索

手根管症候群

側彎 そくわん

- 胸部，腰部，または胸腰部の脊柱が，側方に彎曲した状態．
- 二つの型に分けられる：機能的（脊柱の可逆性変形）と構造的（脊柱の固定した変形）．
- 脊柱後彎や脊柱前彎を合併していることもあります．

何が原因？

機能的
- 悪い姿勢
- 左右の下肢の長さの違い

構造的
- 先天性──楔形椎骨，癒合した肋骨や椎骨，半脊椎症
- 特発性──頻度としては最も高いもので，成長期の間は真直ぐな脊柱に見えていて，常染色体優性遺伝や多数の要因をもった体質
- 筋骨格性または麻痺性──灰白脊髄炎による体幹筋肉の非対称性麻痺，脳性麻痺，筋ジストロフィー

病態生理学的に現われる変化は？

体のバランスを保つための代償性彎曲 ➡	腰の高さが左右で違う，衣類の端の高さやズボンの長さが左右で違う，非対称性歩行，肩の高さが左右で違う，脊椎骨の配列の乱れ
40度以上の彎曲 ➡	背部痛，肺の機能不全，脊柱の変性関節炎，椎間板疾患，坐骨神経痛

正常な脊椎と異常な脊椎彎曲

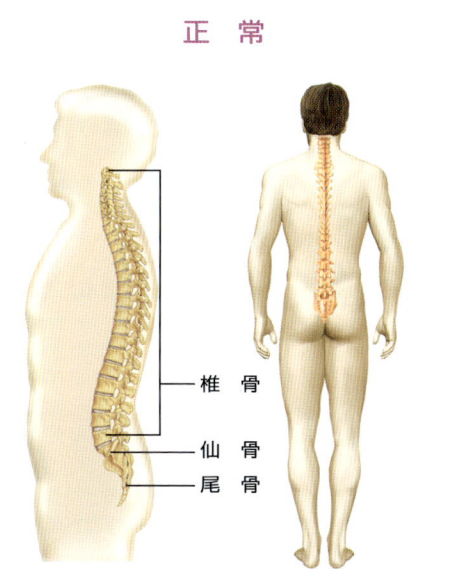

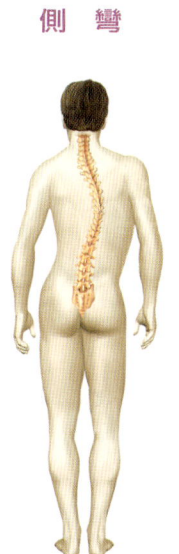

正　常　　　　　　側　彎

- 椎　骨
- 仙　骨
- 尾　骨

股関節発達形成障害

- 生下時から認められる股関節の発達異常や脱臼.
- 3歳以下の子供にみられる股関節に影響を及ぼす疾患の中で，最も頻度が高い.
- 片側のことも両側のこともあり，右側の股関節よりも左側の股関節が障害されるほうが多い.
- 重症度により三段階に分けられる：転位（股関節の位置は正常であるが，人為的操作によって位置がずれる），亜脱臼（大腿骨頭が寛骨臼の辺縁の上になる），脱臼（大腿骨頭全体が寛骨臼の外側に位置する）があります．

何が原因？
- 不　明
- 危険因子：殿位前進型分娩，母親のレラキシン（恥骨結合部弛緩ホルモン）上昇，巨大新生児，双生児

病態生理学的に現われる変化は？

片側の形成障害	➡ 跛　行
股関節が寛骨臼の上になる	➡ 膝の高さが左右で異なる
関節内における骨の位置異常	➡ 関節構成組織の損傷，関節への血流遮断と虚血

股関節脱臼

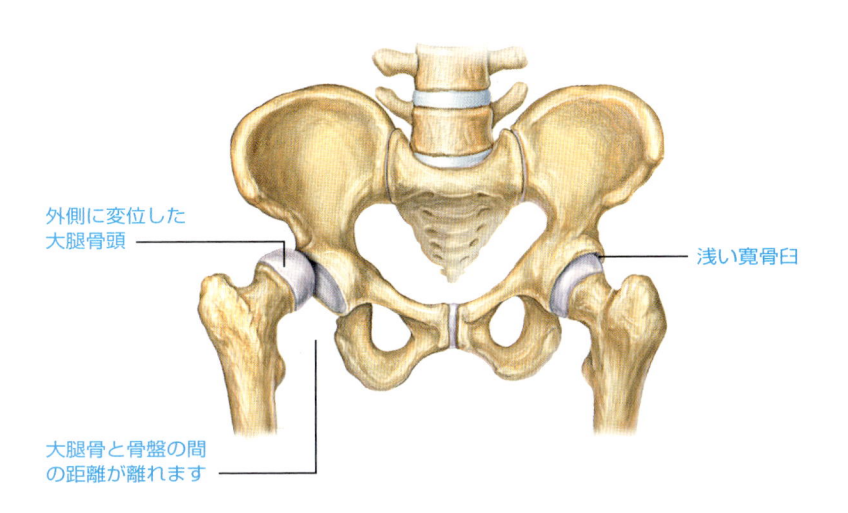

外側に変位した大腿骨頭

浅い寛骨臼

大腿骨と骨盤の間の距離が離れます

股関節発達形成障害の徴候

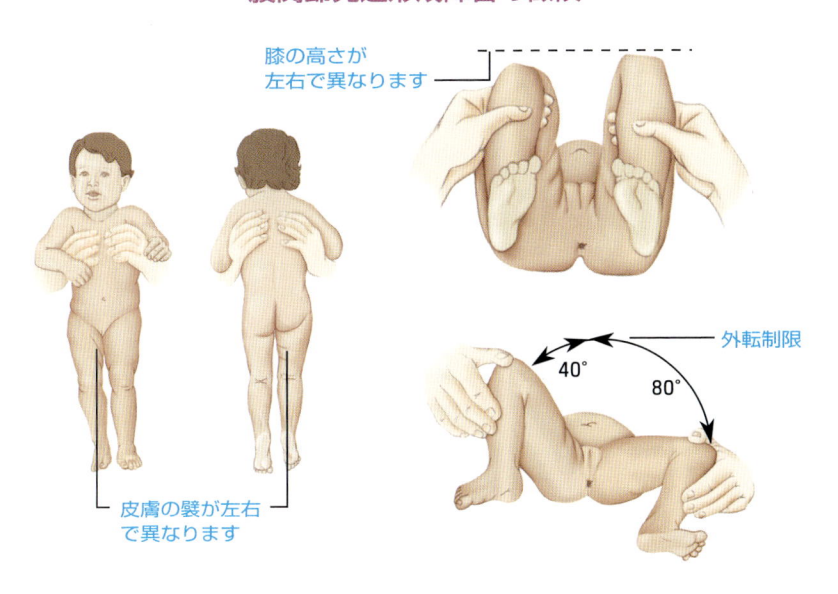

膝の高さが左右で異なります

皮膚の襞が左右で異なります

外転制限
40°
80°

股関節発達形成障害

骨髄炎

- 骨の感染症で，新生骨の形成後に進行性炎症性破壊を起こすのが特徴．
- 限局性にとどまるのがふつうですが，骨髄，骨皮質，骨膜にまで広がることもあります．
- 急性骨髄炎：ふつう血行性で，急速に成長する子供に多い．

何が原因？
- 体内のどこか他の所に感染源のある急性感染症
- 小さな外傷

病態生理学的に現われる変化は？

炎　症　 ⟶	罹患骨に突然起こる疼痛，圧痛，熱感，腫脹，運動制限
慢性感染症 ⟶	骨洞からの排膿；病変の拡大

骨髄炎の病期

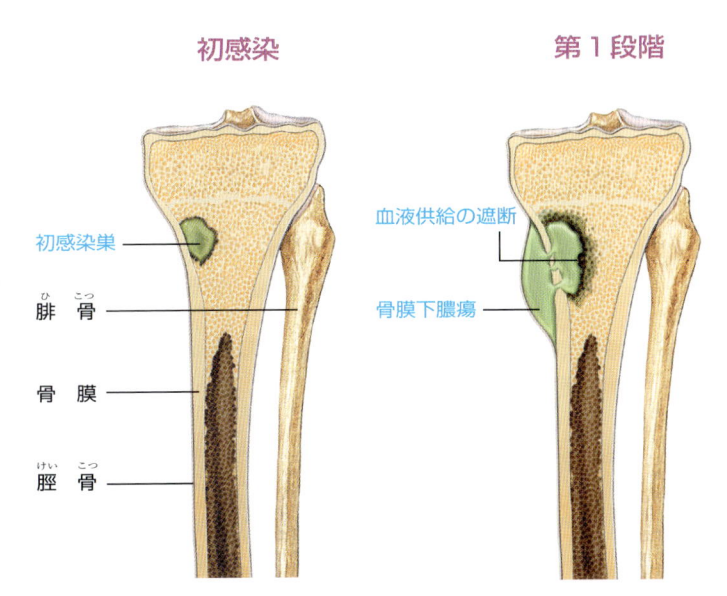

初感染

- 初感染巣
- 腓骨（ひこつ）
- 骨膜
- 脛骨（けいこつ）

第1段階

- 血液供給の遮断
- 骨膜下膿瘍

第2段階

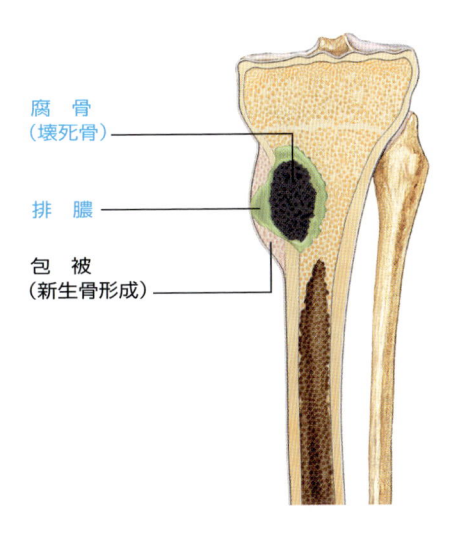

- 腐骨（壊死骨）
- 排膿
- 包被（新生骨形成）

骨粗鬆症　こつそしょうしょう

- 骨吸収速度が促進し，骨形成速度が緩徐になり，結果として骨量が減少する，代謝性骨疾患．
- 罹患骨ではカルシウムやリン酸塩が喪失し，骨が多孔性で脆弱になり，異常に骨折しやすくなります．
- 原発性（ふつう閉経後骨粗鬆症と呼ばれる）と，他の原因による続発性とに分類できます．

何が原因？
- 不明（原発性の場合）だが，多くの危険因子と関連している
- 投薬（アルミニウムを含有している制酸剤，抗痙攣剤，副腎皮質ステロイド剤）
- 骨形成不全症
- ヘパリンや副腎皮質ステロイド剤などの薬剤の長期投与治療
- 全く動かない状態や骨疾患

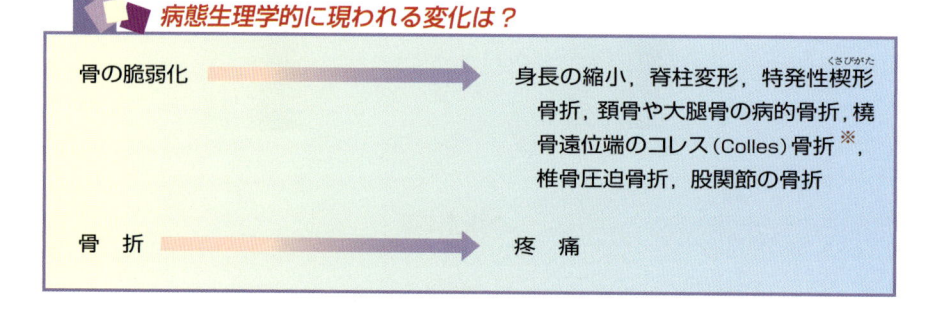

病態生理学的に現われる変化は？

骨の脆弱化　→　身長の縮小，脊柱変形，特発性楔形（くさびがた）骨折，頸骨や大腿骨の病的骨折，橈骨遠位端のコレス（Colles）骨折※，椎骨圧迫骨折，股関節の骨折

骨折　→　疼痛

※訳者注……コレス骨折：末梢骨片が背側に転位・屈曲している橈骨遠位端の骨折のことをいいます．

骨粗鬆症におけるカルシウム代謝

　通常，血液は消化器系からカルシウムを吸収し，骨にカルシウムを沈着させます．骨粗鬆症の場合，血中のカルシウム濃度は低下します．血中のカルシウム濃度をできる限り正常に保つために，骨からのカルシウム再吸収が増加します．

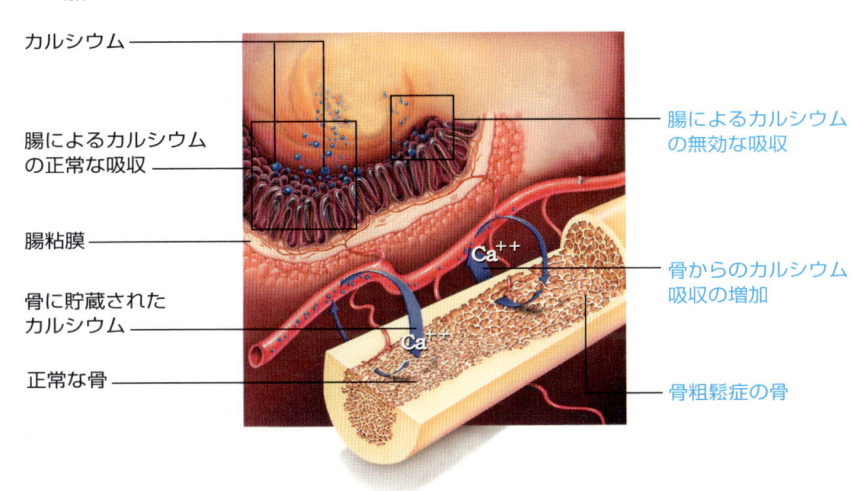

カルシウム
腸によるカルシウムの正常な吸収
腸粘膜
骨に貯蔵されたカルシウム
正常な骨

腸によるカルシウムの無効な吸収
骨からのカルシウム吸収の増加
骨粗鬆症の骨

骨形成と骨吸収

　類骨と呼ばれる骨の有機質部分が，無機質部分に対して，基質や支持組織として作用しています．

　骨芽細胞と呼ばれる骨細胞が，類骨基質を産生します．カルシウムやその他の無機物質から構成されている無機質部分は，類骨基質を強固なものにしています．

　破骨細胞と呼ばれる大きな骨細胞は，無機質および有機質両構成成分を吸収することによって，成熟した骨を作り直しています．しかし，骨粗鬆症においては，骨芽細胞が骨を産生し続けていますが，破骨細胞による吸収のほうが骨形成を上回っています．

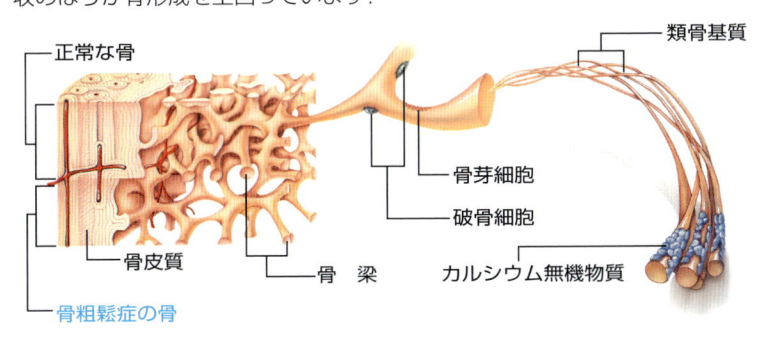

正常な骨
骨皮質
骨粗鬆症の骨
骨梁
骨芽細胞
破骨細胞
カルシウム無機物質
類骨基質

骨　折

- 骨が耐えうる圧迫したり引っ張ったりする力を上回る力が骨に加わった時に起こります．
- 損傷の広がり，患者の骨折前の健康状態や栄養状態，などによって，予後はさまざまです．

何が原因？
- 骨腫瘍
- 可動性を損わせる薬剤
- 落下，自動車事故，スポーツ
- 副腎皮質ステロイドのような医原性骨粗鬆症をひき起こす薬剤の投与
- 代謝性疾患
- 若年者

病態生理学的に現われる変化は？

不自然な骨の配列 →	変形，筋肉の痙攣，可動域の制限
炎症反応 →	腫脹，圧痛，疼痛
外傷や骨折片による神経血管構造の圧迫破壊や切断 →	骨折部位より遠位の感覚障害
骨折片の移動 →	可動域の制限，動かした時に生じる骨の軋むコツコツした音

骨折の図解

肘の骨折

- 上腕骨
- 橈骨頭骨折
- 橈骨
- 尺骨
- ずれた肘頭の骨折

手・手首の骨折

- コレス（Colles）骨折

股関節の骨折

- 大腿骨頚
- 大腿骨頭
- 靭帯
- 関節包
- 転子間の骨折
- 壊死
- 関節嚢内骨折

足・足首の骨折

- 内果の骨折
- 外果の骨折
- 行軍（疲労）骨折
- 裂離骨折

骨折 243

骨腫瘍

- 原発性骨腫瘍はまれで，骨腫瘍の多くは原発巣から骨に転移して発生する続発性骨腫瘍．
- 骨性骨腫瘍は，骨構成成分から発生し，骨肉腫，骨旁肉腫，軟骨肉腫，巨細胞腫，などがあります．
- 非骨性骨腫瘍は，造血組織，血管組織，神経組織などから発生し，ユーイング（Ewing）肉腫，線維肉腫，脊索腫などがあります．

何が原因？
- 大半の症例では，明らかな直接原因はない
- 発癌物質曝露
- 遺伝子異常
- 遺伝，過剰な放射線照射治療，外傷

病態生理学的に現われる変化は？

骨の中または周囲の炎症 →	疼　痛
腫瘍の増殖 →	触知できる腫瘤
骨構造の脆弱化 →	骨　折

骨腫瘍の種類

巨細胞腫

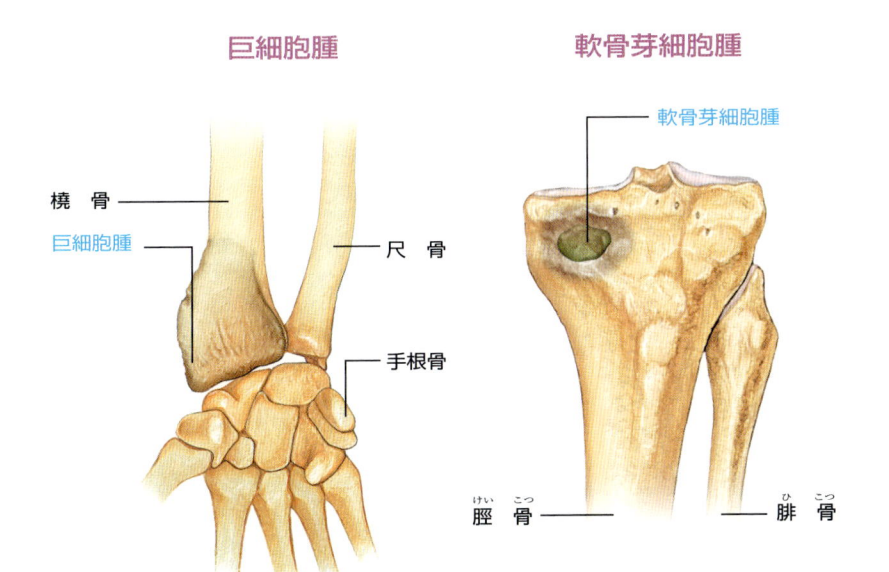

- 橈骨
- 巨細胞腫
- 尺骨
- 手根骨

軟骨芽細胞腫

- 軟骨芽細胞腫
- 脛骨（けいこつ）
- 腓骨（ひこつ）

骨肉腫

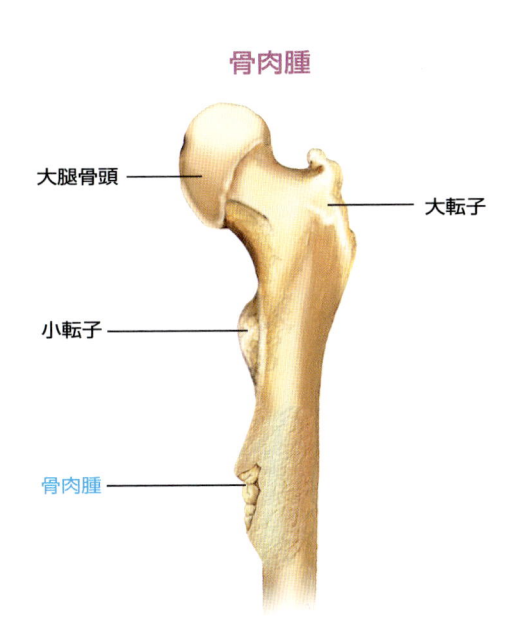

- 大腿骨頭
- 大転子
- 小転子
- 骨肉腫

6

造血器系

真性多血症………248
鉄欠乏性貧血………250
悪性貧血………252
サラセミア………254
再生不良性貧血………256
急性白血病………258
急性骨髄性白血病………260
慢性リンパ性白血病………262
慢性骨髄性白血病………264
ホジキン（Hodgkin）病………266
非ホジキンリンパ腫………268
多発性骨髄腫………270
血友病………272
播種性血管内凝固症候群
　（DIC）………274

真性多血症

- 赤血球量の増加，赤血球数増多，白血球数増多，血小板数増多，血色素量の増加，血漿量の減少ないし正常，などを特徴とする慢性疾患．
- ヨーロッパ人の家系のユダヤ人男性に高頻度に発生します．
- 診断のついた年齢，治療開始年齢，合併症発症年齢によって，予後が左右されます．

何が原因？
- 不明だが，おそらくクローン性幹細胞の欠損に起因している可能性がある

病態生理学的に現われる変化は？

血液量や粘稠度の増加 →	眩暈，頭痛，頭重感，高血圧，腹部膨満感
小血管における血栓症 →	鼻の赤色調チアノーゼ，ばち状指；視覚異常
ヘパリンとヒスタミンを放出する肥満細胞の皮膚における高濃度分布 →	疼痛を伴う瘙痒症，斑状出血

多血症の末梢血塗抹標本像

高密度に充填された赤血球

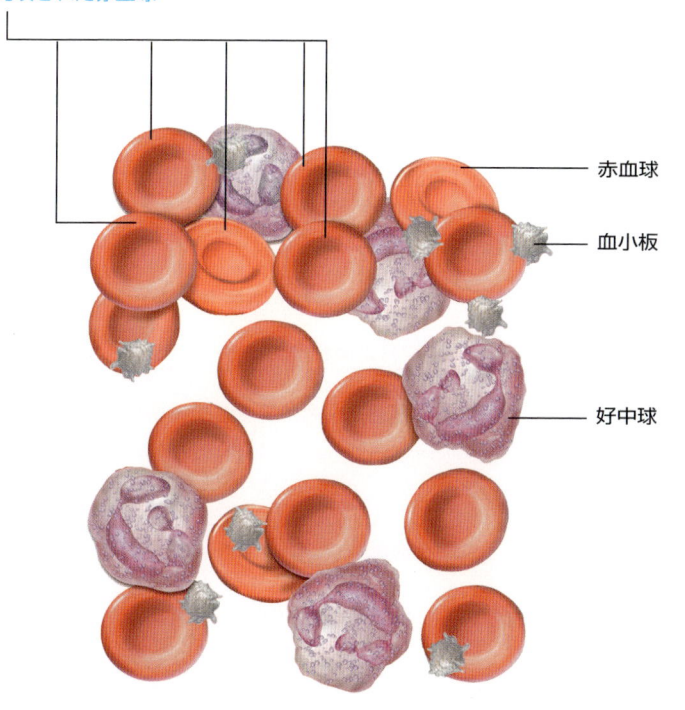

赤血球

血小板

好中球

真性多血症

鉄欠乏性貧血

- 血色素合成不足を特徴とする酸素運搬障害性疾患．
- 閉経前の女性，乳幼児（特に未熟児，出産時低体重児），子供，思春期の若者（特に女性）に多く認められます．
- 回復治療を行うことにより，予後は良好です．

何が原因？
- 癌による失血，薬剤起因性消化管出血，大量の採血，月経過多，消化性潰瘍，駆血，外傷性出血，静脈瘤破裂
- 不適切な食事による鉄分の摂取不足
- 血管内溶血によって生じる血色素尿症，発作性夜間血色素尿症
- 鉄吸収障害
- 赤血球細胞に対する機械的外傷
- 妊　娠

病態生理学的に現われる変化は？

血色素量低下による血中の酸素運搬能力の減少 ➡	労作時呼吸困難，疲労感，元気がない，顔面蒼白，集中力低下，神経過敏，頭痛，易感染性
酸素灌流の減少 ➡	心拍出量の増加，頻脈
毛細血管循環量の減少 ➡	爪が粗く隆起し，スプーン様に変形し（匙状爪），もろくなる
舌乳頭の萎縮 ➡	痛くてヒリヒリする赤色調の舌
上皮組織の変化 ➡	痛くて乾燥した口角部の皮膚

鉄欠乏性貧血の末梢血塗抹標本像

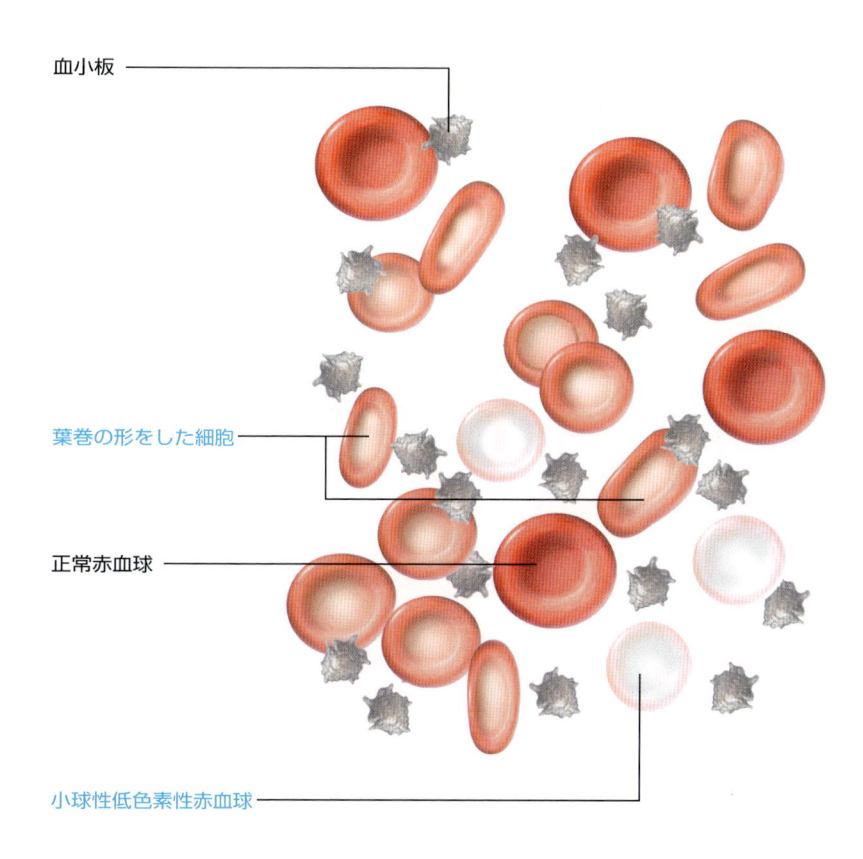

- 血小板
- 葉巻の形をした細胞
- 正常赤血球
- 小球性低色素性赤血球

鉄欠乏性貧血

悪性貧血

- 巨赤芽球性貧血の中で，最も頻度が高い．
- 内因子（ビタミンB12の吸収に必要）の欠如によって起こるのが特徴で，赤血球細胞が広く破壊されます．
- 特徴的な症状は，治療によって消失しますが，神経学的欠損症状が持続することもあります．

何が原因？
- 加　齢
- 遺伝的素因
- 免疫関連疾患
- 胃の部分切除

病態生理学的に現われる変化は？

組織の低酸素血症 →	衰弱，青白い口唇や歯肉
舌乳頭の萎縮 →	舌の疼痛
神経インパルス伝導障害 →	四肢の知覚脱失やピリピリした痛み；協調運動不全；運動失調症；細かな指の動きの障害；視覚・味覚・聴覚の変化；腸管や膀胱の制御障害；男性の場合にみられる陰萎
溶血によって生じる高ビリルビン血症 →	眼の強膜に認められる軽度の黄疸，蒼白ないし茶色を帯びた黄色い皮膚
胃粘膜の萎縮や胃酸産生の低下 →	嘔気，嘔吐，食欲低下，体重減少，鼓腸，下痢，便秘
心拍出量の代償性増加 →	動悸，脈圧の亢進，呼吸困難，起坐呼吸，頻脈，期外収縮，心不全

悪性貧血の末梢血塗抹標本像

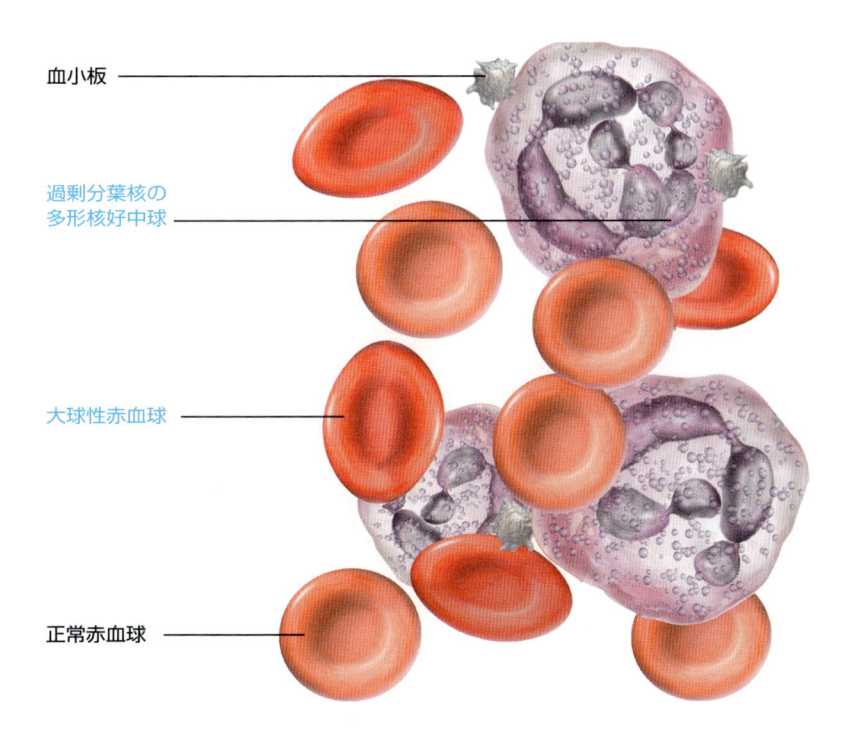

血小板

過剰分葉核の
多形核好中球

大球性赤血球

正常赤血球

サラセミア

- 遺伝性溶血性貧血疾患群．
- 血色素の蛋白合成障害によって起こります．
- 赤血球合成障害です．
- 地中海沿岸に住む民族に高頻度に発生します．
- β-サラセミア（最も多い型）には，重症型と軽症型の二種類があります．

何が原因？
- 同じ遺伝子のヘテロ接合体遺伝（軽症型サラセミア）
- 一部常染色体優性遺伝のホモ接合体遺伝（重症型または中間型サラセミア）

病態生理学的に現われる変化は？

重症型サラセミア

原因		症状
血色素のβ-グロビン鎖における突然変異	→	血色素の産生低下，重度の貧血，顔面蒼白，骨の異常，疲労感，成長障害
感染症	→	発熱
赤血球系過形成と骨の菲薄化	→	頭蓋骨の変形

軽症型サラセミア

原因		症状
血色素のα_1-グロビン鎖における突然変異	→	軽度の貧血（遺伝特性の保因者）

サラセミアの末梢血塗抹標本像

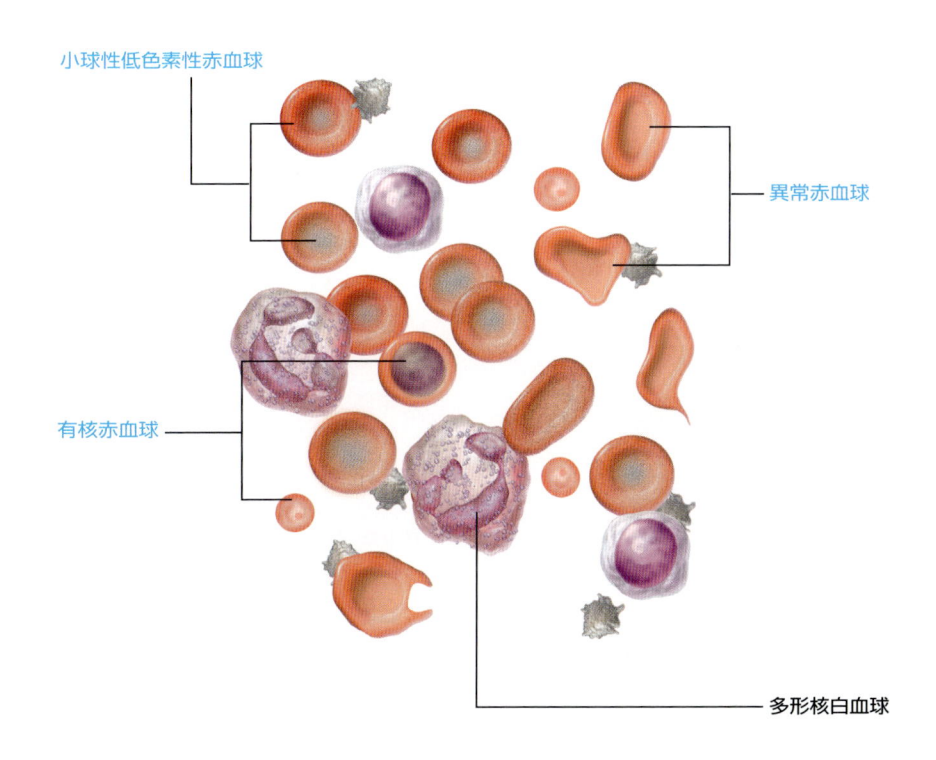

小球性低色素性赤血球

異常赤血球

有核赤血球

多形核白血球

再生不良性貧血

- 血中の赤血球数が正常よりも少ない．
- 損傷・破壊された幹細胞が血液細胞の産生を抑制します．
- 骨髄の微小循環系が障害されて，細胞の成長・成熟を抑制することもあります．
- 汎血球減少症（貧血，白血球減少，血小板減少）となります．

何が原因？
- 自己免疫反応または他の重症疾患（肝炎）
- 先天性
- 薬剤性（抗生物質，抗痙攣剤）
- 放射線照射
- 毒性物質（ベンゼン）

病態生理学的に現われる変化は？

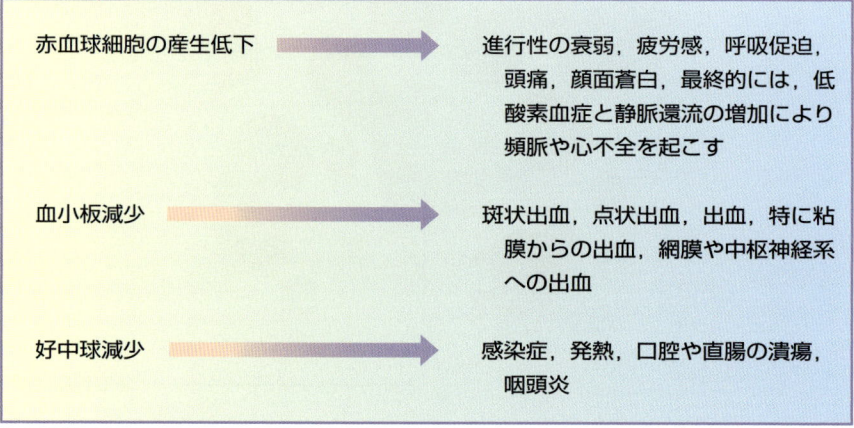

赤血球細胞の産生低下 →	進行性の衰弱，疲労感，呼吸促迫，頭痛，顔面蒼白，最終的には，低酸素血症と静脈還流の増加により頻脈や心不全を起こす
血小板減少 →	斑状出血，点状出血，出血，特に粘膜からの出血，網膜や中枢神経系への出血
好中球減少 →	感染症，発熱，口腔や直腸の潰瘍，咽頭炎

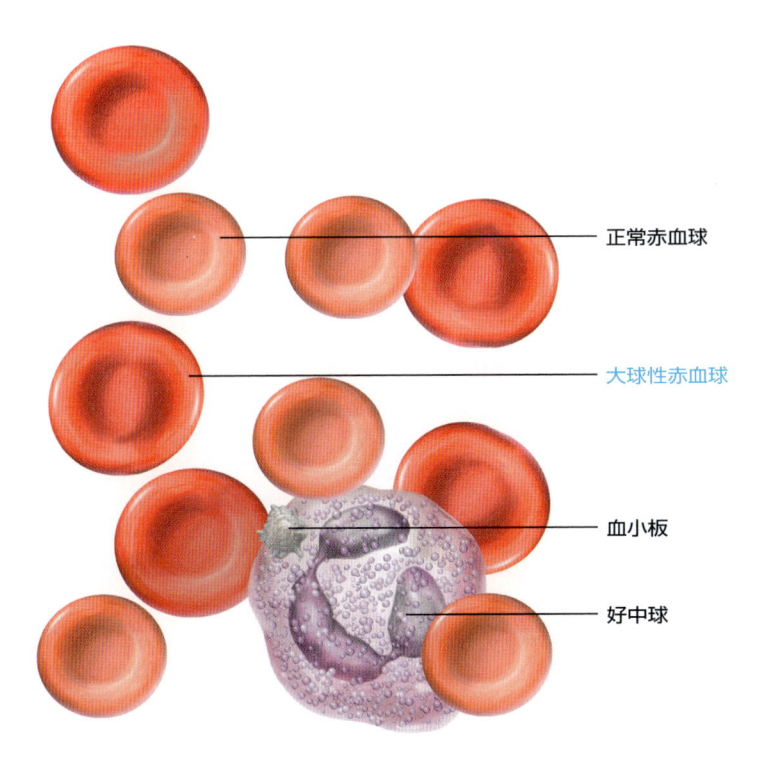

再生不良性貧血の末梢血塗抹標本像

- 正常赤血球
- 大球性赤血球
- 血小板
- 好中球

急性白血病

- リンパ球や非リンパ球系細胞の異常な増殖や成熟を特徴とする悪性疾患群で，正常な細胞が抑制されます．
- **急性リンパ性白血病**：リンパ球系前駆細胞（リンパ芽球）の異常な成長．
- **急性骨髄性白血病**：骨髄球系前駆細胞（骨髄芽球）の急速な集積．

何が原因？
- 不　明
- 予想される危険因子：化学物質や放射線への曝露，遺伝的素因，免疫学的要因，素因性疾患

病態生理学的に現われる変化は？

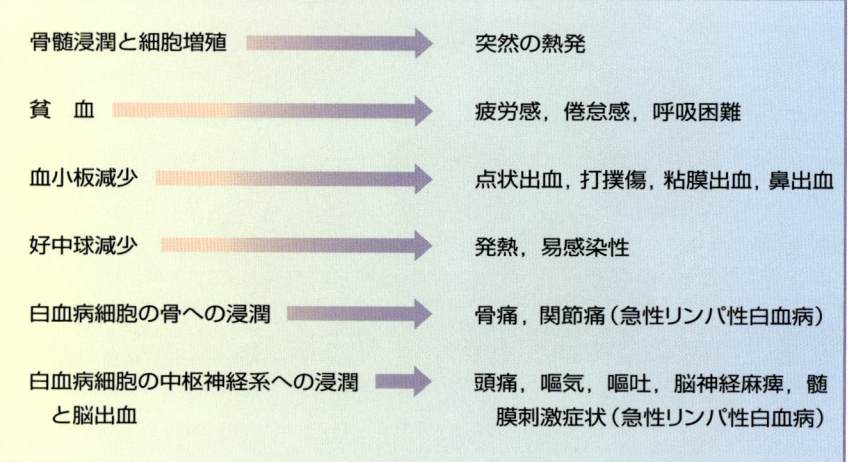

骨髄浸潤と細胞増殖 →	突然の熱発
貧　血 →	疲労感，倦怠感，呼吸困難
血小板減少 →	点状出血，打撲傷，粘膜出血，鼻出血
好中球減少 →	発熱，易感染性
白血病細胞の骨への浸潤 →	骨痛，関節痛（急性リンパ性白血病）
白血病細胞の中枢神経系への浸潤と脳出血 →	頭痛，嘔気，嘔吐，脳神経麻痺，髄膜刺激症状（急性リンパ性白血病）

急性リンパ性白血病の組織像

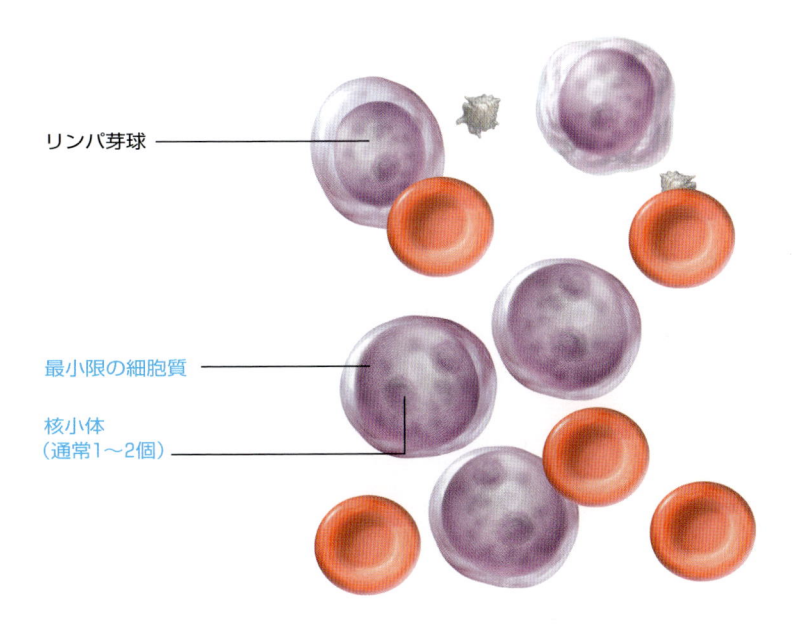

- リンパ芽球
- 最小限の細胞質
- 核小体（通常1〜2個）

急性白血病

急性骨髄性白血病

- 骨髄球系前駆細胞（骨髄芽球）の急速な集積によって起こる疾患．
- 急速な発症と進行をします．
- 白血病は子供の中で最も高頻度の悪性疾患です．成人に比べて子供のほうが予後は一般に良好です．

何が原因？
- 不　明
- 予想される危険因子：化学物質や放射線への曝露，遺伝的素因，免疫学的要因，素因性疾患

病態生理学的に現われる変化は？

骨髄浸潤と細胞増殖 →	突然の熱発，貧血，倦怠感
貧　血 →	疲労感，倦怠感，呼吸困難
血小板減少 →	点状出血，打撲傷，粘膜出血，鼻出血
好中球減少 →	発熱，易感染症

急性骨髄性白血病の組織像

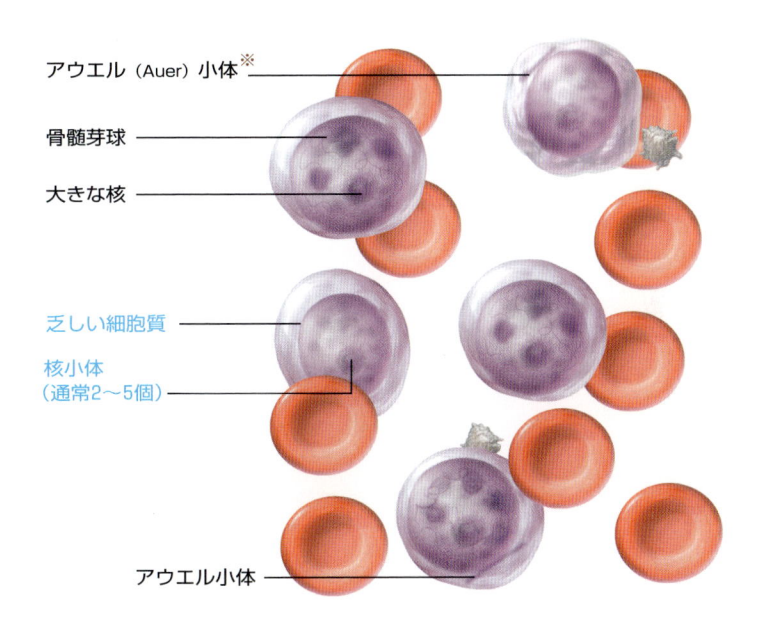

- アウエル（Auer）小体※
- 骨髄芽球
- 大きな核
- 乏しい細胞質
- 核小体（通常2〜5個）
- アウエル小体

※訳者注……アウエル小体：主として急性骨髄性白血病の場合に認められる白血病細胞質内に出現する杆状構造物．

慢性リンパ性白血病

- リンパ組織，血液，骨髄における小さな異常リンパ球の制御不能な増殖．
- 急性白血病と比較して，発症や進行が緩やかです．

何が原因？
- 不　明
- 予想される危険因子：化学物質や放射線への曝露，遺伝的素因，免疫学的要因，素因性疾患

病態生理学的に現われる変化は？

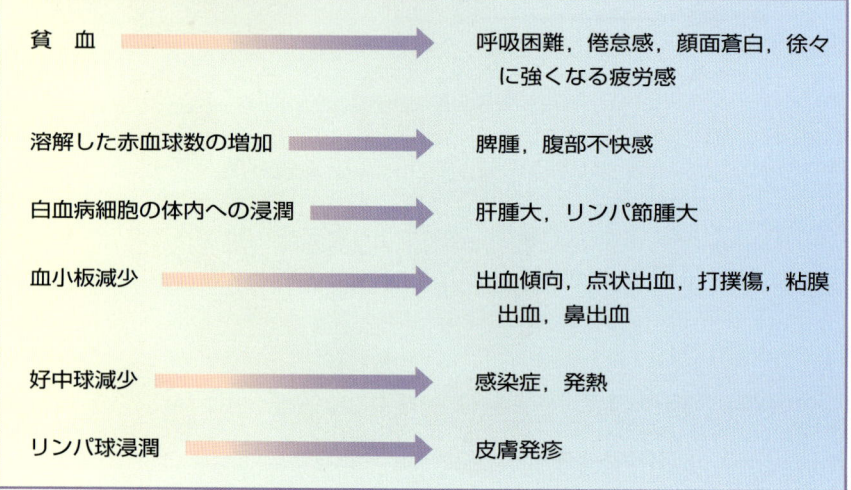

貧　血 →	呼吸困難，倦怠感，顔面蒼白，徐々に強くなる疲労感
溶解した赤血球数の増加 →	脾腫，腹部不快感
白血病細胞の体内への浸潤 →	肝腫大，リンパ節腫大
血小板減少 →	出血傾向，点状出血，打撲傷，粘膜出血，鼻出血
好中球減少 →	感染症，発熱
リンパ球浸潤 →	皮膚発疹

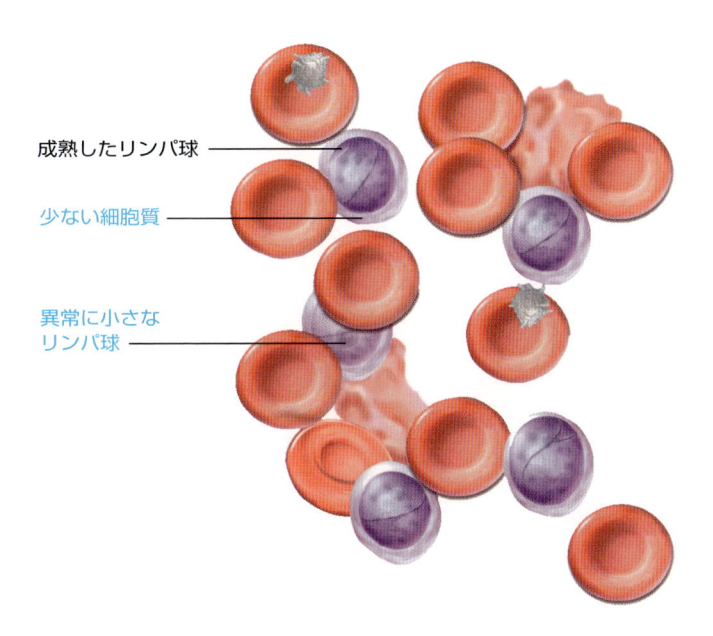

慢性リンパ性白血病の組織像

- 成熟したリンパ球
- 少ない細胞質
- 異常に小さなリンパ球

慢性リンパ性白血病

慢性骨髄性白血病

- 骨髄，血液，体組織内における顆粒球系前駆細胞（骨髄芽球，前骨髄球，後骨髄球，骨髄球）の異常増殖．
- 二つの病期に分けられます．
  - 慢性潜伏期：貧血や出血の症状
  - 急性転化期：顆粒球系細胞の中で最も原始的前駆細胞である骨髄芽球の急激な増殖

何が原因？
- 不　明
- 予想される危険因子：化学物質や放射線への曝露，遺伝的素因，免疫学的要因，素因性疾患

病態生理学的に現われる変化は？

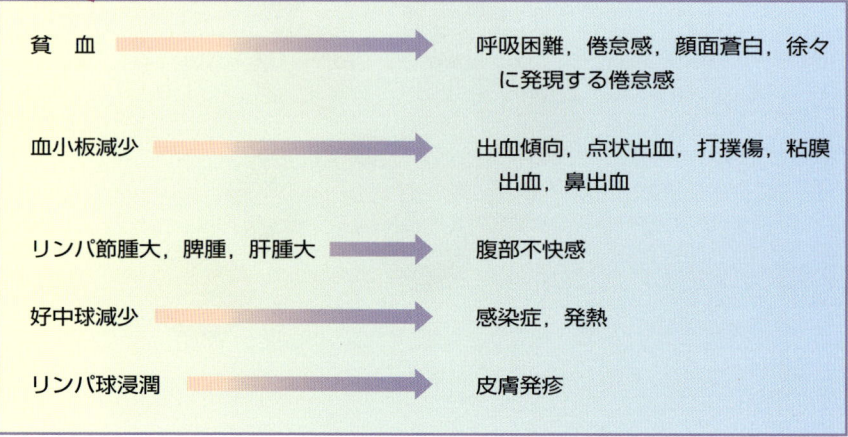

貧血 →	呼吸困難，倦怠感，顔面蒼白，徐々に発現する倦怠感
血小板減少 →	出血傾向，点状出血，打撲傷，粘膜出血，鼻出血
リンパ節腫大，脾腫，肝腫大 →	腹部不快感
好中球減少 →	感染症，発熱
リンパ球浸潤 →	皮膚発疹

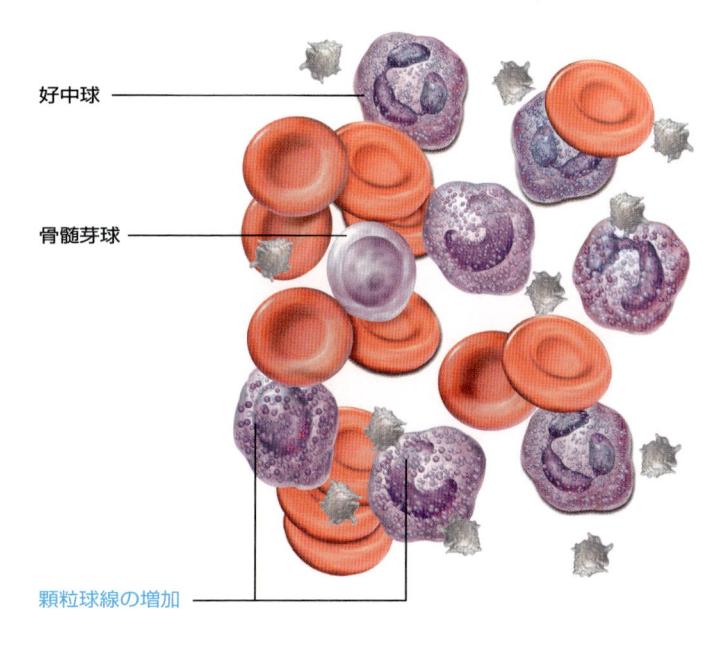

慢性骨髄性白血病の組織像

- 好中球
- 骨髄芽球
- 顆粒球線の増加

慢性骨髄性白血病

ホジキン（Hodgkin）病

- さまざまな血液細胞の増殖によって，リンパ節・脾臓・他のリンパ組織が無痛性・進行性に腫脹する新生物疾患．
- 適切な治療によって良好な予後が得られます（5年生存率は約90％です）．

何が原因？
- 不　明
- 危険因子：年齢，環境，遺伝子，ウイルス

病態生理学的に現われる変化は？

悪性細胞の増殖 →	リンパ節の無痛性腫脹
病気の進行 →	発熱，夜間の発汗，疲労感，全身瘙痒症
胸部のリンパ節腫大 →	咳，胸痛，呼吸困難

ホジキン病の病期分類（ANN ARBOR 分類）

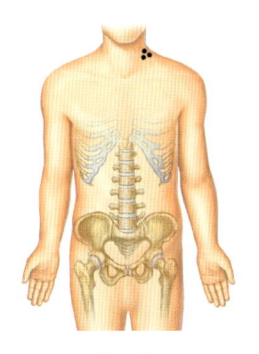

第Ⅰ期
- 1個のリンパ節領域に限局
- または1個のリンパ節以外の単一の臓器や部位に限局（IE期）

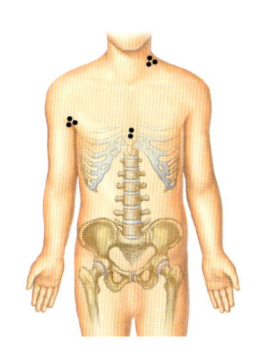

第Ⅱ期
- 横隔膜の片側で2ヵ所以上のリンパ節領域へ侵襲
- 横隔膜の片側でリンパ節以外の臓器や部位へ限局性に侵襲（ⅡE期）

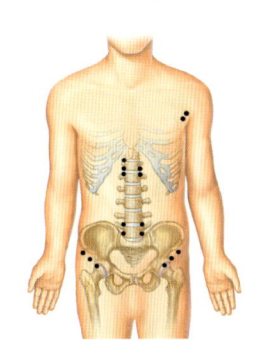

第Ⅲ期
- 横隔膜の両側のリンパ節領域へ侵襲
- 脾臓に侵襲（ⅢS期）またはリンパ節以外の臓器や部位へ限局性に侵襲（ⅢE期）
- ホジキン病Ⅲ1期：上腹部—脾臓，脾門部・腹部・門脈肝部の各リンパ節—に限局性に侵襲
- ホジキン病Ⅲ2期：下腹部—大動脈周囲・骨盤・鼠径部の各リンパ節—に限局性に侵襲

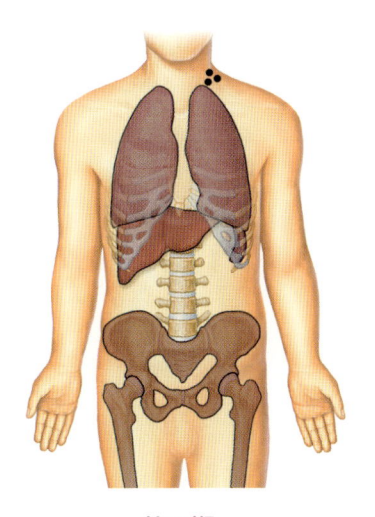

第Ⅳ期
- びまん性にリンパ節以外の臓器や組織に侵襲（例えば，肝臓，骨髄，肺，皮膚，など）

ホジキン（Hodgkin）病

非ホジキンリンパ腫

- リンパ節や他のリンパ組織原発の悪性リンパ腫．
- 発生頻度はホジキン（Hodgkin）病の3倍以上です．
- 特に，自己免疫性疾患患者や免疫抑制剤による治療を受けている患者の発生頻度は高い．

何が原因？
- 不　明

病態生理学的に現われる変化は？

細胞増殖 →	リンパ節腫脹，扁桃やアデノイドの腫大，頚部鎖骨上部領域の無痛性のゴムのような硬さのリンパ節
口咽頭や胸郭におけるリンパ球浸潤 →	呼吸困難，咳
腹部組織の機械的閉塞 →	腹痛，便秘
全身性に広範囲に及ぶ腫瘍増殖 →	疲労感，倦怠感，発熱，体重減少，夜間発汗

全身リンパ系統の図解

右リンパ本管（右胸管）系　　　胸管（総リンパ本幹）系

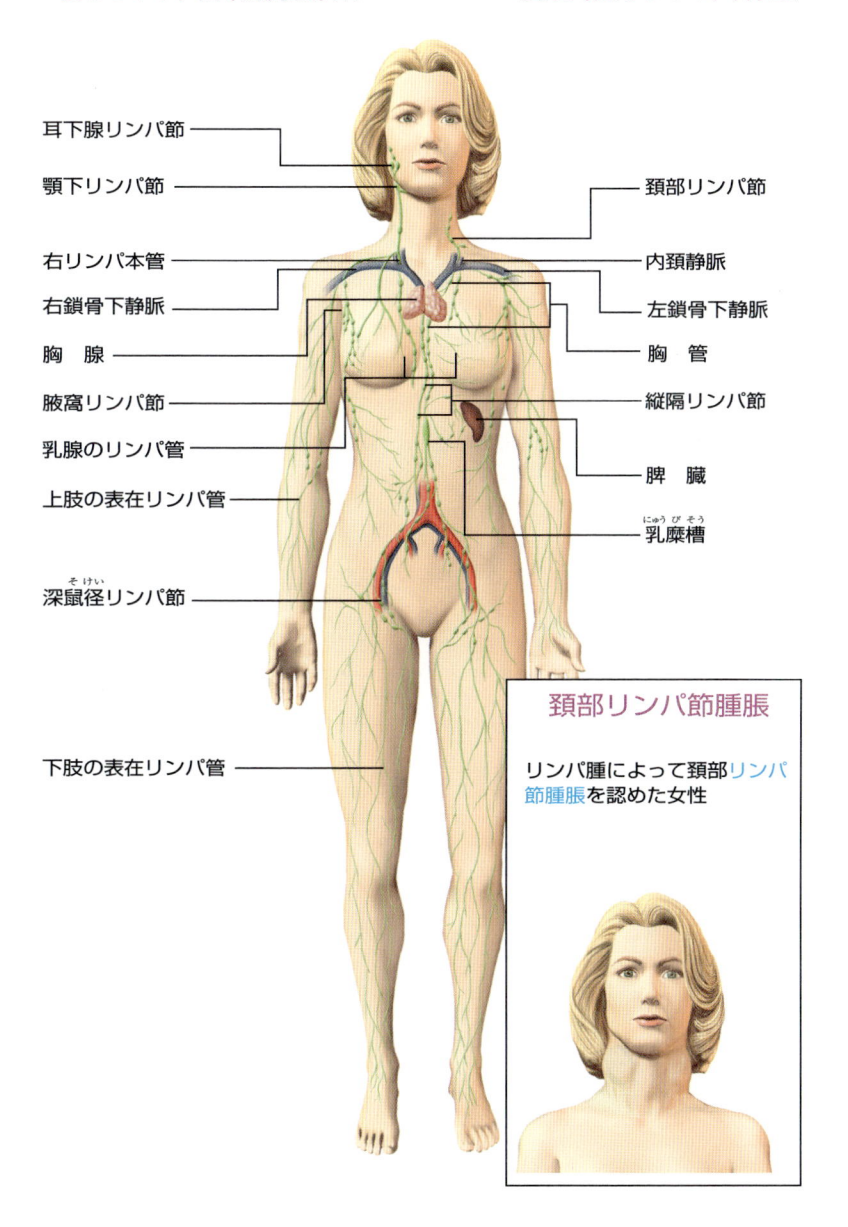

- 耳下腺リンパ節
- 顎下リンパ節
- 右リンパ本管
- 右鎖骨下静脈
- 胸腺
- 腋窩リンパ節
- 乳腺のリンパ管
- 上肢の表在リンパ管
- 深鼠径（そけい）リンパ節
- 下肢の表在リンパ管

- 頚部リンパ節
- 内頚静脈
- 左鎖骨下静脈
- 胸管
- 縦隔リンパ節
- 脾臓
- 乳糜槽（にゅうびそう）

頚部リンパ節腫脹

リンパ腫によって頚部リンパ節腫脹を認めた女性

非ホジキンリンパ腫　269

多発性骨髄腫

- 骨髄形質細胞の全身性悪性新生物.
- 骨へ浸潤して,骨格の至る所に骨溶解性病変が認められます.
- 病変がすでに椎骨・骨盤・肋骨・鎖骨・胸骨などに浸潤してから診断される場合がふつうですので,予後は不良です.

何が原因？
- 不　明

病態生理学的に現われる変化は？

身体中のさまざまな骨へ浸潤 ▶	背部の激しい持続性疼痛；関節痛・関節腫脹・圧痛などの関節炎症状；病的骨折
ベンス・ジョーンズ(Bence-Jones)蛋白※による腎尿細管障害,高カルシウム血症,高尿酸血症 ▶	窒素血症,腎盂腎炎,腎不全
異常骨髄細胞の産生 ▶	貧血,出血,感染症
椎骨の圧迫 ▶	身長の縮み,末梢神経障害,胸郭変形

※訳者注……ベンス・ジョーンズ蛋白：多発性骨髄腫患者の尿中にみられる異常な熱可溶性特殊蛋白質.

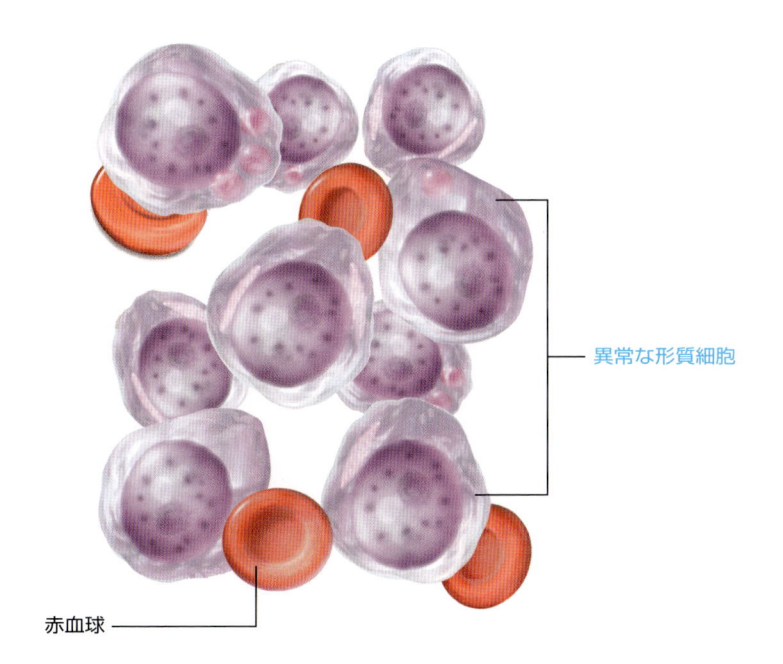

多発性骨髄腫の骨髄穿刺標本像

異常な形質細胞

赤血球

多発性骨髄腫

血友病

- 伴性劣性遺伝の凝固因子欠損による出血性疾患．
- 凝固因子欠損の程度や機能障害の程度，出血部位，などによって，出血の重症度や予後はさまざまです．
- 欠損している凝固因子によって分類されます．
- 血友病A（古典的血友病）：第Ⅷ凝固因子の欠損．血友病全体の80％以上を占めます．
- 血友病B（クリスマス Christmas 病）：第Ⅸ凝固因子の欠損．血友病の約15％を占めます．
- 適切な治療によって，不自由な生活になるのを防げたり，寿命が伸びることが可能となります．

何が原因？
- 遺伝子の欠陥

病態生理学的に現われる変化は？

凝固因子の欠損　→　突然の出血（重症の血友病）；小さな外傷や外科手術後に認められる大量の持続性出血；軽傷の際の皮下ないし筋肉内血腫；関節特に体重を支える関節内への出血による疼痛・腫脹・圧痛；腹痛・胸痛・側腹痛としてふつう発症する内出血；腎臓内への出血による血尿；消化管内への出血による吐血やタール便

正常の凝固と血友病における凝固

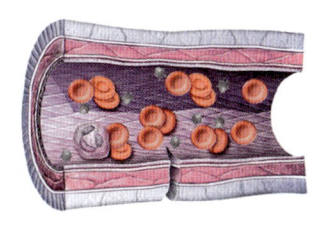

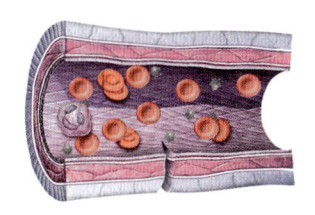

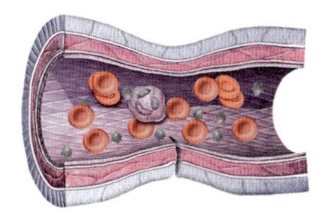

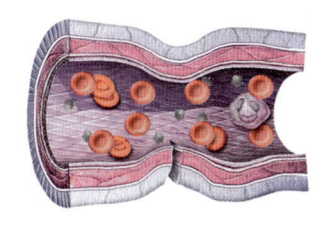

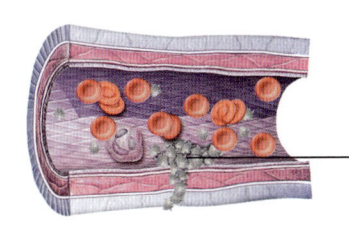

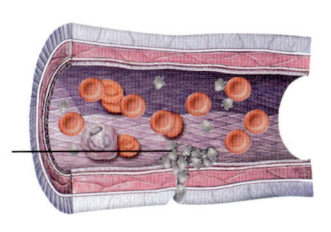

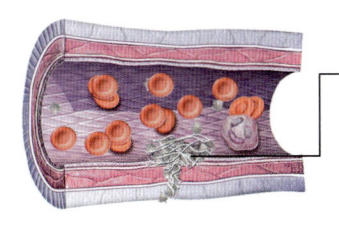

正　常　　　　　　　　血友病

血小板凝集

線維素沈着物
不安定な
線維素凝塊

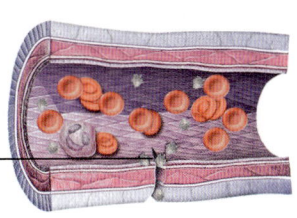

血友病

播種性血管内凝固症候群（DIC）

- 小血管の閉塞，臓器の壊死，循環している凝固因子や血小板の喪失，線維溶解系の活性化などが起こり，最終的な結果として，重篤な出血をひき起こします．
- 早期発見と早期治療，出血の程度，基礎疾患の治療などによって，予後が決まります．

何が原因？
- 感染症
- 産科領域の合併症
- 脳組織の破壊，熱傷，肝壊死，移植の拒絶反応，外傷などの，壊死性疾患
- 新生物性疾患
- その他の原因：心臓停止，肝硬変，脂肪塞栓症，巨大血管腫，熱射病，不適合輸血，有毒蛇咬傷，劇症紫斑病，重症静脈血栓症，ショック，心肺バイパスを必要とする外科手術

病態生理学的に現われる変化は？

線維素溶解産物の産生に伴う抗凝固因子の活性化と，血漿凝固因子の消耗	→ 異常出血，皮膚の血液滲出，点状出血や血性水疱，外科手術創や静脈注射部位からの出血，消化管出血，鼻出血，喀血
微小循環系における線維素凝塊によって発生する組織虚血性変化	→ 手指や足趾におけるチアノーゼ，冷感，斑点形成
低酸素血症	→ 精神錯乱；呼吸困難；筋肉・背部・腹部・胸部の激しい痛み
出血	→ ショック
腎血液灌流量の減少	→ 尿量減少

正常の凝固系

血管壁

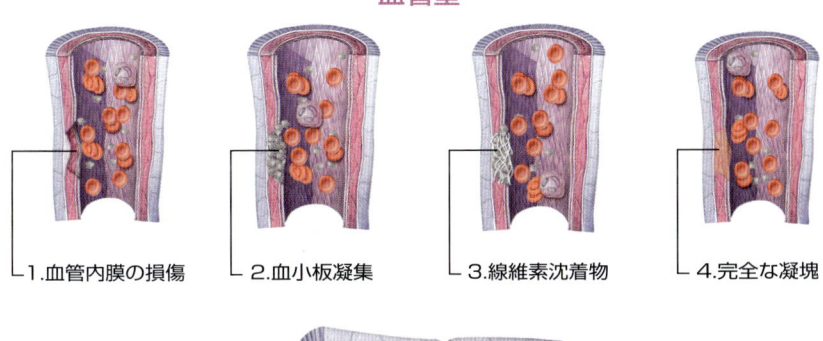

1. 血管内膜の損傷
2. 血小板凝集
3. 線維素沈着物
4. 完全な凝塊

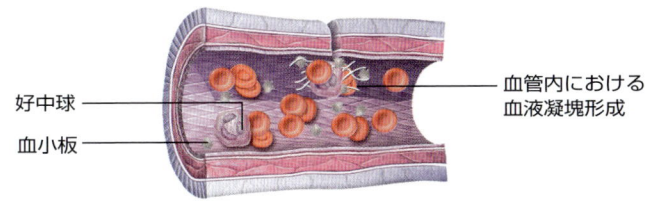

好中球
血小板

血管内における血液凝塊形成

播種性血管内凝固症候群
(はしゅせい)

凝固系の活性化

正のフィードバック機構

過剰な循環トロンビン

線維素凝塊による血管閉塞

臓器不全

血小板や凝固因子の消費

線維素溶解による凝塊の破壊

出　血

播種性血管内凝固症候群(DIC)

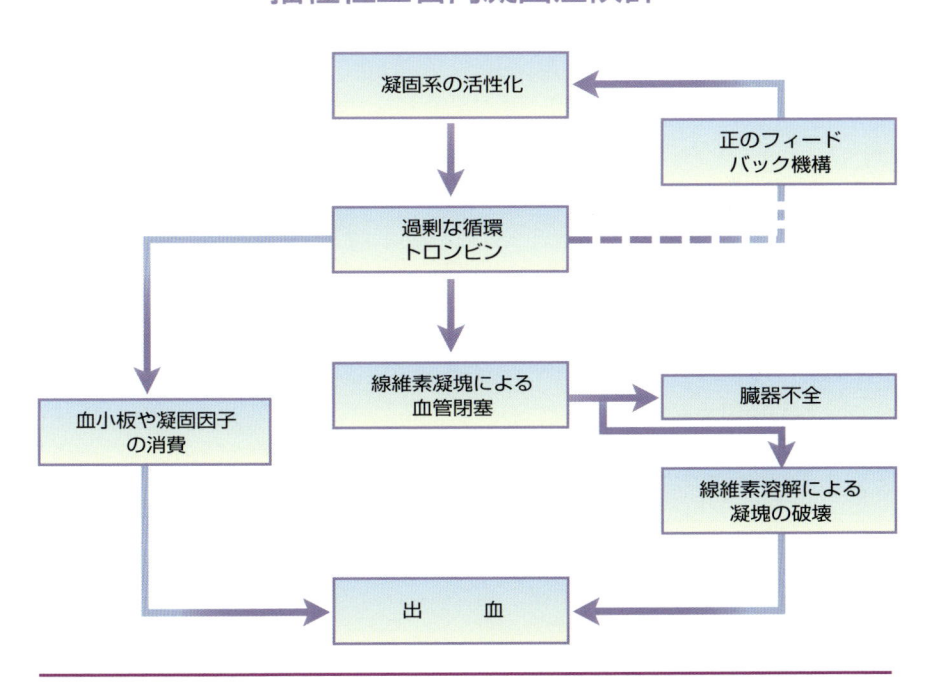

7

免疫系

アナフィラキシー………278
アレルギー性鼻炎………280
後天性免疫不全症候群
（AIDS）………282
全身性エリテマトーデス
（SLE）………284
関節リウマチ………286
強皮症………288
強直性脊椎炎………290

アナフィラキシー

- 生命を脅かす急性のⅠ型（即時型）過敏性反応．急激に発症する急速進行性蕁麻疹（瘙痒感を伴う皮膚の血管拡張）と呼吸困難が特徴です．
- 抗原に対する再曝露から数分以内に起こりますが，1時間後までにも起こり得ます．

何が原因？
- 感作された薬剤やその他の物質，例えば，抗生物質，その他の薬剤，診断用の化学物質，食物の蛋白質，昆虫の毒，血清，食品添加物などの服用や摂取，あるいは全身曝露

病態生理学的に現われる変化は？

ヒスタミン，セロトニン，ロイコトリエンの放出 →	鼻粘膜のうっ血，瘙痒感，流涙，顔面紅潮，衰弱，不安感
アナフィラキシー性好酸球遊走因子（ECF-A）の放出 →	粘膜腫脹と蕁麻疹
血管内皮細胞の破壊と肺胞や気道内への液体漏出 →	上気道粘膜の浮腫と呼吸困難
血管透過性の亢進とそれに続いて起こる末梢抵抗の減少，血漿液の漏出 →	血管虚脱；ショック，精神錯乱，頻脈，低血圧
ヘパリンや化学伝達物質中和物質の放出 →	出血，播種性血管内凝固症候群（DIC），心停止

アナフィラキシーの発生過程

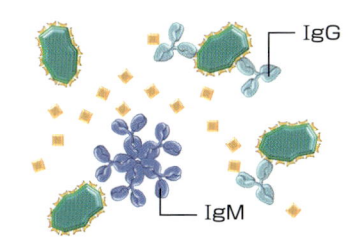

1.抗原に対する反応
　IgMとIgGが抗原を認識し結合します．

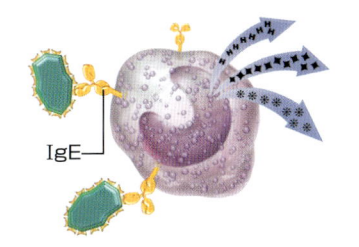

2.化学伝達物質の放出
　好塩基球上の活性化されたIgEが，ヒスタミン・セロトニン・ロイコトリエンなどの化学伝達物質の放出を促進します．

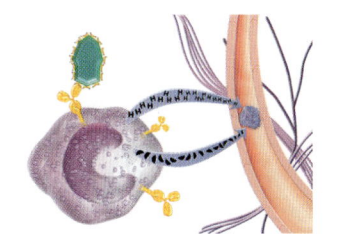

3.強化される反応
　肥満細胞がより多くのヒスタミンや好酸球遊走因子（ECF-A）を放出します．

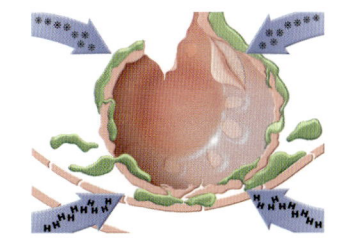

4.呼吸困難
　肺では，ヒスタミンが血管内皮細胞を破壊し，肺胞内への液体の漏出をひき起こします．

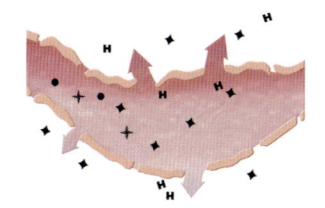

5.悪化
　その間，化学伝達物質は血管透過性を亢進させ，血管からの液体漏出をひき起こします．

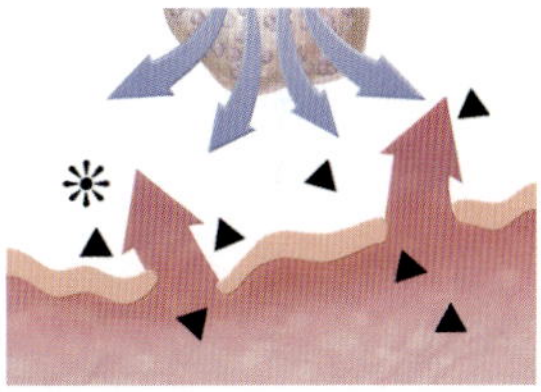

6.代償機能不全
　血管内皮細胞傷害が，好塩基球や肥満細胞からのヘパリンや化学伝達物質中和物質の放出をひき起こします．しかし，アナフィラキシーはもはや不可逆状態となっています．

- 補体
- ブラジキニン
- ECF-A
- セロトニン
- Hヒスタミン
- ▲ヘパリン
- ✚プロスタグランジン
- ※ロイコトリエン

アレルギー性鼻炎

- 風に運ばれ吸入されたアレルゲンに対する反応.
- アレルゲンの種類によって，症状は季節性の場合と通年性の場合とがあります.
- 最も多いアトピー性アレルギー反応に罹患しているアメリカ居住者数は2,000万人以上といわれています[※].

何が原因？
- 周囲環境の中にある抗原（アレルゲン）に対して遺伝的に IgE 関連性 I 型過敏性反応を起こしやすい体質

病態生理学的に現われる変化は？

肥満細胞によるヒスタミンの放出 →	発作性のくしゃみ；大量の水っぽい鼻汁；鼻や眼の瘙痒感；眼瞼や結膜の浮腫性腫脹；大量の流涙；鼻腔や気道の粘液分泌亢進
気道の平滑筋の収縮 →	鼻腔閉塞と鼻粘膜のうっ血；青白いチアノーゼ状態になった浮腫性鼻粘膜；咽頭の瘙痒感；喘鳴
小血管の拡張 →	頭痛，副鼻腔の痛み

[※]訳者注……日本では，アレルギー性鼻炎の患者は，人口の約10〜20％，約1,800〜2,300万人と推定されています．

アレルゲン曝露に対する反応

最初の曝露

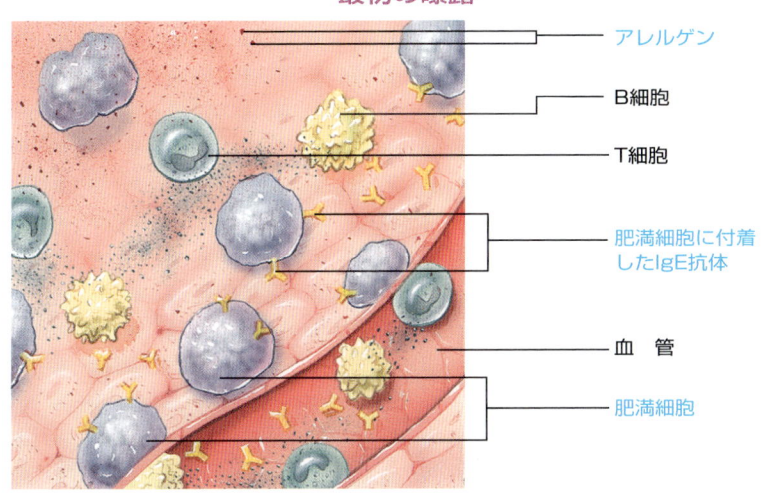

- アレルゲン
- B細胞
- T細胞
- 肥満細胞に付着したIgE抗体
- 血管
- 肥満細胞

2回目の曝露

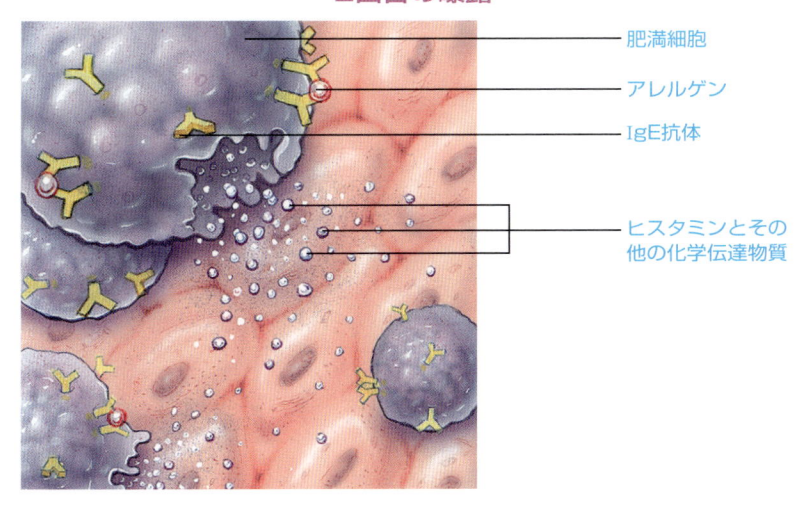

- 肥満細胞
- アレルゲン
- IgE抗体
- ヒスタミンとその他の化学伝達物質

アレルギー性鼻炎

後天性免疫不全症候群（AIDS）

- 血液や体液を介してヒト免疫不全ウイルス（HIV）が後天的に伝播して感染します．
- 徐々に細胞性免疫（T細胞）と自己免疫が破壊され，日和見感染症や癌をはじめとするさまざまな疾患に罹患しやすくなります．
- HIVの状態に基づいて診断され，血液中のCD4$^+$T細胞数が200/mL以下となります．

何が原因？
- HIV（HIV-1またはHIV-2）に感染している血液や体液との接触

病態生理学的に現われる変化は？

CD4$^+$T細胞の機能低下，免疫不全，他のCD4$^+$抗原耐性細胞の感染 →	持続性全身性リンパ節腫脹；体重減少，疲労感，寝汗，発熱
HIV脳症，神経膠細胞感染 →	神経学的症状（健忘，平衡失調，衰弱，言語障害）
免疫不全 →	日和見感染症（例えばサイトメガロウイルス感染症），癌〔例えばカポジ（Kaposi）肉腫〕

ヒト免疫不全ウイルス(HIV)感染症　後天性免疫不全症候群(AIDS)の諸症状

HIV感染症の諸症状

- 記憶喪失，失見当識，思考能力停止
- 持続性頭痛
- 高熱
- 舌の白色斑点
- 頸部・腋窩・鼠径部のリンパ節腫脹
- 大量の寝汗
- 食欲低下
- 著明な体重減少
- 慢性的な下痢
- 疲労感，筋力低下

AIDS関連疾患と日和見感染症

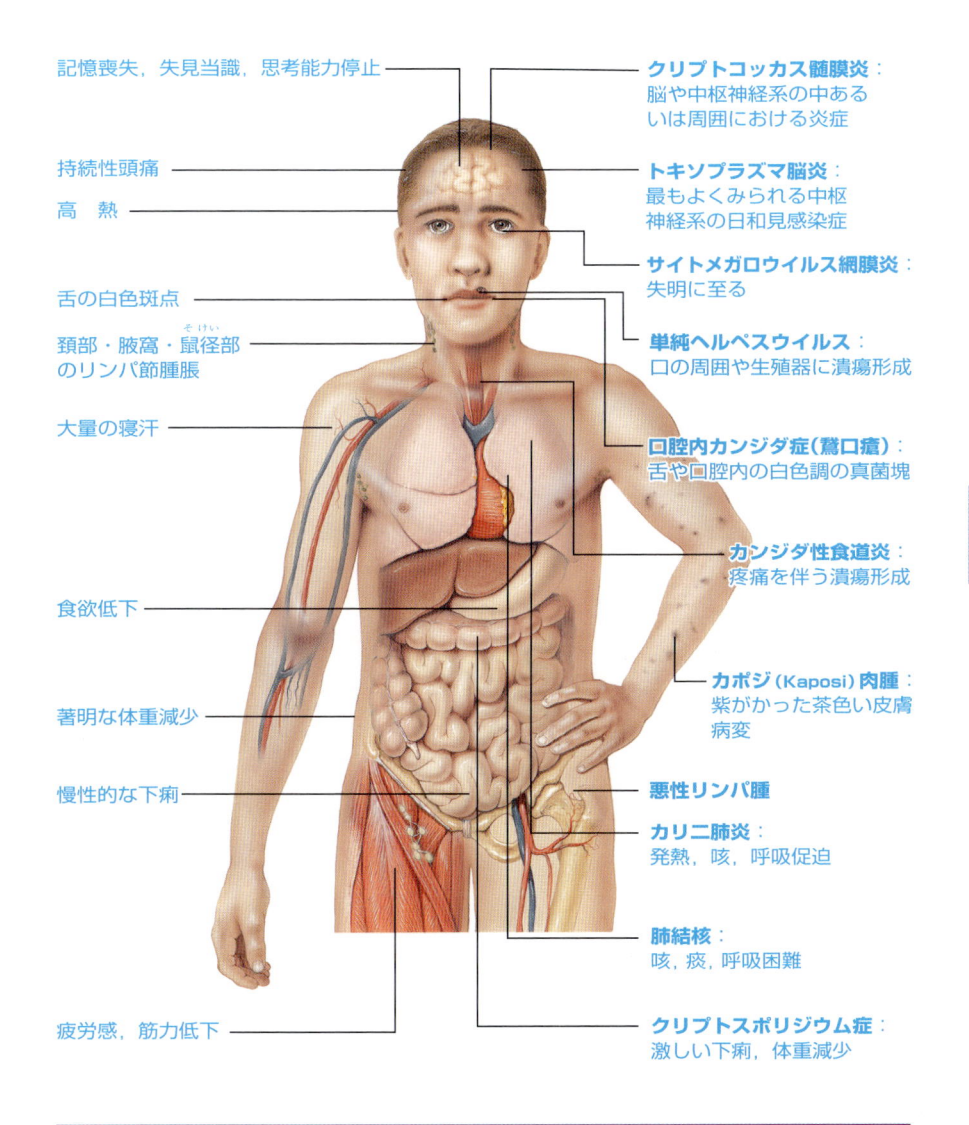

- **クリプトコッカス髄膜炎**：脳や中枢神経系の中あるいは周囲における炎症
- **トキソプラズマ脳炎**：最もよくみられる中枢神経系の日和見感染症
- **サイトメガロウイルス網膜炎**：失明に至る
- **単純ヘルペスウイルス**：口の周囲や生殖器に潰瘍形成
- **口腔内カンジダ症(鵞口瘡)**：舌や口腔内の白色調の真菌塊
- **カンジダ性食道炎**：疼痛を伴う潰瘍形成
- **カポジ(Kaposi)肉腫**：紫がかった茶色い皮膚病変
- **悪性リンパ腫**
- **カリニ肺炎**：発熱，咳，呼吸促迫
- **肺結核**：咳，痰，呼吸困難
- **クリプトスポリジウム症**：激しい下痢，体重減少

後天性免疫不全症候群(AIDS)

全身性エリテマトーデス（SLE）

- 慢性炎症性自己免疫性結合組織性疾患．
- 多数の臓器が侵されます．
- 寛解と増悪を繰り返すのが特徴です．

何が原因？
- 不　明

病態生理学的に現われる変化は？

免疫複合体によって，さまざまな臓器や組織が傷害され，炎症を起こし，壊死に陥る

心臓血管系 →	発熱，体重減少，倦怠感，疲労感，多発性関節痛；心臓疾患（心膜炎，心筋炎，心内膜炎，初期の冠状動脈硬化症）；血管炎（特に指趾）から梗塞性病変や下肢の壊死性潰瘍，さらには手指の壊疽；レイノー（Raynaud）現象
皮膚や粘膜 →	発疹；斑状脱毛症，粘膜の無痛性潰瘍；皮膚病変，光にあたる部位に特に目立つ紅斑性皮疹（鼻や頬に認められる古典的な蝶形紅斑は半数以下の患者にしか認められない）；鱗屑状丘疹状皮疹（偽性乾癬），特に太陽にあたる部位に好発
肺 →	胸膜炎；胸水；肺炎；肺高血圧症
腎臓 →	顕微鏡的血尿；膿尿；尿沈渣検査で細胞円柱

全身性エリテマトーデス(SLE)の全身への影響

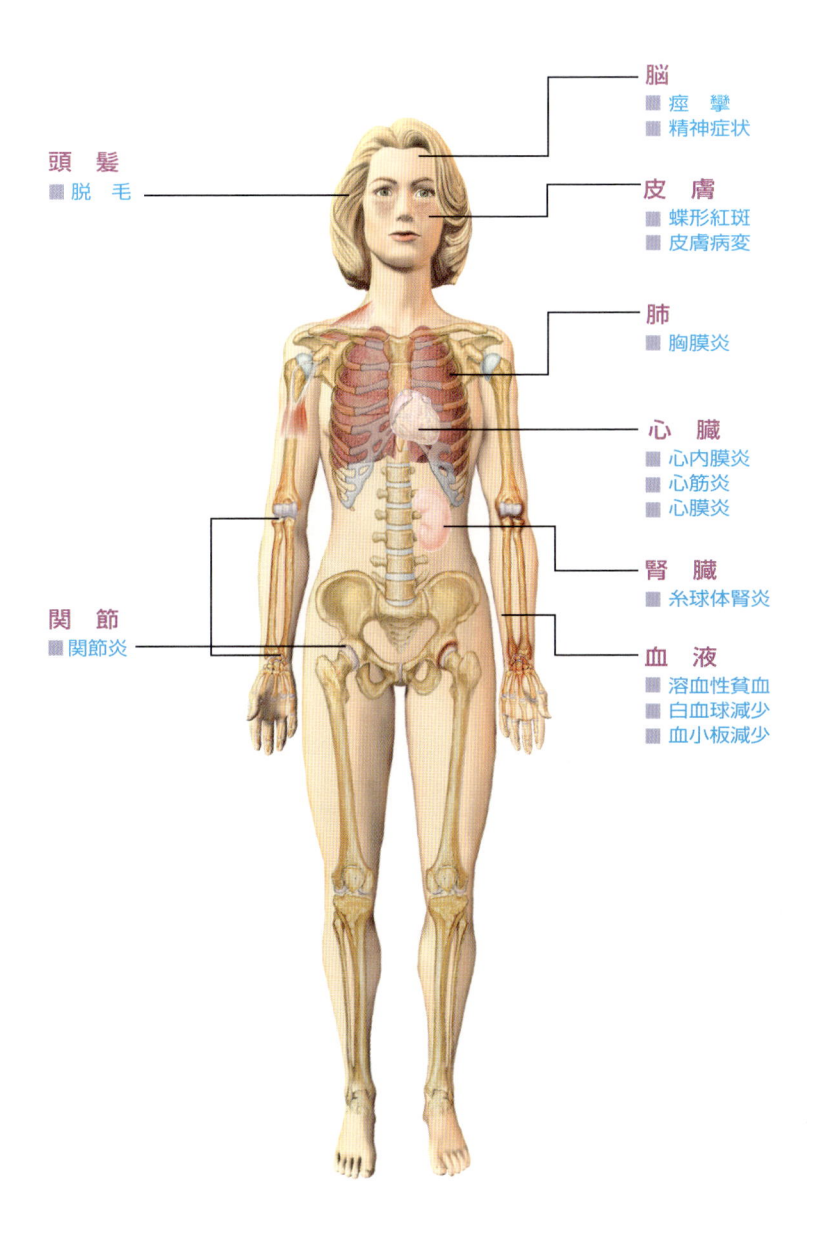

頭髪
- 脱毛

脳
- 痙攣
- 精神症状

皮膚
- 蝶形紅斑
- 皮膚病変

肺
- 胸膜炎

心臓
- 心内膜炎
- 心筋炎
- 心膜炎

腎臓
- 糸球体腎炎

関節
- 関節炎

血液
- 溶血性貧血
- 白血球減少
- 血小板減少

関節リウマチ

- 慢性全身性炎症性疾患で，初発症状は末梢の諸関節とその周囲の筋肉・腱・靱帯・血管などに認められます．
- 部分的な寛解状態と，予測不能の増悪が特徴です．

何が原因？
- 不　明

病態生理学的に現われる変化は？

滑膜の炎症の前に起こる最初の炎症反応 →	疲労感，倦怠感，食欲不振，体重減少，持続性の微熱，リンパ節腫脹，はっきりしない関節症状
プロスタグランジンの放出，滑膜の炎症と破壊 →	特異的限局性両側性対称性の関節症状；活動前の特に朝起床時に認められる罹患関節の強直（朝のこわばり）；紡錘状の手指；関節の自発痛や圧痛；熱感；リウマトイド結節
関節腔の腫脹と消失 →	中手骨指骨関節の屈曲変形や過伸展；手首関節の亜脱臼；腱の伸展，手指の尺骨側への変位；特徴的なスワンネック（白鳥の首）変形やボタンホール（ボタンの穴）変形
神経線維への浸潤 →	末梢神経障害

関節リウマチの諸関節に及ぼす影響

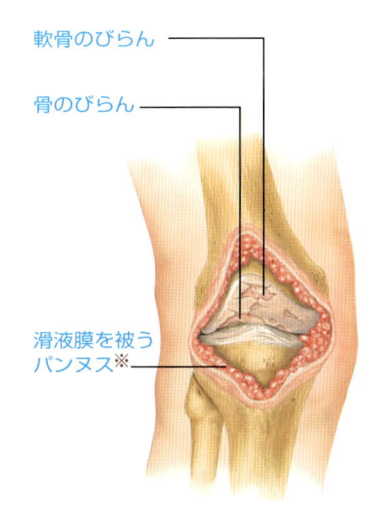

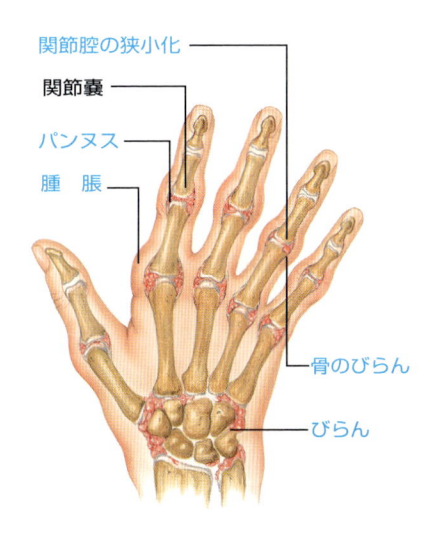

膝関節

- 軟骨のびらん
- 骨のびらん
- 滑液膜を被うパンヌス※

手・手根関節

- 関節腔の狭小化
- 関節嚢
- パンヌス
- 腫脹
- 骨のびらん
- びらん

股関節

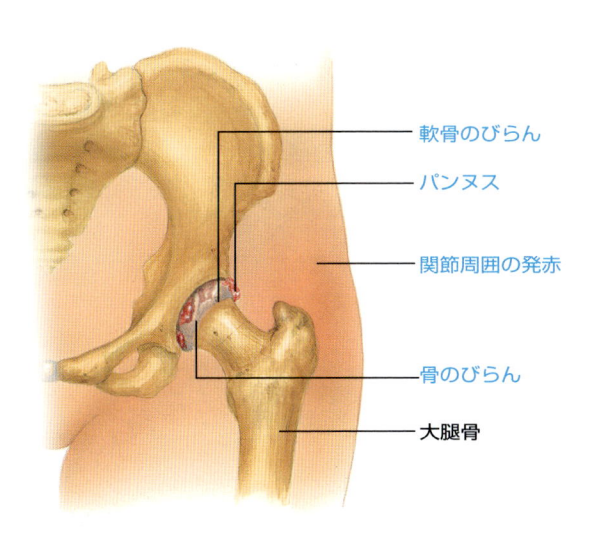

- 軟骨のびらん
- パンヌス
- 関節周囲の発赤
- 骨のびらん
- 大腿骨

※訳者注……パンヌス：肉芽組織の膜のことをいいます．

強皮症

- 自己免疫性結合組織性疾患．
- 皮膚・血管・滑液膜・骨格筋・内臓に起こる炎症性変性線維性変化を特徴とします．
- 限局性（皮膚や筋骨格系）と全身性（皮膚，筋骨格系，内臓諸臓器）があります．

何が原因？
- 不　明

病態生理学的に現われる変化は？

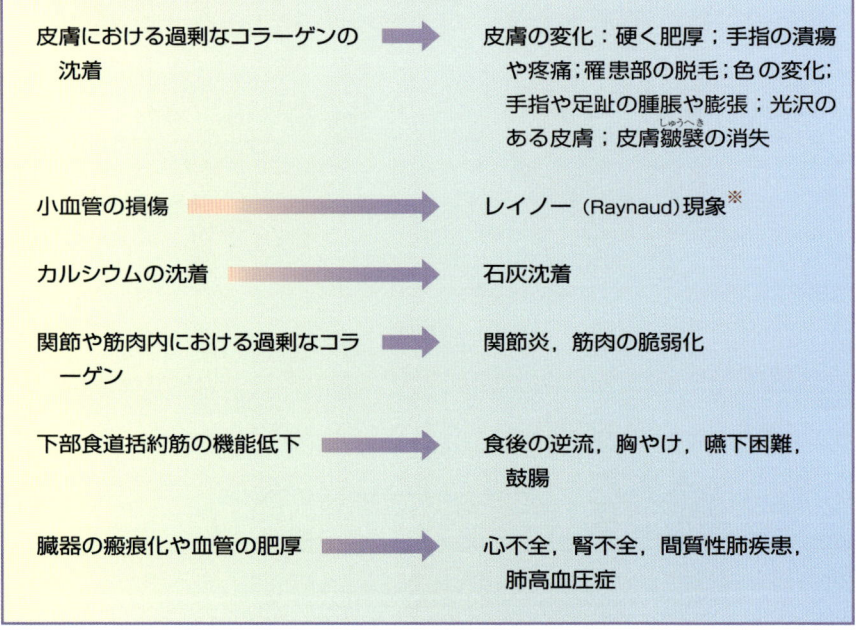

皮膚における過剰なコラーゲンの沈着 ➡	皮膚の変化：硬く肥厚；手指の潰瘍や疼痛；罹患部の脱毛；色の変化；手指や足趾の腫脹や膨張；光沢のある皮膚；皮膚皺襞の消失
小血管の損傷 ➡	レイノー（Raynaud）現象※
カルシウムの沈着 ➡	石灰沈着
関節や筋肉内における過剰なコラーゲン ➡	関節炎，筋肉の脆弱化
下部食道括約筋の機能低下 ➡	食後の逆流，胸やけ，嚥下困難，鼓腸
臓器の瘢痕化や血管の肥厚 ➡	心不全，腎不全，間質性肺疾患，肺高血圧症

※訳者注……レイノー現象：手指の白色化，痺れ，疼痛を生じる指動脈の攣縮．しばしば寒冷によって増悪します．

手指強皮症

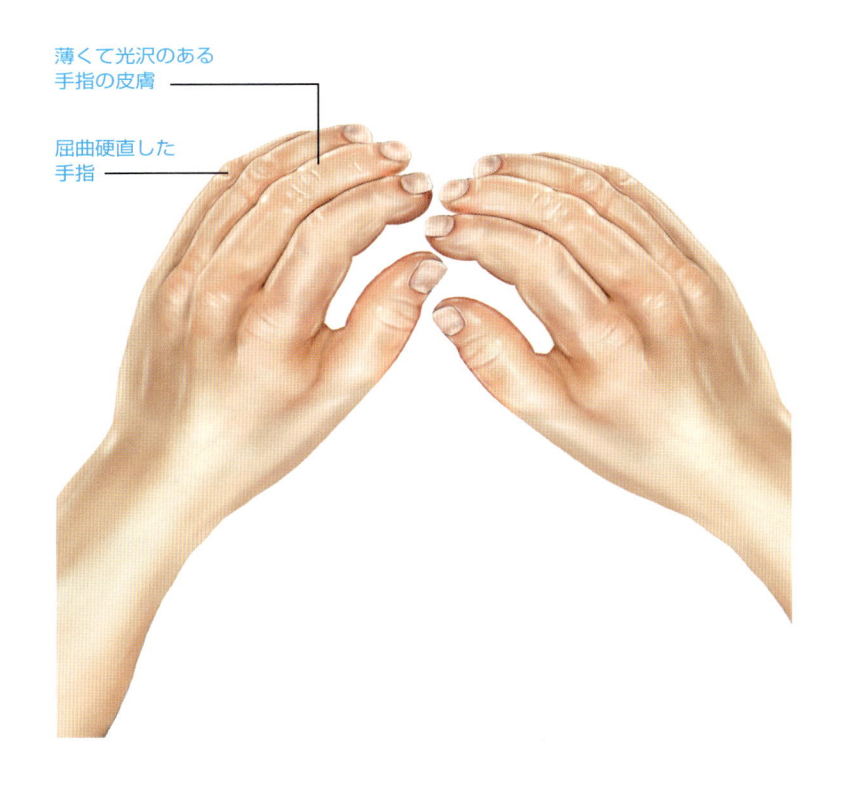

- 薄くて光沢のある手指の皮膚
- 屈曲硬直した手指

強直性脊椎炎　きょうちょくせいせきついえん

- 慢性進行性の炎症性骨疾患．
- 最初は仙腸骨関節，骨突起，肋骨脊椎関節に発生し，近隣の軟部組織に沿って広がっていきます．
- 男性に多く，女性の場合，見落とされたり誤診されることがあります．

何が原因？
- 不　明

病態生理学的に現われる変化は？

コラーゲンが線維性瘢痕(はんこん)組織を形成し，最終的には石灰化，骨化 →	脊椎骨や末梢関節の癒合；柔軟性の欠如；脊柱後彎(せきちゅうこうわん)，強直，腰椎骨の可動制限；股関節の変形と可動域制限；肩・股・膝の末梢関節炎；胸壁の疼痛と伸展制限；朝が特に強い背下部の間欠性疼痛
炎症過程 →	罹患関節の熱感・腫脹・圧痛；軽い疲労感；発熱；食欲不振；体重減少

強直性脊椎炎における癒合椎骨

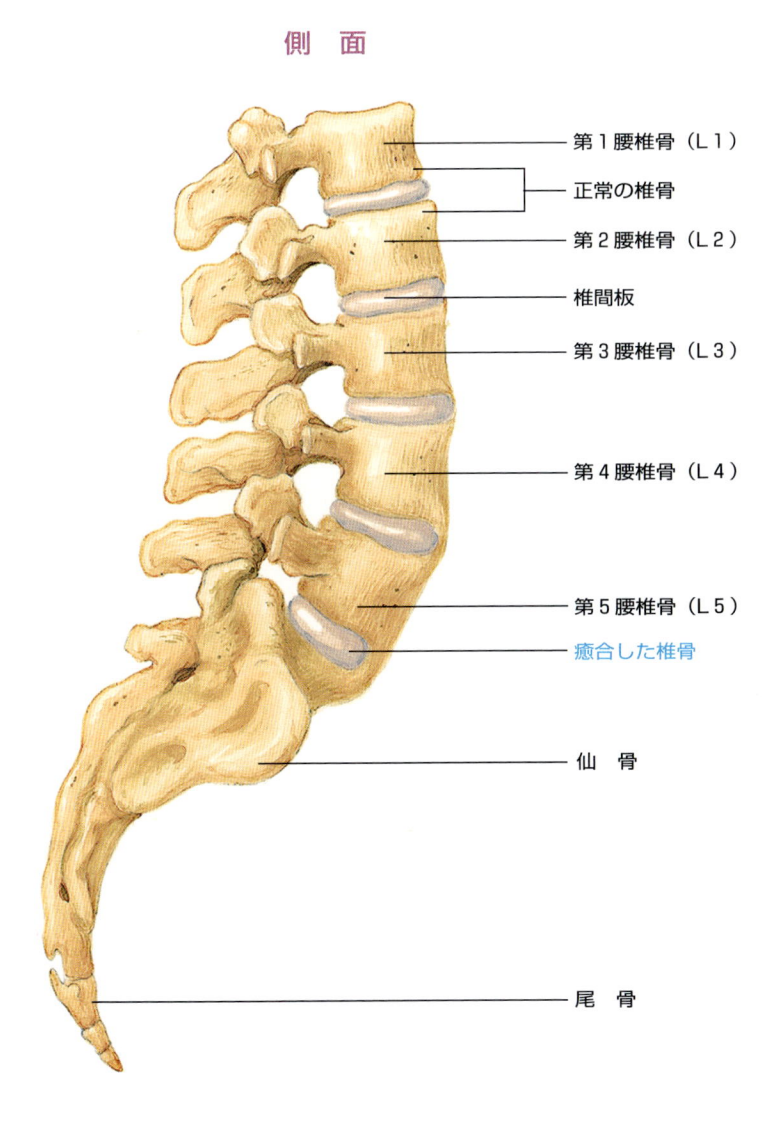

側面

- 第1腰椎骨（L1）
- 正常の椎骨
- 第2腰椎骨（L2）
- 椎間板
- 第3腰椎骨（L3）
- 第4腰椎骨（L4）
- 第5腰椎骨（L5）
- 癒合した椎骨
- 仙骨
- 尾骨

8

内分泌系

甲状腺機能亢進症……… 294
甲状腺機能低下症……… 296
甲状腺癌……… 298
クッシング（Cushing）症候群… 300
副腎機能低下症……… 302
尿崩症……… 304
抗利尿ホルモン不適合分泌症候群
　（SIADH）……… 306
糖尿病……… 308
メタボリックシンドローム
　（内臓脂肪症候群）……… 310

甲状腺機能亢進症

- 甲状腺ホルモンの過剰産生によって生じる代謝異常で，甲状腺中毒症とも呼ばれています．
- グレーブス（Graves）病※：サイロキシンの産生増加と甲状腺の腫大（甲状腺腫）を認め，全身に多様な変化をもたらします．
- 重篤な甲状腺中毒症（甲状腺ストーム）：生命を脅かす危険性の強い心臓・肝臓・腎臓への重篤な合併症に対して救急治療を行う必要があります．

※訳者注……グレーブス病：バセドウ（Basedow）病とも呼ばれます．日本では，バセドウ病のほうが一般的によく用いられています．

何が原因？
- 自己免疫疾患（グレーブス病）
- 遺伝的素因
- 甲状腺刺激ホルモンの分泌増加
- 甲状腺腺腫
- 中毒性多結節性甲状腺腫

病態生理学的に現われる変化は？

甲状腺機能亢進症

甲状腺ホルモンの増加 →	甲状腺の腫大（甲状腺腫），興奮性，神経質，熱に対する耐性低下，発汗過多，体重減少（食欲があるにもかかわらず），腸管運動亢進，動悸，高血圧
眼窩組織内線維芽細胞のサイトカインによる活性化 →	眼球突出
大脳機能促進 →	集中困難
筋緊張を制御する脊髄の活性化 →	細かな振戦，書字のふらつきや拙劣

甲状腺ストーム

カテコールアミン反応の増加と甲状腺機能亢進状態 →	高熱，頻脈，肺水腫，高血圧，ショック，振戦，情緒不安定，極端な神経過敏，精神錯乱，譫妄，精神異常，無関心，昏迷，下痢，腹痛，嘔気，嘔吐，黄疸，高血糖，昏睡

甲状腺と甲状腺ホルモン

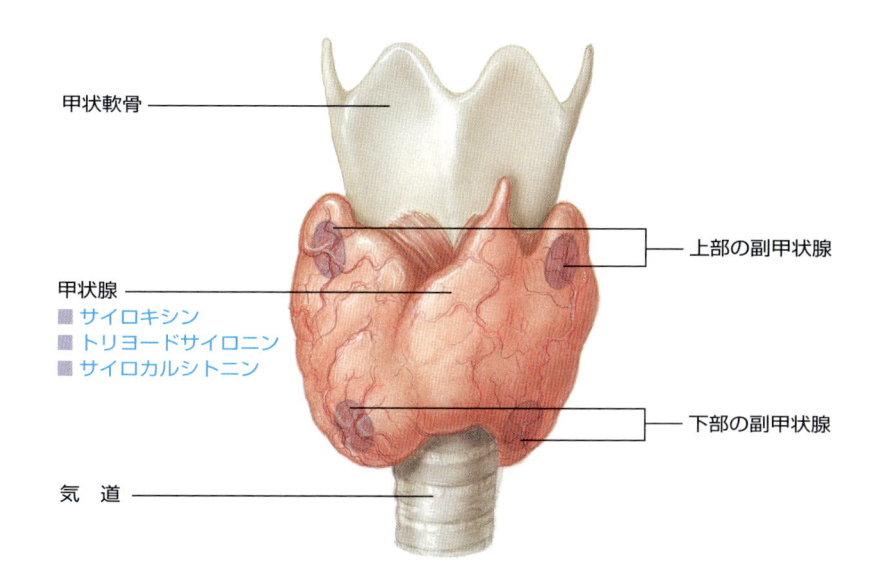

- 甲状軟骨
- 甲状腺
  - サイロキシン
  - トリヨードサイロニン
  - サイロカルシトニン
- 気道
- 上部の副甲状腺
- 下部の副甲状腺

グレーブス病における組織学的変化

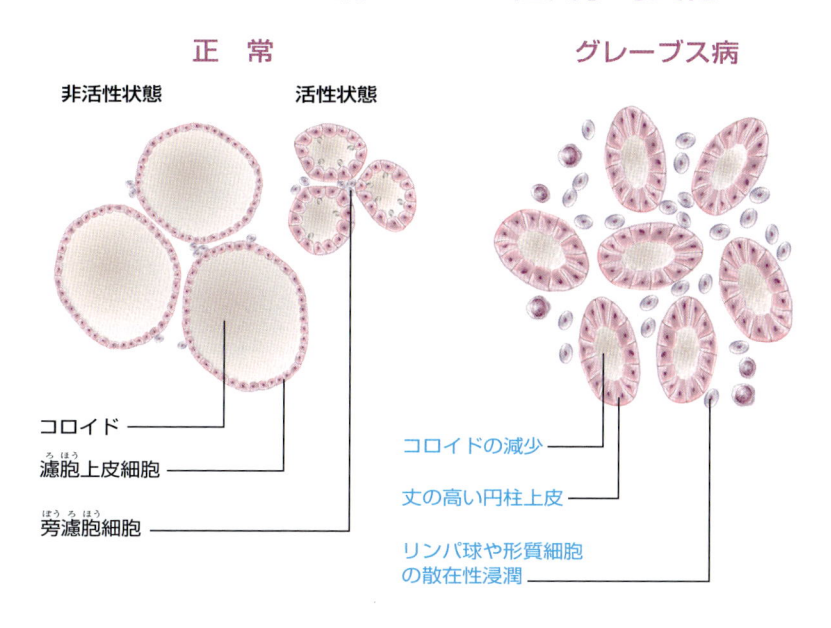

正常
- 非活性状態
- 活性状態
- コロイド
- 濾胞上皮細胞
- 傍濾胞細胞

グレーブス病
- コロイドの減少
- 丈の高い円柱上皮
- リンパ球や形質細胞の散在性浸潤

甲状腺機能低下症

- 視床下部・下垂体・甲状腺の機能不全，または甲状腺ホルモンに対する抵抗性によって発生します．
- 生命を脅かす粘液水腫性昏睡に至ることもあります．

何が原因？
- 自己免疫疾患（橋本病）（慢性甲状腺炎）
- 下垂体の機能不全
- 抗甲状腺剤の過剰投与
- 放射線治療（特に放射性ヨードの使用）
- 甲状腺摘出手術

病態生理学的に現われる変化は？

代謝低下状態 →	衰弱，疲労感，健忘，深部腱反射の遅延，寒冷に対する敏感性，原因不明の体重減少，便秘，月経過多，性欲減退，不妊
体液貯留 →	粘液水腫の特徴的な徴候と症状：腫脹した顔や手足，嗄声，眼窩周囲の浮腫，上眼瞼下垂，乾燥した薄い毛髪，厚くてもろい爪，黄色く見えるざらざらして乾燥した皮膚
ムコ多糖類沈着に関連した心臓血管系の合併症 →	心拍出量の低下，徐脈，末梢循環不全の徴候，心肥大
粘液水腫性昏睡へ進行 →	進行性昏迷，低換気，低血糖，低ナトリウム血症，低血圧，低体温

橋本病(慢性甲状腺炎)における組織学的変化

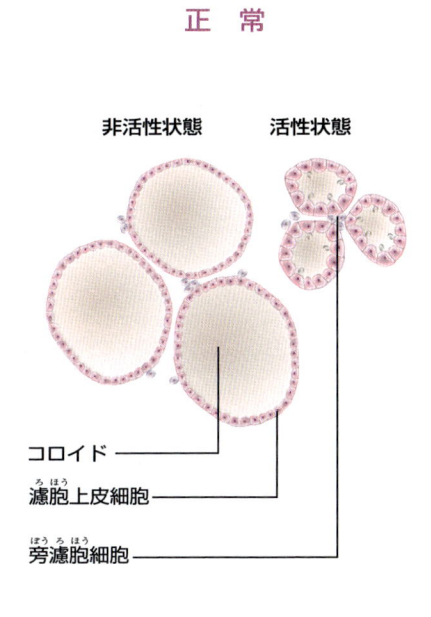

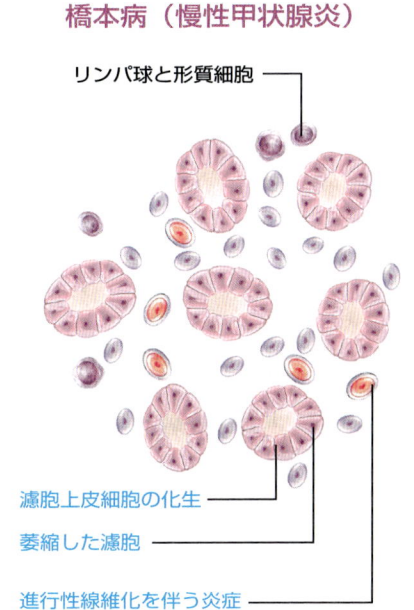

正 常

非活性状態　活性状態

- コロイド
- 濾胞上皮細胞
- 旁濾胞細胞

橋本病(慢性甲状腺炎)

- リンパ球と形質細胞
- 濾胞上皮細胞の化生
- 萎縮した濾胞
- 進行性線維化を伴う炎症

甲状腺機能低下症

甲状腺癌

- 内分泌系の悪性腫瘍の中で最も高頻度に発生します[※].
- あらゆる年齢層に発生しますが，頸部に放射線照射治療をした人の発生率は特に高い.

何が原因？
- 不　明

病態生理学的に現われる変化は？

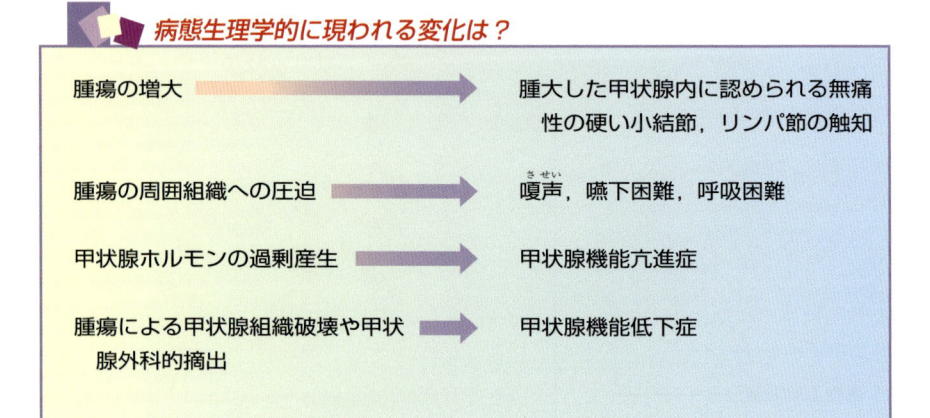

腫瘍の増大 →	腫大した甲状腺内に認められる無痛性の硬い小結節，リンパ節の触知
腫瘍の周囲組織への圧迫 →	嗄声（させい），嚥下困難，呼吸困難
甲状腺ホルモンの過剰産生 →	甲状腺機能亢進症
腫瘍による甲状腺組織破壊や甲状腺外科的摘出 →	甲状腺機能低下症

※訳者注……日本では，現在年間の患者数約8,000人，死亡者数約1,500人で，女性が男性の3倍以上を占めています．

早期の限局性甲状腺癌

前　面

- 喉頭蓋
- 舌骨大角
- 舌骨小角
- 甲状舌骨膜
- 正中甲状舌骨靱帯
- 斜　線
- 正中輪状甲状靱帯
- 輪状甲状筋
- 甲状腺
- 気　管
- 舌　骨
- 外側甲状舌骨靱帯
- 甲状軟骨の上角
- 上甲状切痕
- 下甲状切痕
- 甲状腺左葉に発生した単発性小結節

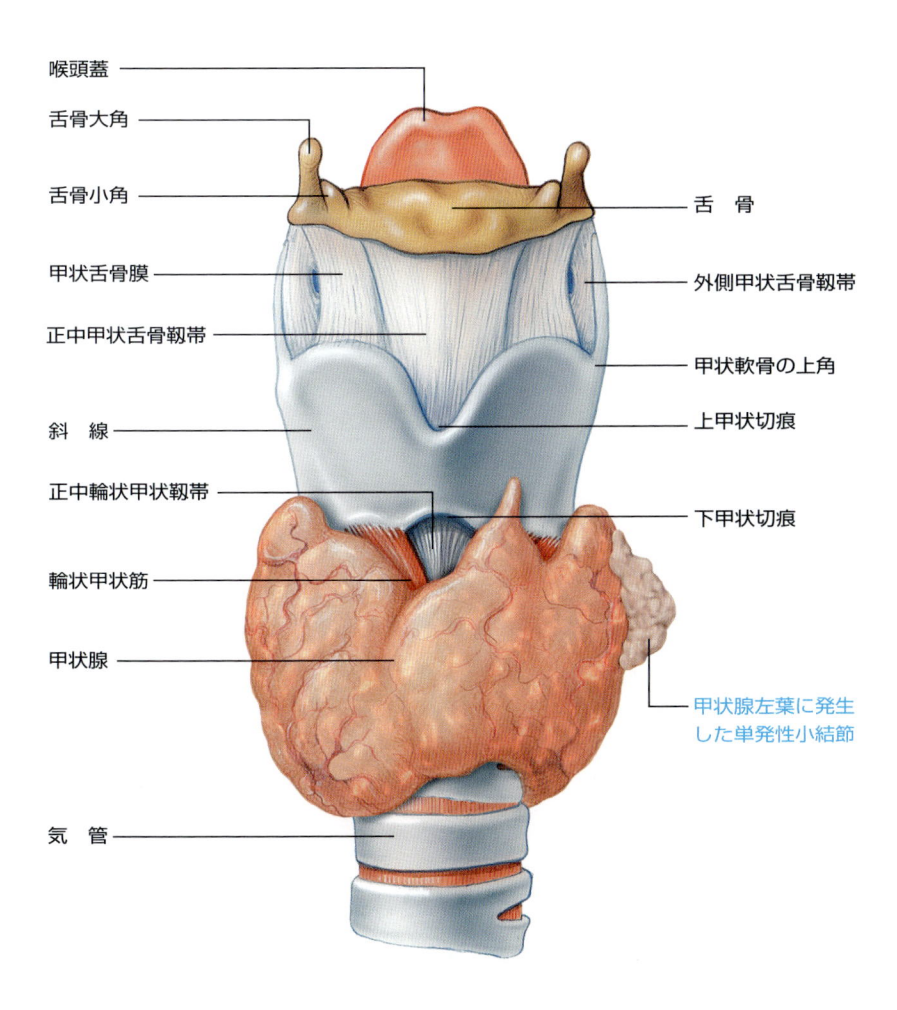

クッシング（Cushing）症候群

- 副腎皮質ホルモン過剰によって臨床的異常症状を示す症候群．
- クッシング（Cushing）病（下垂体からのコルチコトロピン※分泌過剰）：内因性患者の約80％を占めます．

※訳者注……コルチコトロピン：副腎皮質刺激ホルモン（ACTH）とも呼ばれています．

何が原因？
- 下垂体以外の場所に認められる異所性コルチコトロピン産生腫瘍
- 糖質コルチコイドの過剰量長期間投与
- 下垂体前葉ホルモン（コルチコトロピン）分泌過剰

病態生理学的に現われる変化は？

コルチゾールによってひき起こされるインスリン抵抗性と肝臓における糖新生の増加	→ 糖尿病，耐糖能の低下，高血糖，糖尿
アンドロゲン産生増加	→ 軽度の男性化，多毛症，中心性肥満，無月経または過少月経；性機能障害
低カリウム血症	→ 筋力低下
骨粗鬆症	→ 病的骨折
膠原質の減少と組織の脆弱化	→ 皮膚線条；顔面紅潮；痤瘡；鎖骨上・上背部・顔面・体幹などの部位における脂肪沈着；やせて貧弱な上下肢；創瘢痕形成がほとんどなく，傷の治りが悪い；特発性の斑状出血；過剰な皮膚色素沈着
胃液分泌とペプシン産生の増加	→ 消化性潰瘍；腹痛；食欲低下；体重減少
ナトリウムと組織液の貯留	→ 高血圧；心不全；左室肥大
蛋白質の喪失	→ 毛細血管の脆弱化，出血，斑状出血
神経伝達の変化	→ 神経過敏，情緒不安定

クッシング症候群の症状

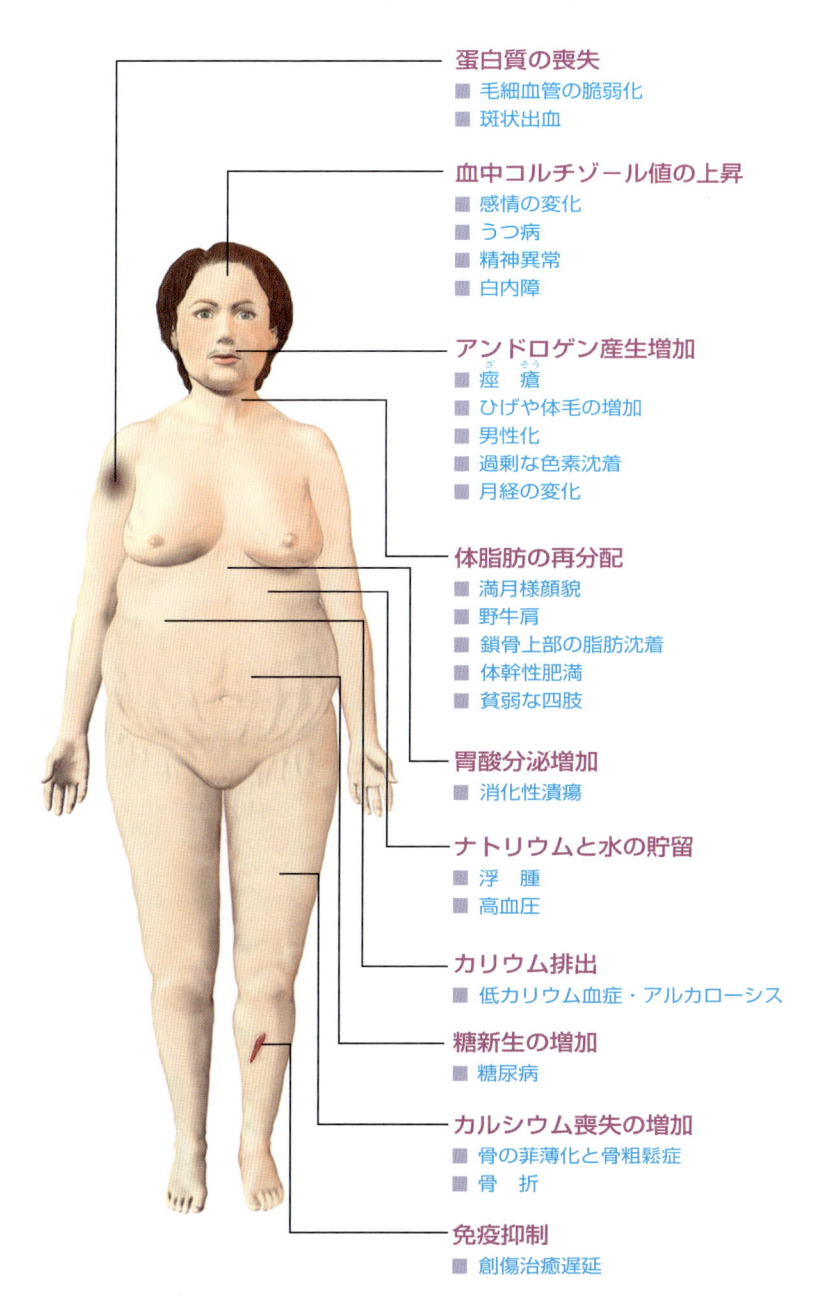

蛋白質の喪失
- 毛細血管の脆弱化
- 斑状出血

血中コルチゾール値の上昇
- 感情の変化
- うつ病
- 精神異常
- 白内障

アンドロゲン産生増加
- 痤瘡
- ひげや体毛の増加
- 男性化
- 過剰な色素沈着
- 月経の変化

体脂肪の再分配
- 満月様顔貌
- 野牛肩
- 鎖骨上部の脂肪沈着
- 体幹性肥満
- 貧弱な四肢

胃酸分泌増加
- 消化性潰瘍

ナトリウムと水の貯留
- 浮腫
- 高血圧

カリウム排出
- 低カリウム血症・アルカローシス

糖新生の増加
- 糖尿病

カルシウム喪失の増加
- 骨の菲薄化と骨粗鬆症
- 骨折

免疫抑制
- 創傷治癒遅延

クッシング（Cushing）症候群

副腎機能低下症

- **原発性副腎機能低下症〔アジソン(Addison)病〕**：鉱質コルチコイド・糖質コルチコイド・アンドロゲンの分泌低下と副腎皮質組織の破壊が特徴です．
- **二次性副腎機能低下症**：糖質コルチコイドの分泌低下とアルドステロンの正常分泌が特徴です．

何が原因？

原発性副腎機能低下症
- 自己免疫反応
- 両側副腎摘出
- 特発性副腎萎縮
- 新生物，結核，その他の感染症

二次性副腎機能低下症
- 長期間にわたる副腎皮質ステロイド投与治療の突然の中断
- 下垂体機能低下
- コルチコトロピン産生腫瘍の摘出

病態生理学的に現われる変化は？

原発性副腎機能低下症

鉱質コルチコイドや糖質コルチコイドの不足	→ 衰弱，疲労感；体重減少，嘔気，嘔吐，食欲不振；比較的小さなストレスに対する抵抗力の低下；心臓血管系の異常；塩分の多い食事への嗜好変化
血中コルチゾール値の低下と，それと同時に起こるコルチコトロピンおよびメラノサイト刺激ホルモンの過剰分泌	→ 皮膚の色が青銅色に著しく変化する，創痕や皮膚白斑の色が黒くなる，皮膚粘膜の色素沈着が増加する
糖新生の低下	→ 空腹時血糖値の低下

二次性副腎機能低下症

徴候や症状は原発性副腎機能低下症の場合と似ているが，皮膚の色素沈着増加が認められない点は異なる

急性副腎クリーゼ※	→ 重症の衰弱と疲労，嘔気，嘔吐，脱水，低血圧，高熱とそれに続く低体温

※訳者注……急性副腎クリーゼ（急性副腎不全）：何らかの原因で副腎ホルモンの分泌が急激に不足するようになることです．副腎皮質ホルモンであるコルチゾールの分泌が障害されることにより，コルチゾールの働きが失われます．

副腎ホルモン分泌

副腎ホルモン

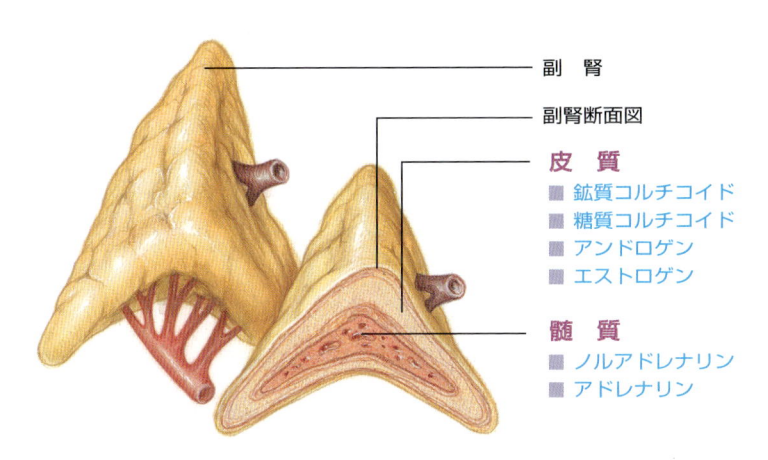

- 副腎
- 副腎断面図
- **皮質**
  - 鉱質コルチコイド
  - 糖質コルチコイド
  - アンドロゲン
  - エストロゲン
- **髄質**
  - ノルアドレナリン
  - アドレナリン

原発性副腎機能低下症におけるコルチゾール分泌低下

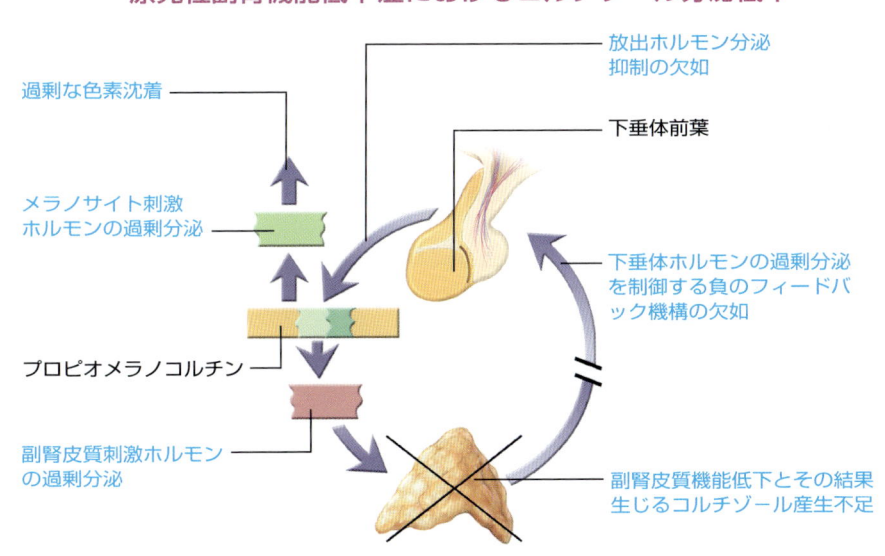

- 放出ホルモン分泌抑制の欠如
- 下垂体前葉
- 過剰な色素沈着
- メラノサイト刺激ホルモンの過剰分泌
- プロピオメラノコルチン
- 副腎皮質刺激ホルモンの過剰分泌
- 下垂体ホルモンの過剰分泌を制御する負のフィードバック機構の欠如
- 副腎皮質機能低下とその結果生じるコルチゾール産生不足

副腎機能低下症

尿崩症

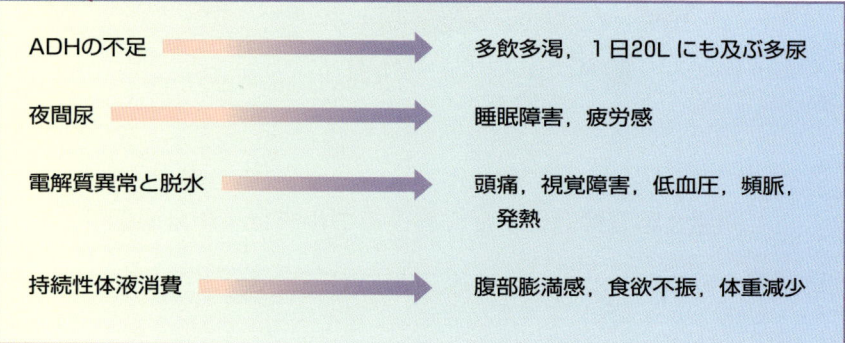

- 抗利尿ホルモン（ADH）（バゾプレッシン）の不足，またはADHに対する腎臓の反応低下によって発生します．
- 過剰の水分摂取と低浸透圧尿の多尿．
- 腎性，神経原性，心因性の三種類に分けられます．

何が原因？
- **腎　性**：腎不全末期，性染色体劣性遺伝
- **神経原性**：頭部外傷，視床下部腫瘍，下垂体腫瘍，脳卒中，脳外科手術
- **心因性**：神経性多飲多渇症，サルコイドーシス
- **一過性尿崩症**：薬剤性（アルコール，リチウム，フェニトイン）

病態生理学的に現われる変化は？

ADHの不足 →	多飲多渇，1日20Lにも及ぶ多尿
夜間尿 →	睡眠障害，疲労感
電解質異常と脱水 →	頭痛，視覚障害，低血圧，頻脈，発熱
持続性体液消費 →	腹部膨満感，食欲不振，体重減少

抗利尿ホルモン（ADH）欠乏症の発生機序

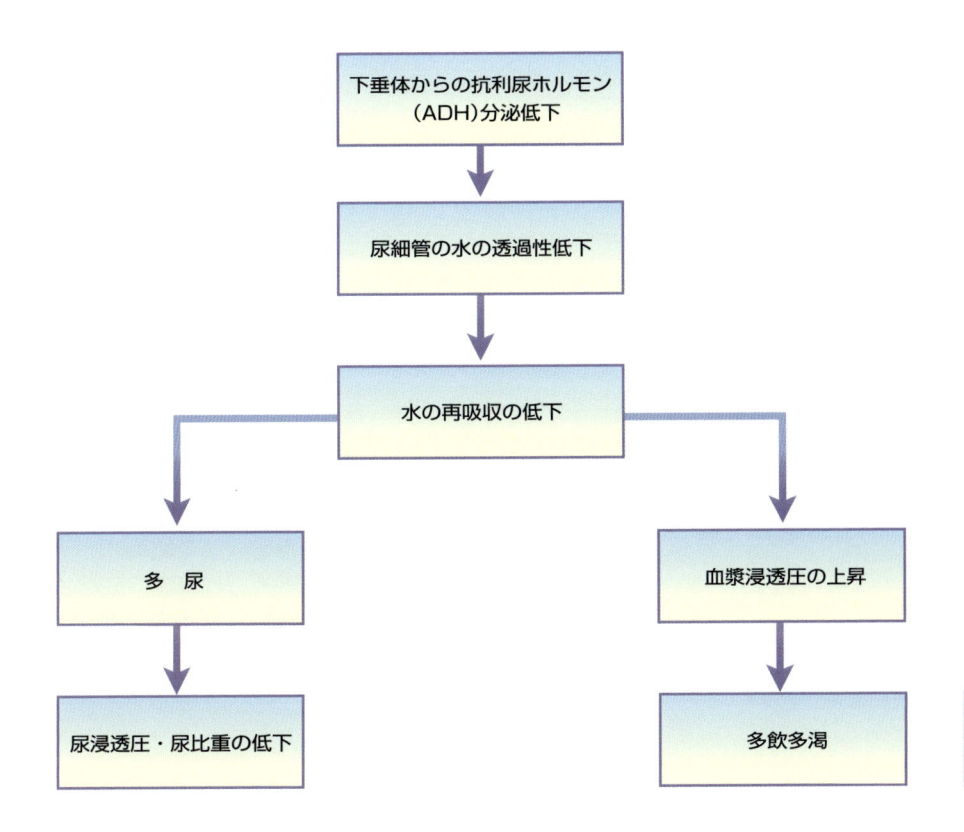

```
下垂体からの抗利尿ホルモン
（ADH）分泌低下
        ↓
尿細管の水の透過性低下
        ↓
    水の再吸収の低下
    ↙          ↘
  多尿        血漿浸透圧の上昇
   ↓              ↓
尿浸透圧・尿比重の低下   多飲多渇
```

抗利尿ホルモン不適合分泌症候群（SIADH）

- 体液や電解質のバランスを障害する病態で，生命を脅かす危険性があります．
- 細胞外液浸透圧の上昇や細胞外液量の減少による刺激が引き金となって，過剰な抗利尿ホルモン（ADH）分泌を起こした結果，認められる病態です．

何が原因？
- 中枢神経系や呼吸器系の疾患
- ADHの産生を増加させたりADHの作用を強化させる薬剤
- 新生物
- 肺燕麦細胞癌
- その他の病態：後天性免疫不全症候群（AIDS），粘液水腫，疼痛，生理的ストレス，精神疾患

病態生理学的に現われる変化は？

| 低ナトリウム血症と電解質バランスの乱れ | ➡ | 口渇，食欲低下，疲労感，嗜眠（以上が最初に認められる徴候），その後，嘔吐，腸管の疼痛性痙攣；体重減少，浮腫，水分貯留，尿量減少，神経学的変化（不安神経症，精神錯乱，頭痛，神経過敏，反射減退，痙攣発作）；深部腱反射の減退；昏睡 |

抗利尿ホルモン不適合分泌症候群（SIADH）の病態

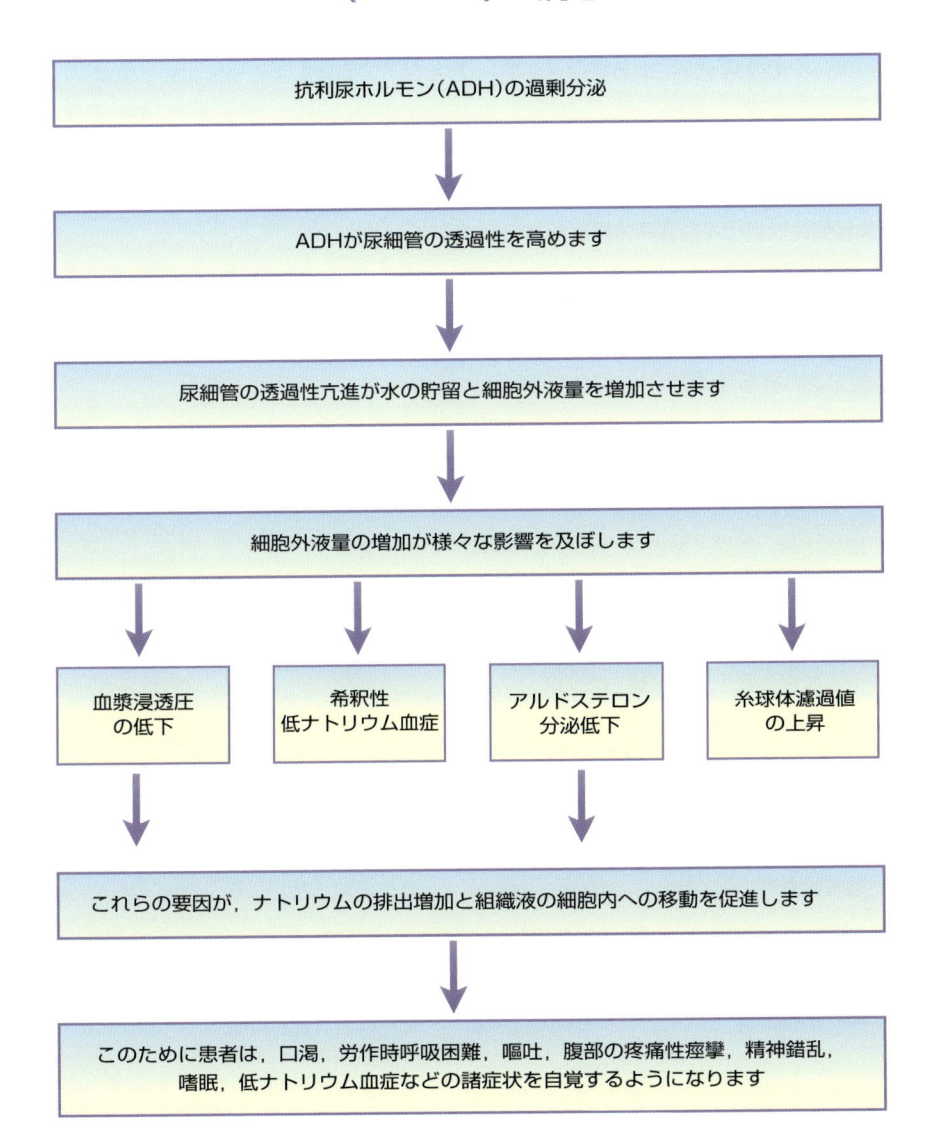

```
抗利尿ホルモン(ADH)の過剰分泌
          ↓
ADHが尿細管の透過性を高めます
          ↓
尿細管の透過性亢進が水の貯留と細胞外液量を増加させます
          ↓
細胞外液量の増加が様々な影響を及ぼします
   ↓         ↓           ↓            ↓
血漿浸透圧   希釈性       アルドステロン   糸球体濾過値
の低下      低ナトリウム血症  分泌低下      の上昇
          ↓
これらの要因が，ナトリウムの排出増加と組織液の細胞内への移動を促進します
          ↓
このために患者は，口渇，労作時呼吸困難，嘔吐，腹部の疼痛性痙攣，精神錯乱，
嗜眠，低ナトリウム血症などの諸症状を自覚するようになります
```

糖尿病

- 慢性的な炭水化物代謝異常で，蛋白質や脂肪代謝の変化が続いて発生します．
- 高血糖が特徴で，その原因としては，インスリン欠乏による場合（Ⅰ型），インスリンの効果不足による場合（Ⅱ型），およびその両方による場合があります．

何が原因？

Ⅰ型糖尿病
- ウイルスあるいは環境要因が引き金となって起こる自己免疫機序
- 特発性（自己免疫機序の確証がない）

Ⅱ型糖尿病
- 生活習慣や遺伝的要因による膵ランゲルハンス島β細胞の消耗

病態生理学的に現われる変化は？

高血糖によって起こる血漿高浸透圧	→ 多尿，多飲多渇
炭水化物，脂肪，蛋白質の細胞内貯蔵枯渇	→ 多食
インスリン機能の障害や消失による炭水化物・脂肪・蛋白質の正常代謝の妨害	→ 体重減少
細胞内ブドウ糖レベルの低下	→ 頭痛，疲労感，嗜眠，活動レベルの低下
電解質異常	→ 筋肉痙攣，神経過敏，情緒不安定
ブドウ糖誘発膨脹	→ 視覚変化
神経組織障害	→ 知覚鈍麻，異常知覚
脱水，電解質異常，自律神経症	→ 腹部不快感，腹痛，嘔気，下痢，便秘
高血糖	→ 皮膚感染症や創傷の治癒遅延，皮膚瘙痒感，腟瘙痒症，外陰腟炎

Ⅰ型とⅡ型の糖尿病

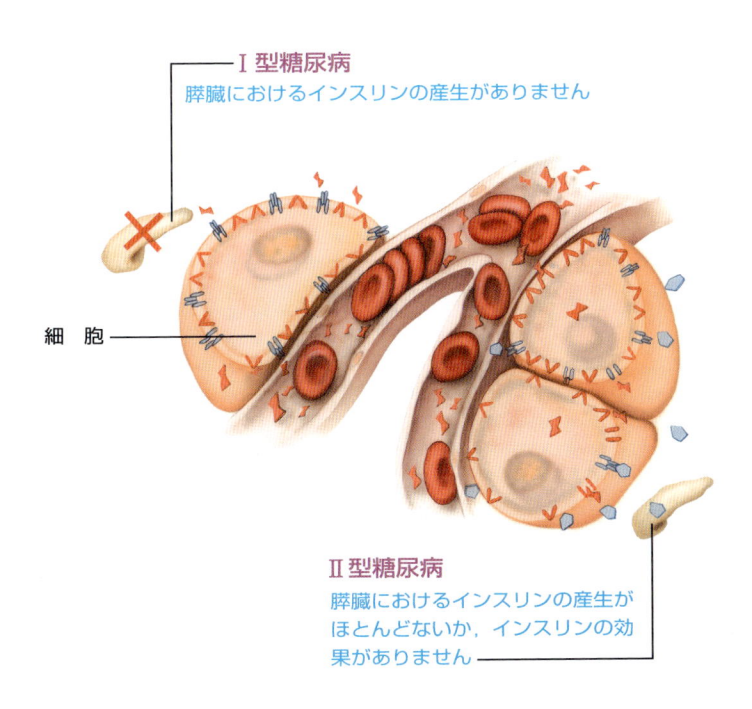

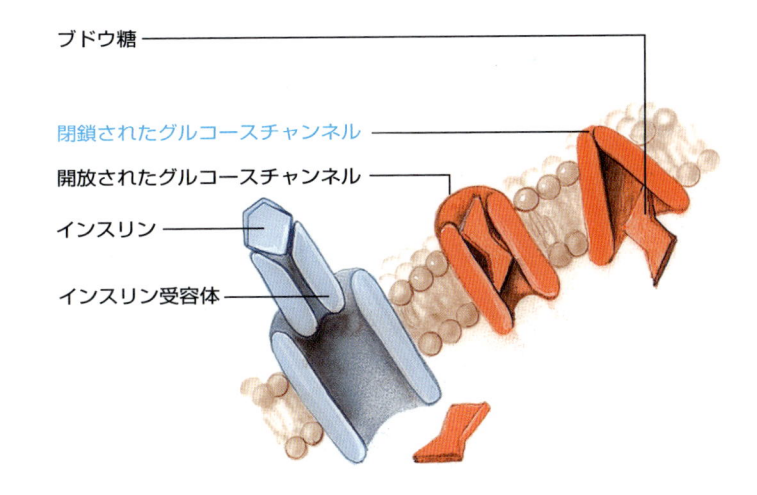

Ⅰ型糖尿病
膵臓におけるインスリンの産生がありません

細 胞

Ⅱ型糖尿病
膵臓におけるインスリンの産生がほとんどないか，インスリンの効果がありません

ブドウ糖

閉鎖されたグルコースチャンネル
開放されたグルコースチャンネル
インスリン
インスリン受容体

メタボリックシンドローム（内臓脂肪症候群）

■肥満，高血圧，高血糖，コレステロール異常を特徴とします．
■冠状動脈性心疾患，脳卒中，糖尿病を発症させる危険性が増加します．

何が原因？
■インスリン抵抗性

病態生理学的に現われる変化は？

血中インスリン値の上昇 →	高血糖，高インスリン血症，肥満
血管の肥大と変形 →	血中のコレステロール・中性脂肪値の上昇，高尿酸血症，血小板凝集増加，アンジオテンシンIIに対する反応性上昇，酸化窒素量の減少
ホルモンバランスの乱れ →	月経不順または無月経，不妊，痤瘡（ざそう），多毛症，脱毛症

メタボリックシンドローム（内臓脂肪症候群）

未治療のメタボリックシンドロームの影響を受ける臓器

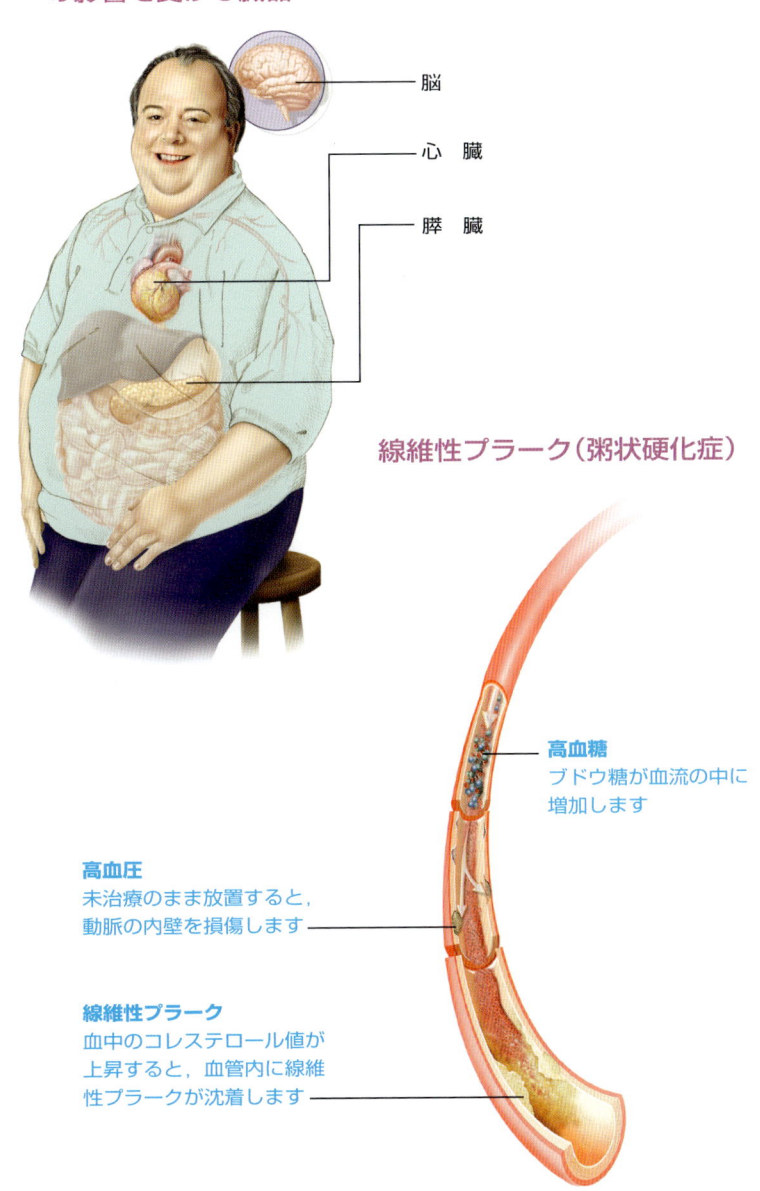

- 脳
- 心臓
- 膵臓

線維性プラーク（粥状硬化症）

高血糖
ブドウ糖が血流の中に増加します

高血圧
未治療のまま放置すると，動脈の内壁を損傷します

線維性プラーク
血中のコレステロール値が上昇すると，血管内に線維性プラークが沈着します

9

泌尿器系

糸球体腎炎………314
腎盂腎炎………316
腎血管性高血圧………318
急性腎不全………320
急性尿細管壊死………322
腎結石………324
水腎症………326
多嚢胞性腎疾患………328
腎　癌………330
膀胱炎………332
膀胱癌………334

糸球体腎炎

- 糸球体の細菌性炎症で，急性と慢性の二種類があります．
- 急性：連鎖状球菌感染症に続発して発生するのが典型的です．
- 慢性：炎症，硬化症，瘢痕形成を経て最後は腎不全に至るのが特徴です．進行期（ふつうは不可逆性）になるまで発見できないことが多い．
- 急速進行性糸球体腎炎（RPGN）：亜急性，半月体形成性，毛細血管外性の糸球体腎炎で，特発性あるいは増殖性糸球体性疾患と合併して発症することもあります．
- グッドパスチュア（Goodpasture）症候群（まれです）．

何が原因？
急性糸球体腎炎と急速進行性糸球体腎炎（RPGN）
- IgA腎症〔ベルジェ（Berger）病〕
- 膿痂疹
- リポイドネフローゼ※1
- 気道感染症や連鎖状球菌感染症

慢性糸球体腎炎
- 巣状糸球体硬化症
- グッドパスチュア症候群※2
- 溶血性尿毒症症候群
- 膜性増殖性糸球体腎炎
- 膜性糸球体腎炎
- 連鎖状球菌感染後糸球体腎炎
- 急速進行性糸球体腎炎（RPGN）
- 全身性エリテマトーデス

病態生理学的に現われる変化は？

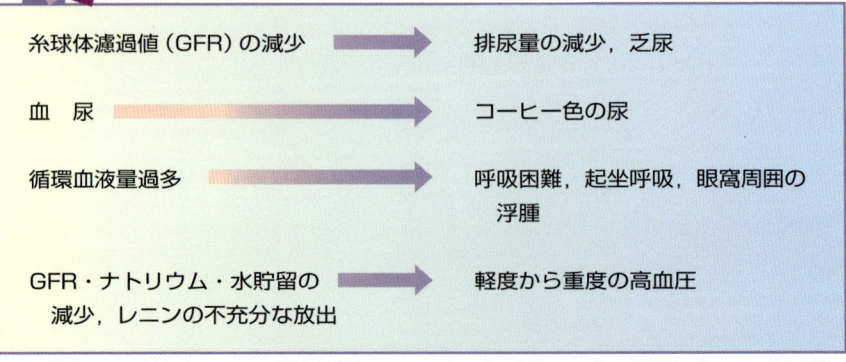

糸球体濾過値（GFR）の減少	→	排尿量の減少，乏尿
血尿	→	コーヒー色の尿
循環血液量過多	→	呼吸困難，起坐呼吸，眼窩周囲の浮腫
GFR・ナトリウム・水貯留の減少，レニンの不充分な放出	→	軽度から重度の高血圧

※1 訳者注……リポイドネフローゼ（微小変化型ネフローゼ）：主に小児にみられる特発性のネフローゼ症候群．尿中に多量のアルブミンが漏出し，浮腫，尿減少，体重増加などの症状を呈する疾患．
※2 訳者注……グッドパスチュア症候群：喀血を伴う糸球体腎炎．

糸球体の免疫複合体沈着物

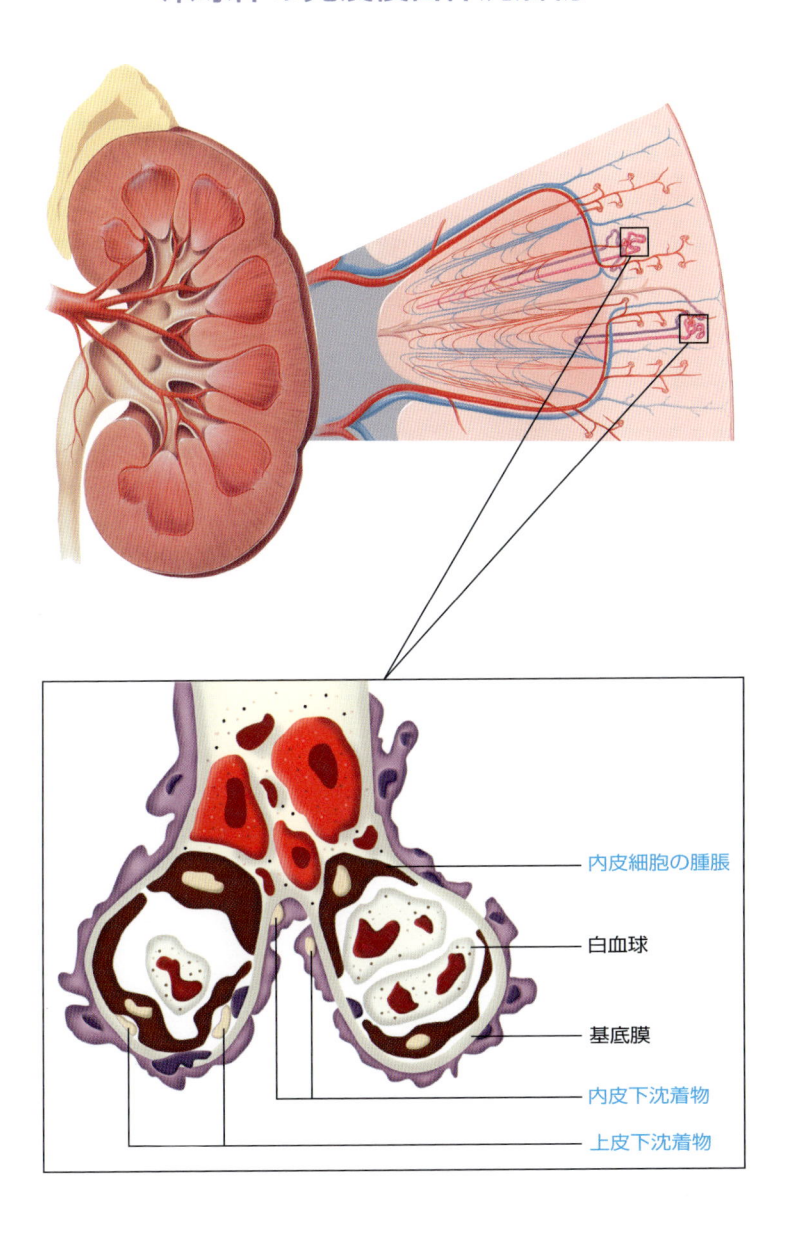

- 内皮細胞の腫脹
- 白血球
- 基底膜
- 内皮下沈着物
- 上皮下沈着物

糸球体腎炎

腎盂腎炎

- 細菌感染によって起こる突然の炎症．
- 最初は，間質，腎盂，そして腎尿細管に感染が起こります．
- 数時間から数日の間に急速に症状が広がりますが，治療しないでも回復することがあります．

何が原因？

- 細菌感染（大腸菌，プロテウス菌，緑膿菌，黄色ブドウ球菌，腸内球菌，など）

病態生理学的に現われる変化は？

感染経過 →	混濁尿，38.9℃以上の高熱，ふるえを伴う悪寒，側腹部痛，食欲不振，全身倦怠感
下部尿路から上部尿路にかけての炎症 →	尿意切迫，頻尿，夜間尿，排尿時痛，排尿困難，血尿，アンモニア臭のような，または生臭いにおいを伴った混濁尿

腎盂腎炎の病期

急性腎盂腎炎と繰り返す感染によって生じる進行性瘢痕形成

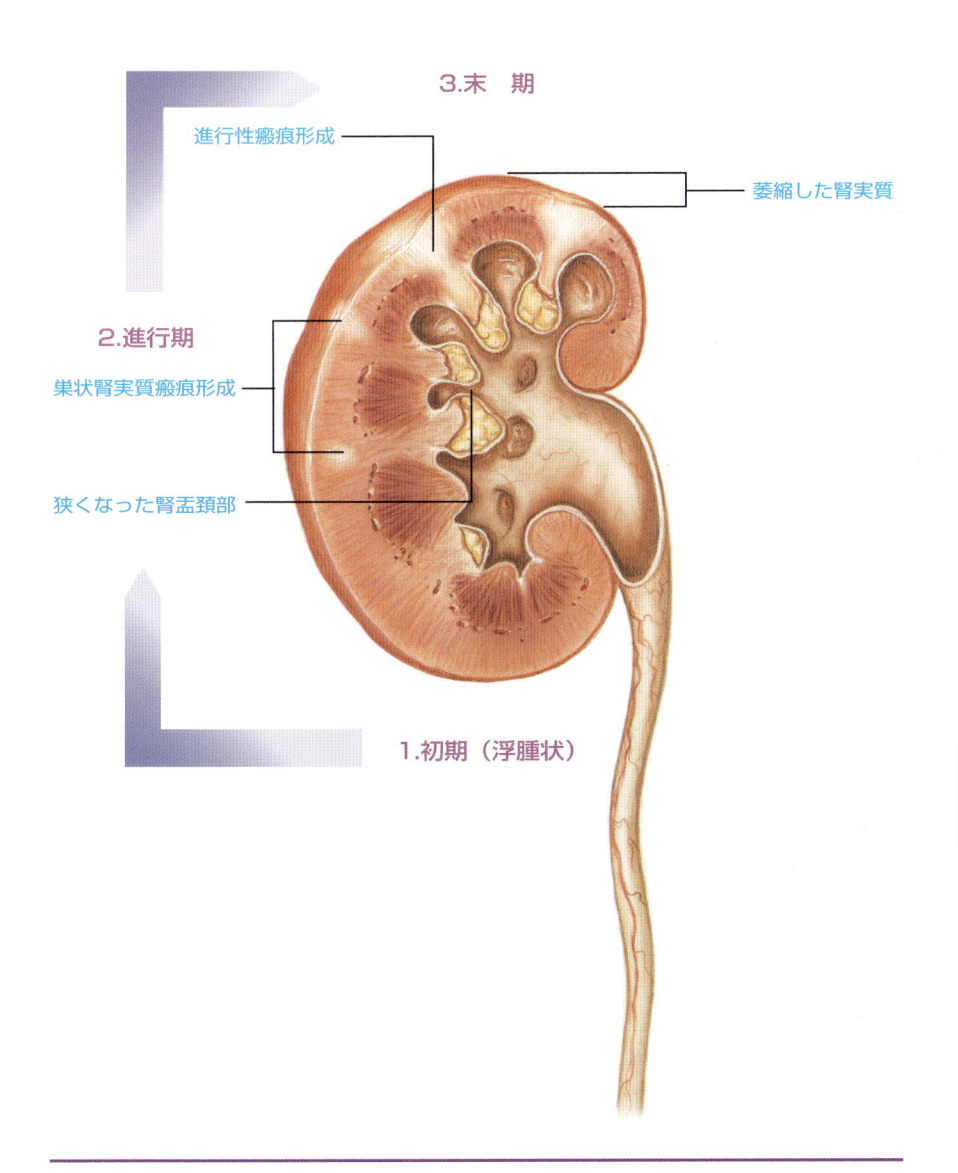

3. 末　期

- 進行性瘢痕形成
- 萎縮した腎実質

2. 進行期

- 巣状腎実質瘢痕形成
- 狭くなった腎盂頸部

1. 初期（浮腫状）

腎血管性高血圧

- 腎動脈またはその分枝の狭窄,あるいは腎臓内の粥状硬化症によって,全身の血圧が上昇した状態をいいます.
- 侵されている動脈が,狭窄か硬化か,一部か全部か,によって,血圧上昇の程度もさまざまです.

何が原因?
- 腎動脈の奇形
- 動脈炎
- 粥状硬化症
- 解離性動脈瘤
- 塞栓症
- 腎動脈壁の線維筋性異形成
- 外　傷
- 腫　瘤

病態生理学的に現われる変化は?

レニンの分泌 →	動脈内圧の上昇,高血圧,頭痛,頭のふらつき,網膜症,動悸,頻脈
末梢血管収縮 →	頭痛,動悸,極端な温度変化に対する対応能力の低下,心筋梗塞,脳卒中,腎不全

腎血管性高血圧

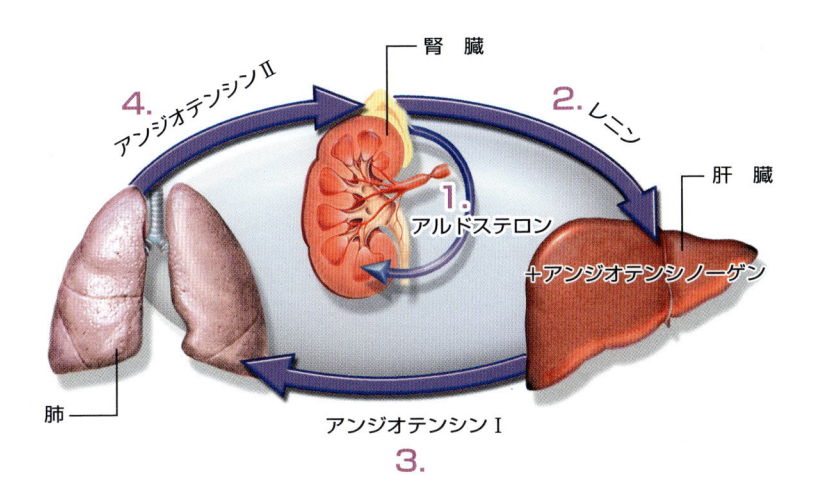

腎臓
4. アンジオテンシンⅡ
2. レニン
1. アルドステロン
肝臓
＋アンジオテンシノーゲン
肺
アンジオテンシンⅠ
3.

腎血管性高血圧の発生機序

1. 腎動脈狭窄により腎臓への血流量が減少します．

2. 腎臓がレニンを分泌します．

3. レニンが肝臓でアンジオテンシノーゲンと結合してアンジオテンシンⅠとなります．

4. 肺において，アンジオテンシンⅠが，血管収縮作用を有するアンジオテンシンⅡに変換されます．

急性腎不全

- 腎機能の突然の停止状態をいいます．
- 原因によって，腎前性，腎性，腎後性の三種類に分類されます．
- 乏尿期，利尿期，回復期の三つの病期に分けられます．
- 治療によって可逆性の転帰をとるのがふつうです．

何が原因？

腎前性
- 降圧剤，利尿剤の過剰投与
- 不整脈，心タンポナーデ，心原性ショック，心不全，心筋梗塞
- 動脈塞栓症，動脈血栓症，静脈血栓症，出血
- 熱傷，敗血症，外傷
- 脱水，循環血液量減少性ショック

腎性
- 挫傷外傷，筋疾患
- 腎臓疾患
- 腎細胞毒素
- 鎌状赤血球症

腎後性
- 膀胱の閉塞，尿道の閉塞，尿管の閉塞

病態生理学的に現われる変化は？

血流量の減少 →	初期徴候：乏尿，窒素血症，無尿
尿毒症，腎機能障害の悪化 →	電解質平衡の消失，代謝性アシドーシス
電解質平衡の消失 →	食欲不振，嘔気，嘔吐，下痢
脳循環血流量の変化 →	頭痛，傾眠状態，神経過敏，精神錯乱，末梢神経障害，てんかん発作，昏睡
毒素の生成と交感神経系の刺激 →	皮膚乾燥，瘙痒症，蒼白，紫斑病，粘膜乾燥
循環血液量の変化 →	初期は低血圧，後期は高血圧，不整脈，循環血液量の過剰負荷，心不全，全身性浮腫，貧血

急性腎不全の発生機序

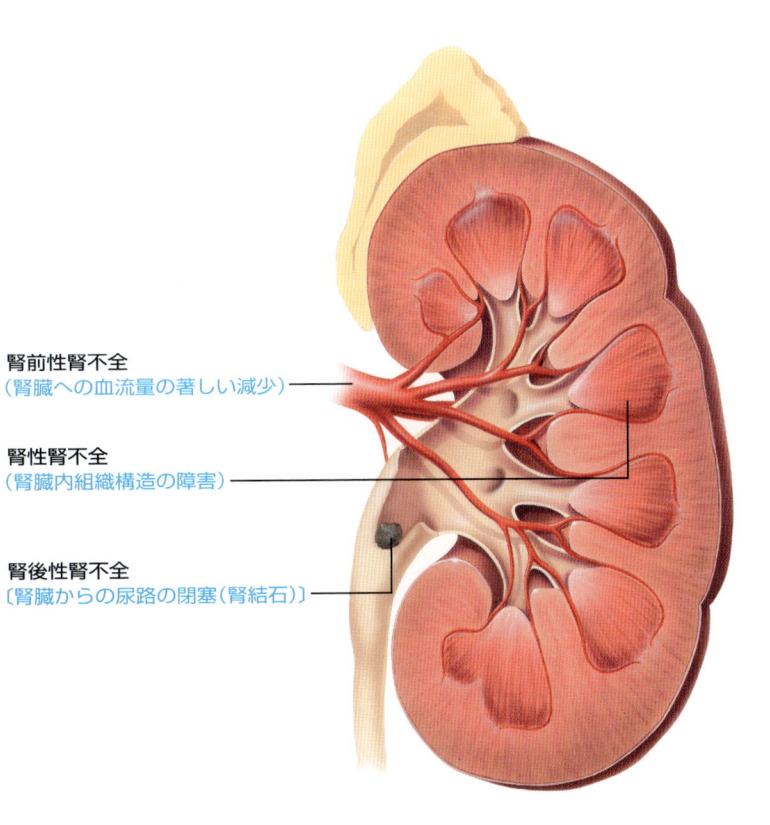

腎前性腎不全
(腎臓への血流量の著しい減少)

腎性腎不全
(腎臓内組織構造の障害)

腎後性腎不全
〔腎臓からの尿路の閉塞(腎結石)〕

急性尿細管壊死

- 急性腎不全の原因の中で最も頻度が高い．
- 虚血または腎毒性物質が原因で起こります．
- ネフロンの尿細管部位に障害が及び，腎不全や尿毒症性症候群をひき起こします．

何が原因？

虚血性障害
- 麻酔薬，外科手術，輸血に対する反応
- 心原性ショック，敗血症性ショック
- 循環性虚脱，重度の低血圧
- 出血，重度の脱水，外傷

腎毒性障害
- 抗生物質や造影剤に対する腎臓の過敏反応
- 毒性化学物質の摂取または吸入

病態生理学的に現われる変化は？

糸球体濾過値（GFR）の著明な減少 ➡	尿量の減少，高カリウム血症，血中クレアチニン（CRE）と血中尿素窒素（BUN）の高値，粘膜や皮膚の乾燥，嗜眠・攣縮・てんかん発作などの中枢神経系変化，乏尿・無尿・精神錯乱などの尿毒症性症候群
BUN・CREの正常値への回復（回復期） ➡	利尿

虚血性壊死

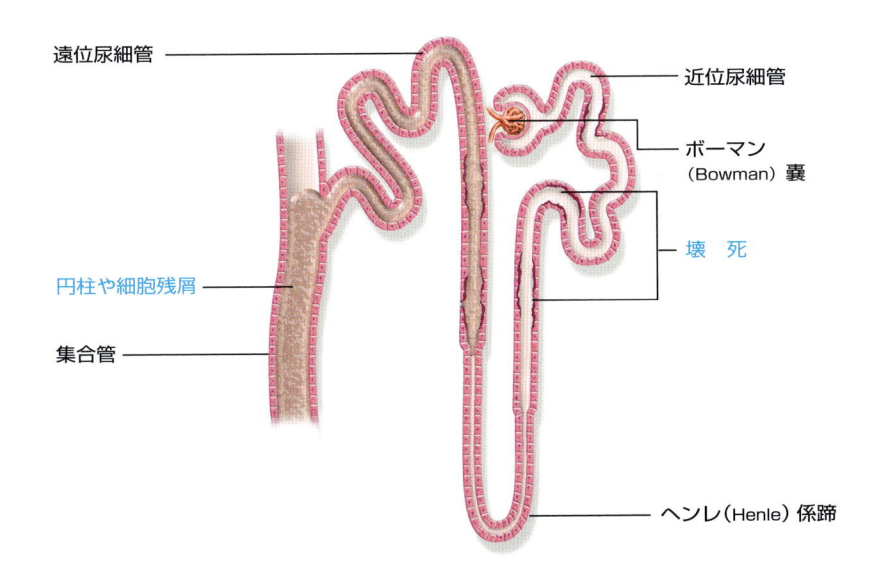

- 遠位尿細管
- 近位尿細管
- ボーマン（Bowman）嚢
- 壊死
- 円柱や細胞残屑
- 集合管
- ヘンレ（Henle）係蹄

腎毒性障害

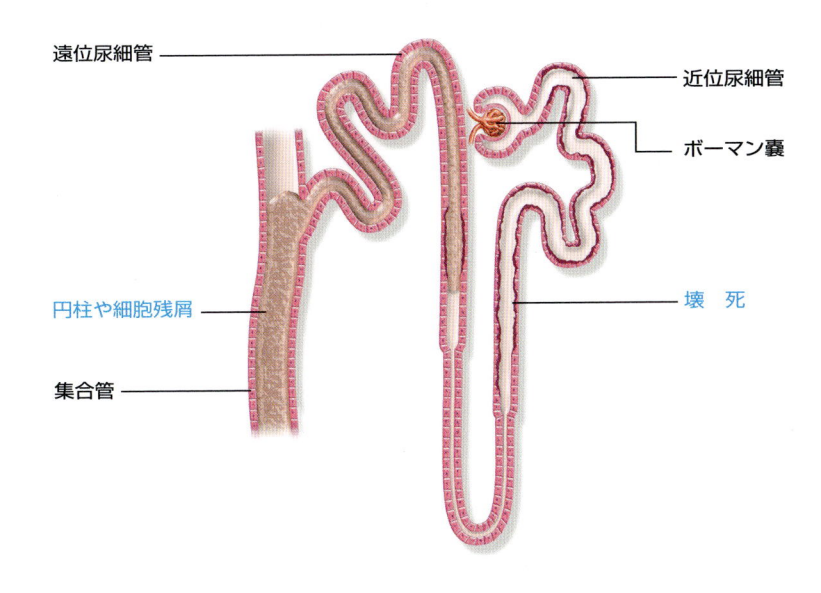

- 遠位尿細管
- 近位尿細管
- ボーマン嚢
- 壊死
- 円柱や細胞残屑
- 集合管

急性尿細管壊死

腎結石

- 尿路のどこにでも発生しますが，最も多い発生場所は腎盂ないし腎杯です．
- 結石は，1個のこともあれば多数のこともあり，また大きさもさまざまです．

何が原因？
- 不　明

病態生理学的に現われる変化は？

尿の流れの停滞によって生じる感染過程	➡ 発熱，悪寒，嘔気，嘔吐
結石による尿路の閉塞	➡ 激痛，血尿，水腎症，両側尿路閉塞による無尿，腹部膨満
結石の尿管不降	➡ 血尿，尿閉，激痛

腎結石の種類

尿酸結石

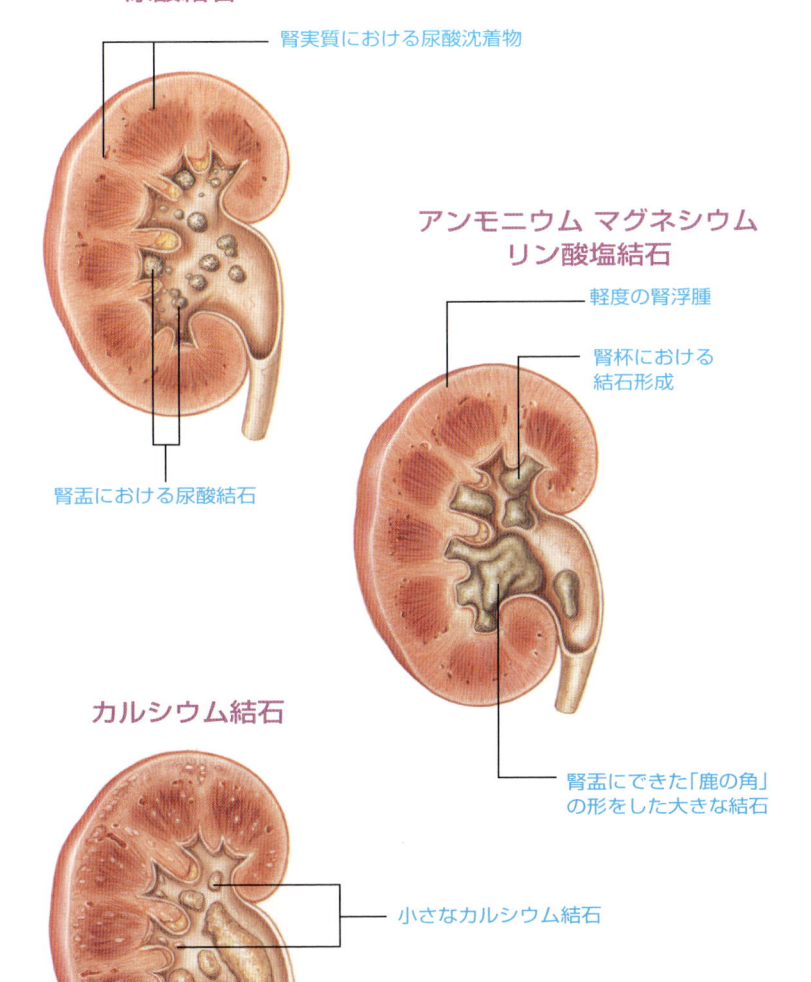

- 腎実質における尿酸沈着物
- 腎盂における尿酸結石

アンモニウム マグネシウム リン酸塩結石

- 軽度の腎浮腫
- 腎杯における結石形成
- 腎盂にできた「鹿の角」の形をした大きな結石

カルシウム結石

- 小さなカルシウム結石
- 大きなカルシウム結石

水腎症

■尿の流路が閉塞されることによって発生する，片側あるいは両側の腎臓の腎盂および腎杯の異常な拡張．
■病状の進行の程度に応じて腎機能障害の症状を認めます．

何が原因？
■腹部腫瘍
■良性の前立腺肥大
■血液凝塊
■結　石
■先天性異常
■神経因性膀胱
■尿管あるいは膀胱出口の狭窄
■外　傷
■尿道の狭窄

病態生理学的に現われる変化は？

尿路の閉塞部位より上部の内圧上昇 →	腎臓の激しい仙痛，側腹部の鈍痛，鼠径部への放散痛，腹部膨満感，膀胱内貯留尿の不充分な排泄，尿の滴下，尿流遅滞
肉眼的な尿の異常所見 →	血尿，膿尿，排尿困難，交互に繰り返す乏尿と多尿，完全な無尿

水腎症における腎障害

水腎症性腎臓の断面図

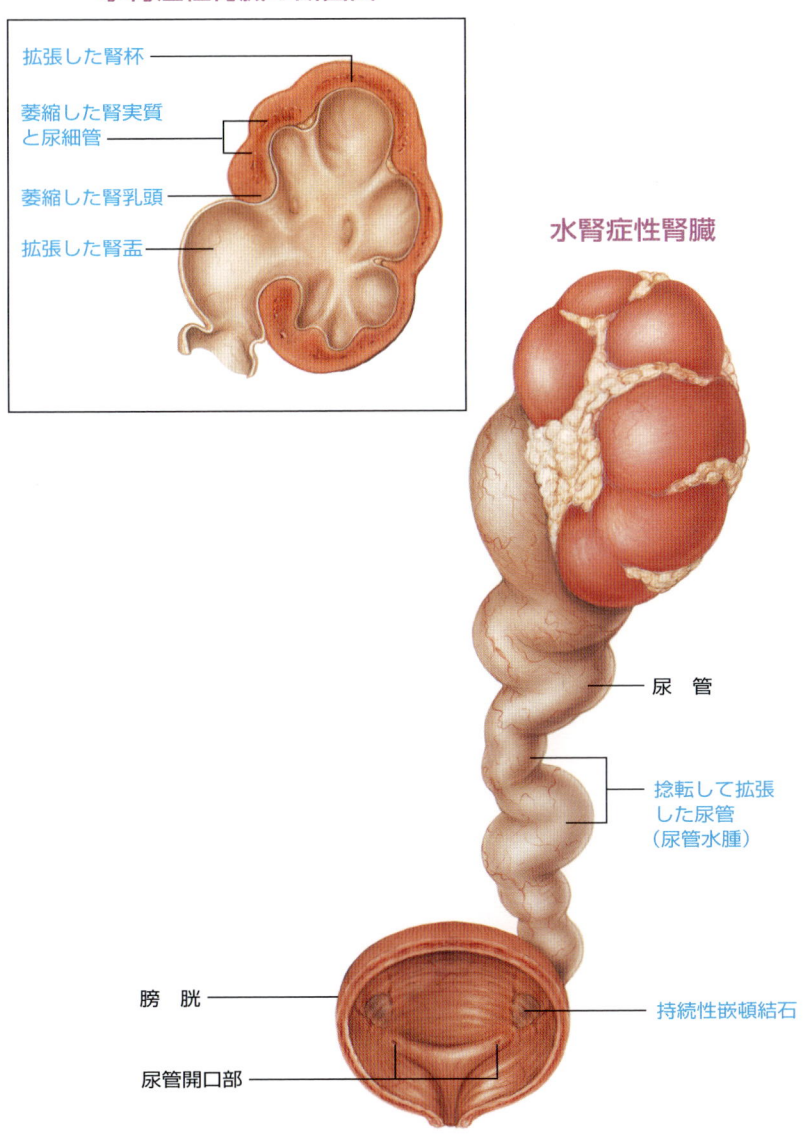

- 拡張した腎杯
- 萎縮した腎実質と尿細管
- 萎縮した腎乳頭
- 拡張した腎盂

水腎症性腎臓

- 尿管
- 捻転して拡張した尿管（尿管水腫）
- 膀胱
- 尿管開口部
- 持続性嵌頓結石

水腎症　327

多嚢胞性腎疾患

- 液体が中に満たされた多数の嚢胞が両側腎臓にぶどうの房状に認められる遺伝性疾患で，腎臓は腫大して，最終的には機能している腎組織を嚢胞が置き換わるようになります．
- 幼少時に発症する型と，成人してから発症する型の二種類に分けられます．
- 幼少時発症型に比べて，成人発症型のほうが腎臓の機能低下に至るスピードはより緩徐ですが，両型とも最後は尿毒症になります．

何が原因？
- 成人発症型は優性遺伝で，三種類の遺伝変異型が知られている
- 幼少時発症型は劣性遺伝

病態生理学的に現われる変化は？

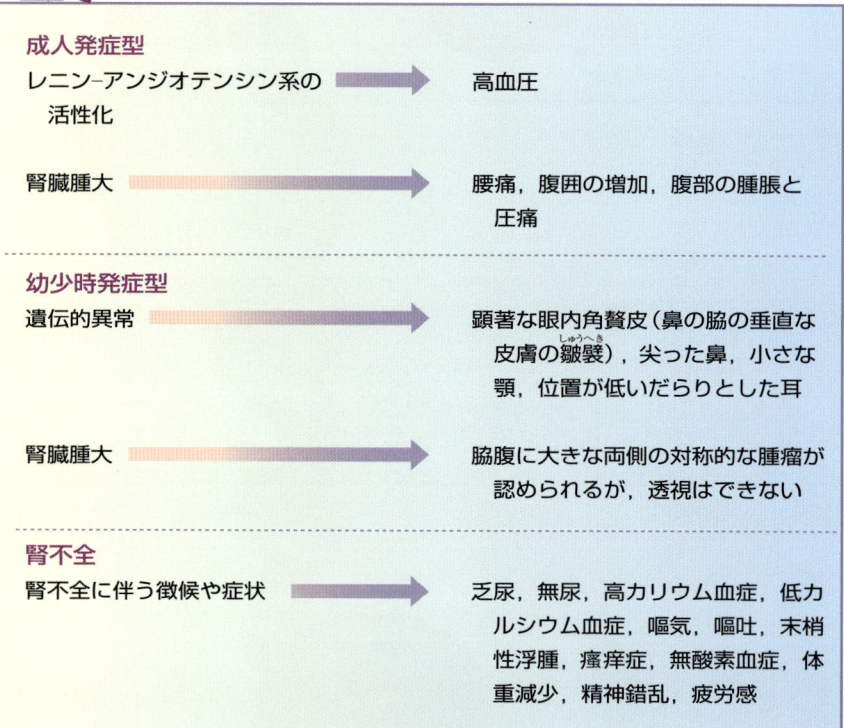

成人発症型

レニン–アンジオテンシン系の活性化 →	高血圧
腎臓腫大 →	腰痛，腹囲の増加，腹部の腫脹と圧痛

幼少時発症型

遺伝的異常 →	顕著な眼内角贅皮（鼻の脇の垂直な皮膚の皺襞），尖った鼻，小さな顎，位置が低いだらりとした耳
腎臓腫大 →	脇腹に大きな両側の対称的な腫瘤が認められるが，透視はできない

腎不全

腎不全に伴う徴候や症状 →	乏尿，無尿，高カリウム血症，低カルシウム血症，嘔気，嘔吐，末梢性浮腫，瘙痒症，無酸素血症，体重減少，精神錯乱，疲労感

多嚢胞腎

断面図

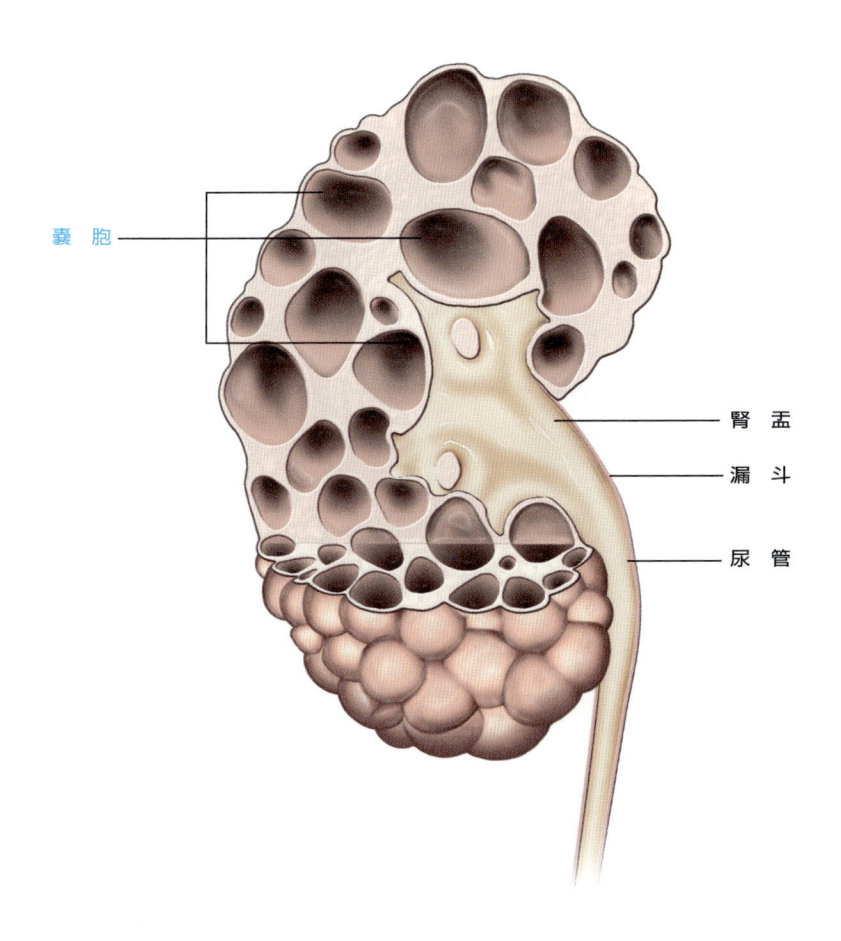

- 嚢胞
- 腎盂
- 漏斗
- 尿管

多嚢胞性腎疾患

腎　癌

- 高齢者に好発します．
- 発生率は，成人の全癌の約２％です※．
- 他の臓器に発生した癌が腎臓に転移する場合も多い．

何が原因？
- 不　明

病態生理学的に現われる変化は？

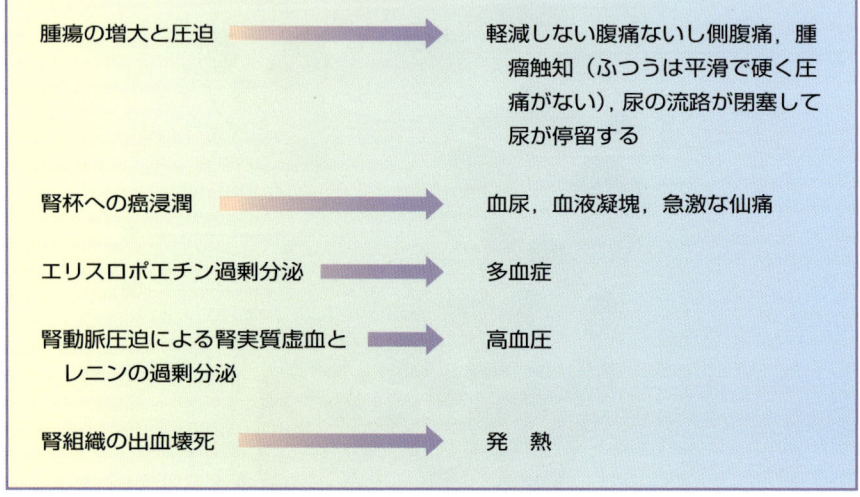

腫瘍の増大と圧迫 →	軽減しない腹痛ないし側腹痛，腫瘤触知（ふつうは平滑で硬く圧痛がない），尿の流路が閉塞して尿が停留する
腎杯への癌浸潤 →	血尿，血液凝塊，急激な仙痛
エリスロポエチン過剰分泌 →	多血症
腎動脈圧迫による腎実質虚血とレニンの過剰分泌 →	高血圧
腎組織の出血壊死 →	発　熱

※訳者注……日本では，現在年間の患者数約12,000人，死亡者数約6,000人です．

二種類の腎癌

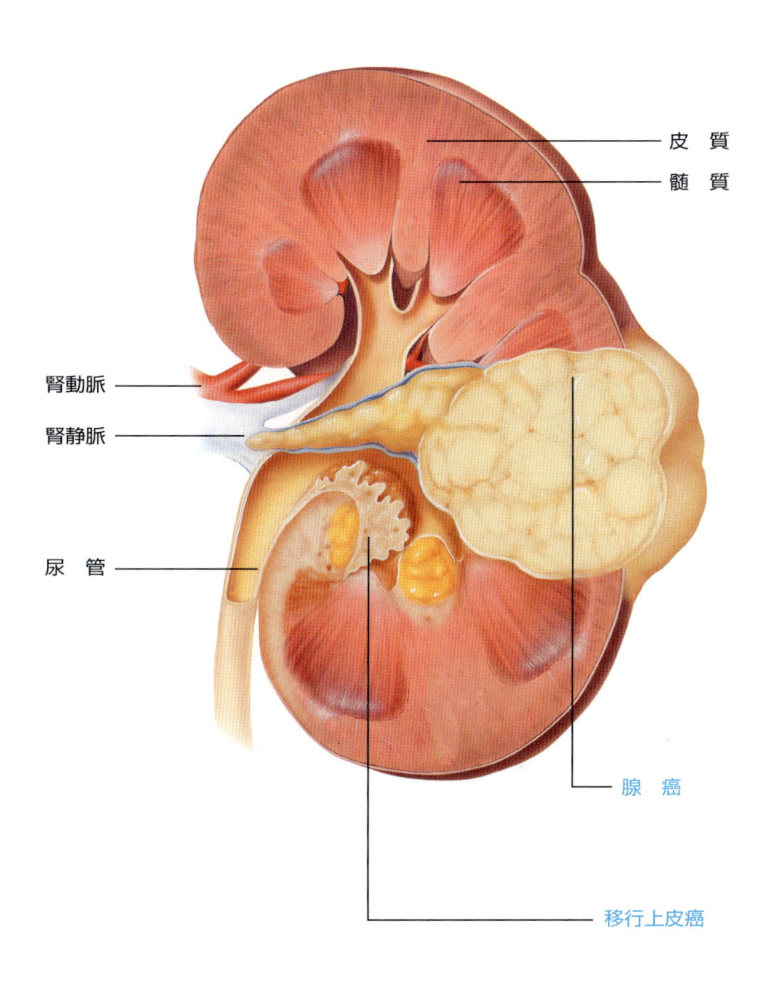

- 皮　質
- 髄　質
- 腎動脈
- 腎静脈
- 尿　管
- 腺　癌
- 移行上皮癌

腎癌

膀胱炎

- 下部尿路感染症には，膀胱炎と尿道炎の二種類があります．
- 女性に多く，その発生頻度は男性の約10倍です．
- 下部尿路感染症は，子供，なかでも女児によくみられる細菌感染症です．
- 感染は，尿道から膀胱へ上行性に広がっていくのがふつうです．
- 治療にすぐに反応することが多い．

何が原因？

- 大腸菌のような，グラム陰性腸内細菌
- 子供の場合は，解剖学的あるいは生理学的異常と関連して発生することが多い

病態生理学的に現われる変化は？

感染経過 →	発熱，悪寒，倦怠感，腹痛，膀胱圧痛
膀胱粘膜や筋層の刺激 →	尿意切迫，頻尿，排尿困難，膀胱痙攣，夜間尿，血尿，排尿時痛

膀胱炎における特徴的な変化

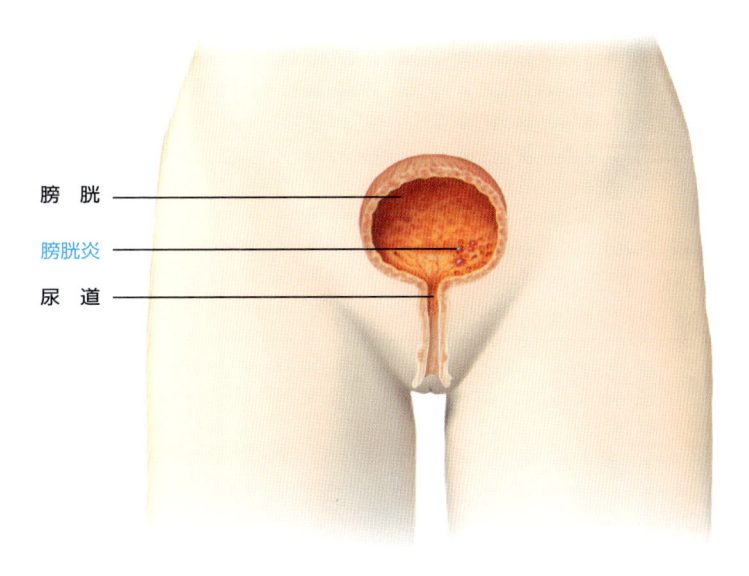

- 膀胱
- 膀胱炎
- 尿道

膀胱鏡で見た膀胱粘膜

正常の膀胱粘膜

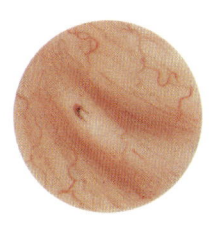

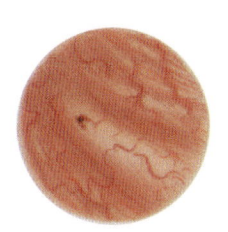

急性膀胱炎の膀胱粘膜

膀胱炎

膀胱癌

- 膀胱壁表面の増殖（乳頭腫）や膀胱壁内の増殖（より悪性度が強い）を経て，筋層に速やかに浸潤することもあります．
- 最も多いのは，膀胱粘膜の移行上皮から発生する移行上皮癌です．
- 頻度としては少ないですが，腺癌，類表皮癌，扁平上皮癌，肉腫，膀胱憩室内の腫瘍，上皮内癌などもあります．
- 初期の段階では無症状であることが多い．

何が原因？
- 不　明

病態生理学的に現われる変化は？

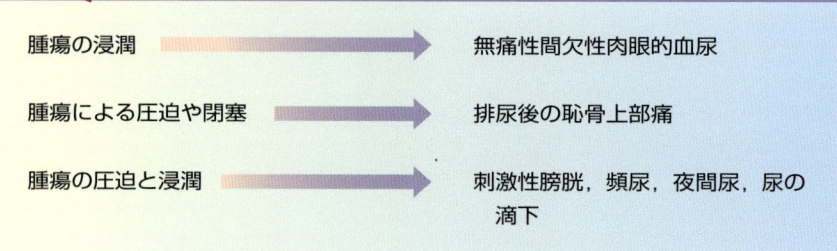

腫瘍の浸潤 →	無痛性間欠性肉眼的血尿
腫瘍による圧迫や閉塞 →	排尿後の恥骨上部痛
腫瘍の圧迫と浸潤 →	刺激性膀胱，頻尿，夜間尿，尿の滴下

膀胱腫瘍

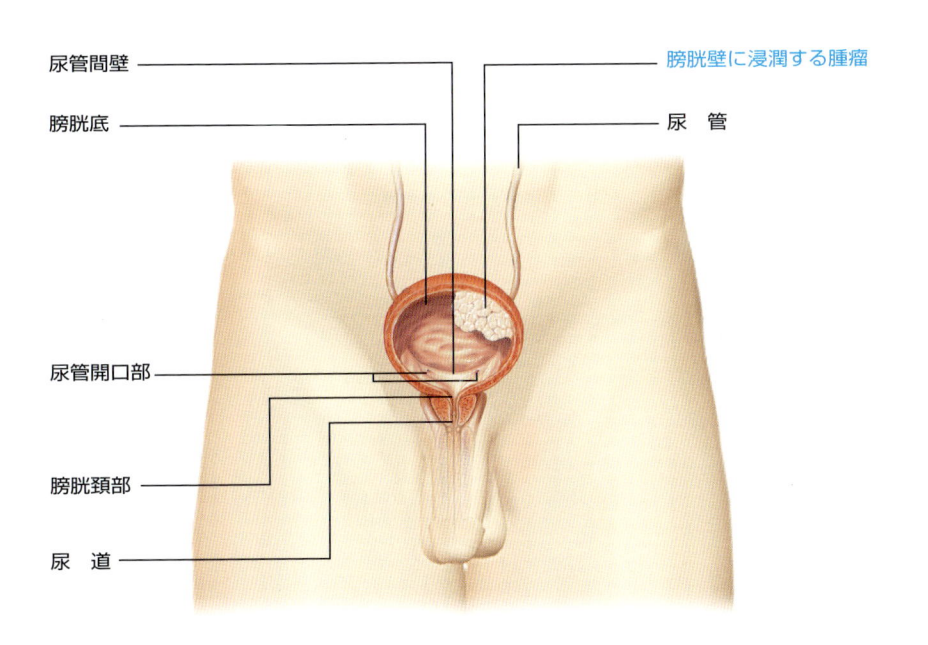

- 尿管間壁
- 膀胱底
- 尿管開口部
- 膀胱頸部
- 尿道
- 膀胱壁に浸潤する腫瘍
- 尿管

10

皮膚系

接触皮膚炎………338
アトピー性皮膚炎………340
蕁麻疹………342
熱　傷………344
褥　瘡………346
痤　瘡………348
蜂窩織炎………350
帯状疱疹………352
疣　贅………354
乾　癬………356
脂漏性角化症………358
日光角化症………360
基底細胞癌………362
有棘細胞癌………364
悪性黒色腫………366

接触皮膚炎

- 境界明瞭な皮膚の炎症．
- 刺激性化学物質やアトピー性アレルゲンとの接触によって発症します．
- 炎症の種類や曝露の程度によって，症状はさまざまです．

何が原因？
- アレルゲン：繰り返し曝露することによる過敏性
- 弱い刺激物質：界面活性剤や溶剤に対する慢性的な曝露
- 強い刺激物質：酸やアルカリによる損傷や接触

病態生理学的に現われる変化は？

真皮内への細胞浸潤：

弱い刺激物質による場合 →	紅斑と小水疱，それに伴う滲出，鱗屑，瘙痒
強い刺激物質による場合 →	水疱と潰瘍形成
アレルゲンによる場合 →	接触した部位に一致して真直ぐな線を伴って発生する境界明瞭な病変（典型的な反応の場合）；感作された場所に認められる著しい紅斑・水疱・浮腫を伴う病変（強い反応の場合）

接触皮膚炎の病態

1. ツタウルシの葉に由来するハプテン※

2. ランゲルハンス細胞膜においてハプテンを運搬する複合体が形成されます．形成されるまでに1時間かかります．

ランゲルハンス（Langerhans）細胞

T細胞

ハプテンを運搬する複合体

3. 複合体となった抗原がT細胞に提示されます．リンパ球の反応，発現，感作には24時間を要します．

感作されたT細胞

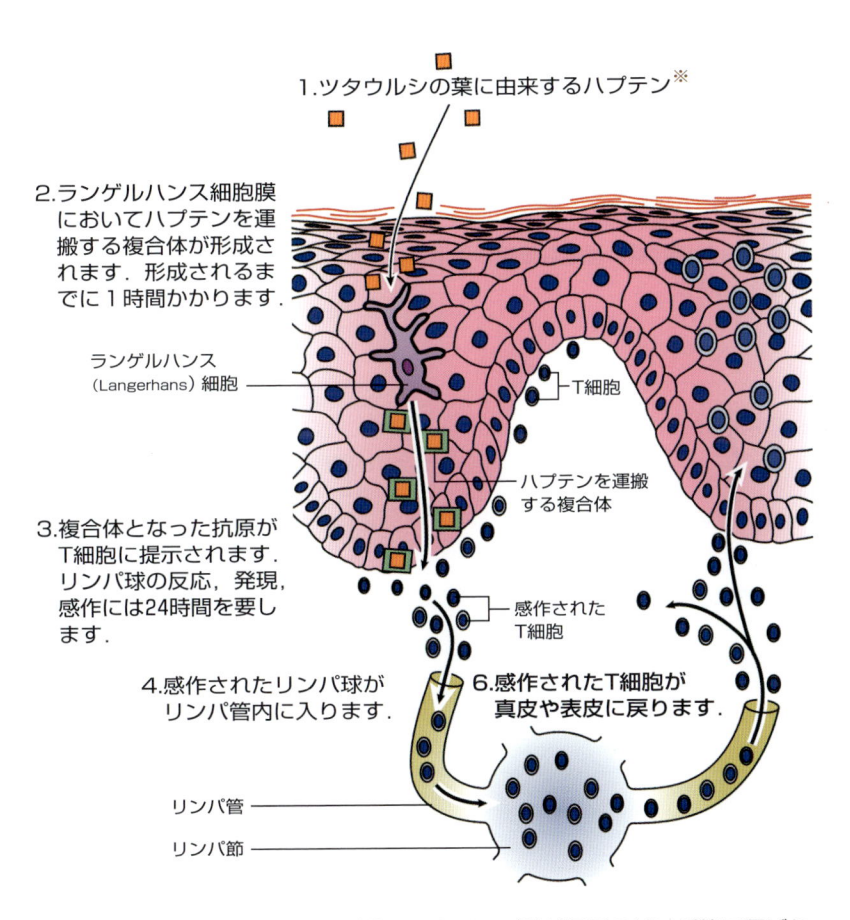

4. 感作されたリンパ球がリンパ管内に入ります．

6. 感作されたT細胞が真皮や表皮に戻ります．

リンパ管
リンパ節

5. 感作されたリンパ球が局所のリンパ節に運ばれ，そこでT細胞の増殖が促進されます．

※訳者注……ハプテン：単独では抗体を産生できませんが，キャリアと呼ばれるやや大きめの分子と結合して抗原性を発現します．

Ruben,E.M.D.,and Farber J.L., MD. Pathology,3rd ed. Philadelphia : Lippincott Williams & Wilkins,1999. より

接触皮膚炎

アトピー性皮膚炎

- 慢性再発性の炎症反応で，気管支喘息やアレルギー性鼻炎を伴うことが多い．
- 生後1ヵ月から1歳頃の乳幼児や，よちよち歩きの子供に発症することが多く，アトピー性疾患の強い家族歴を有するのがふつうです．
- 皮膚発赤と消失を繰り返して青年期頃には回復するのがふつうですが，成人期になっても続くことがあります．

何が原因？
- 不明だが，遺伝的素因がおそらく大きい
- 誘因：刺激性化学物質，極端な湿気や気温，食物アレルギー，感染，精神的ストレス，激しい情動

病態生理学的に現われる変化は？

炎症伝達物質の放出 →	過度に乾燥した皮膚に認められる紅斑性病変，浮腫，痂皮（かひ），鱗屑（りんせつ）形成；小児の場合は，小疱疹を伴った赤い皮膚を示す
瘙痒症と皮膚の乾燥 →	掻傷や擦過創
続発性病変の進行 →	ウイルス感染症，真菌感染症，細菌感染症，眼疾患（下眼瞼の下に二重襞を伴った上眼瞼（がんけん）腫脹）

アトピー性皮膚炎の外観

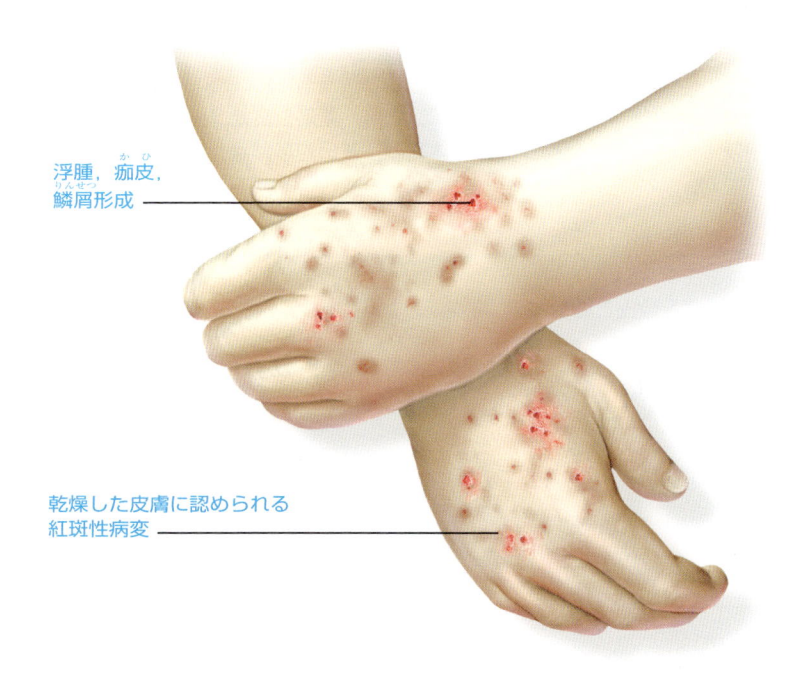

浮腫，痂皮，鱗屑形成

乾燥した皮膚に認められる紅斑性病変

蕁麻疹 じんましん

- 反応性の皮膚病変で，周囲に紅斑性発赤を伴う限局性皮膚発疹を特徴とします．
- 間欠性に定型的経過をとることもあれば，慢性に経過することもあります．
- 急性の場合は，症状は6週間以内に消失します．慢性の場合は，症状が6週間以上持続します．

何が原因？
- アレルギー性：空中浮遊アレルゲン物質，薬剤，食物，虫の咬傷，刺傷
- 非アレルギー性：外部からの身体刺激，遺伝的な影響，感染症

病態生理学的に現われる変化は？

ヒスタミン放出と血管拡張 →	浮腫，紅斑，痛み，皮膚の発疹によって生じる灼熱感や瘙痒感
皮膚発疹の拡大 →	発疹の外観は丘疹状や斑状を呈する．大きさは数mmから数cmまでさまざまで，形も円形のものから不規則な形まで多様．発疹の中心部が周囲の紅斑部に比べてやや白くて暈輪形成を認めることがある

蕁麻疹

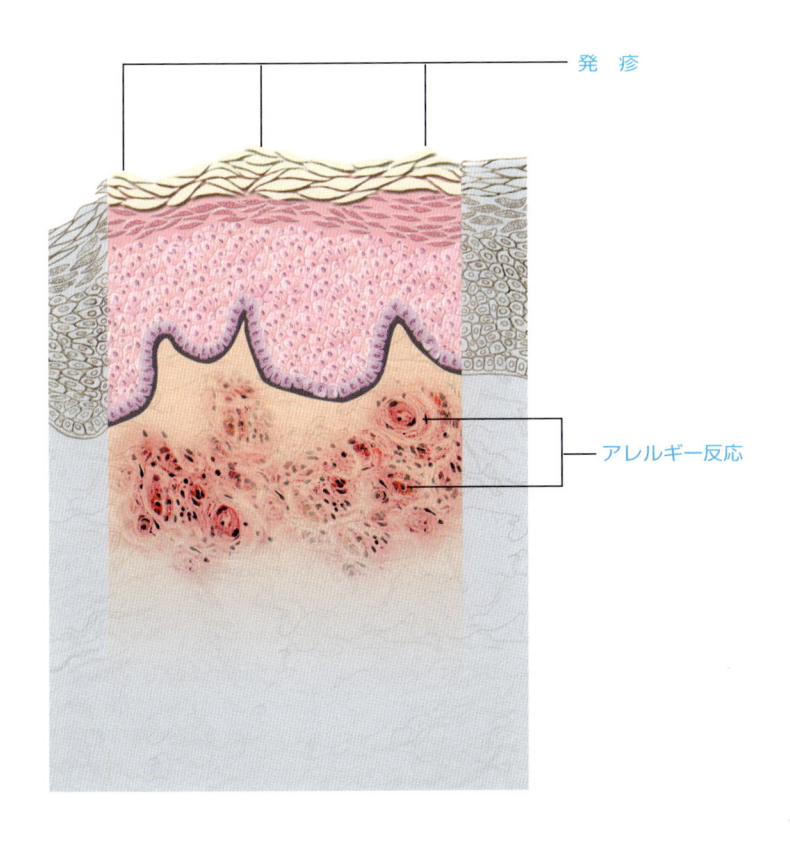

発　疹

アレルギー反応

熱 傷

- 第1度表在性熱傷（表皮のみ），第2度浅層性中間層熱傷，第2度深層性中間層熱傷，第3度全層性熱傷，第4度に分類されます．
- 迅速で積極的な熱傷治療によって生存率が左右されます．

何が原因？

- 皮膚剥脱，軋轢（摩擦）
- 化学物質：接触，服用，吸入，酸・アルカリ・発泡剤の注入
- 電　気：電気コード・電気架線・高圧電線に間違って接触
- 温　熱：自動車事故，住宅火事，風呂場や台所の事故，幼児虐待などによるやけど
- 紫外線：日焼け

病態生理学的に現われる変化は？

第1度熱傷

表皮の破壊 →	限局性の痛み，紅斑，ふつう水疱形成はない，受傷後24時間以内に発生
組織液の移動 →	悪寒，頭痛，限局性の浮腫，嘔気，嘔吐

第2度熱傷

表皮と一部の真皮の破壊 →	受傷後数分以内に認められる水疱形成（水疱は薄い皮で被われ，中に液体が充満している）；軽度ないし中等度の浮腫や疼痛
表皮と真皮全層の破壊 →	受傷部位が白っぽく蝋様(ろうよう)の外観を呈する

第3度・第4度熱傷

表皮・真皮・皮下組織・筋肉の破壊 →	白色，茶色，ないし黒色の革のような組織，血栓形成を認める血管
組織液の移動 →	浮腫，不安定な血行動態
カテコールアミンの分泌 →	代謝率の増加，蛋白や脂肪の排出
健全な皮膚の喪失 →	感染症，敗血症

傷害の深さによる熱傷分類

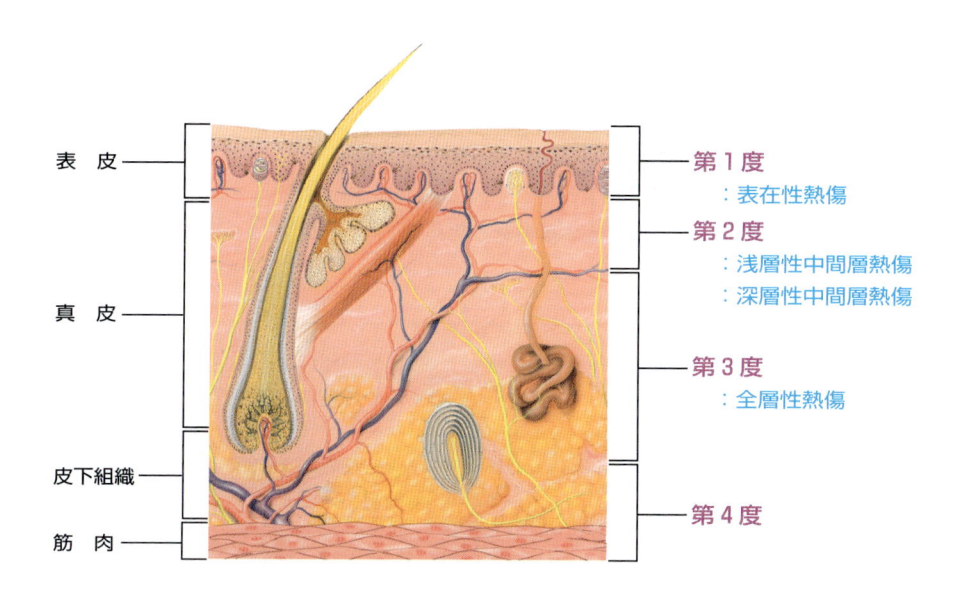

表　皮

真　皮

皮下組織

筋　肉

第1度
　：表在性熱傷

第2度
　：浅層性中間層熱傷
　：深層性中間層熱傷

第3度
　：全層性熱傷

第4度

熱傷　345

褥　瘡　じょくそう

- 骨隆起上の皮膚や皮下組織に起こる限局性の細胞壊死病変．
- 表在性のこともあれば，深在性の場合もあります．
- 第Ⅰ期，第Ⅱ期，第Ⅲ期，第Ⅳ期に分類できます．

何が原因？
- 皮膚の一定した湿潤状態が組織の浸軟状態を招く
- 摩擦やずれが，表皮や真皮の上層に傷害を及ぼす
- 非可動性や活動レベルの低下
- 便失禁などの不衛生状態が皮膚損傷をもたらす

病態生理学的に現われる変化は？

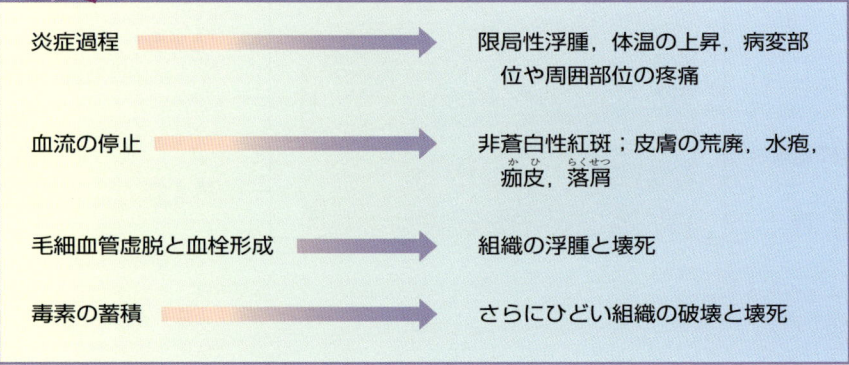

炎症過程 →	限局性浮腫，体温の上昇，病変部位や周囲部位の疼痛
血流の停止 →	非蒼白性紅斑；皮膚の荒廃，水疱，痂皮（かひ），落屑（らくせつ）
毛細血管虚脱と血栓形成 →	組織の浮腫と壊死
毒素の蓄積 →	さらにひどい組織の破壊と壊死

褥瘡の病期

第Ⅰ期

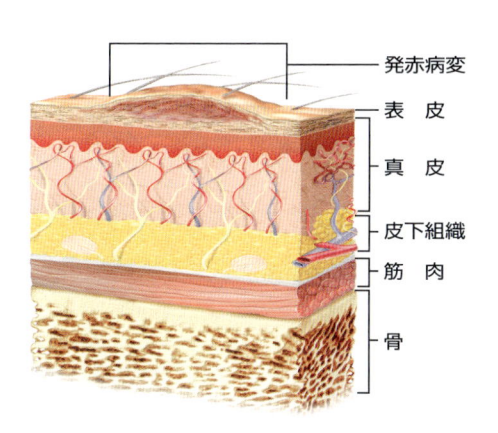

- 発赤病変
- 表皮
- 真皮
- 皮下組織
- 筋肉
- 骨

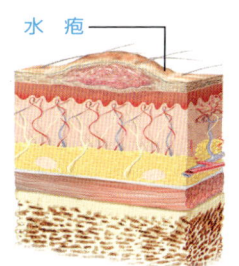

第Ⅱ期
水疱

第Ⅲ期

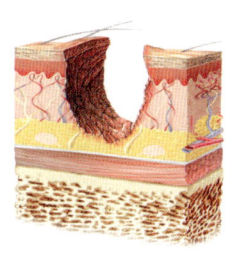

第Ⅳ期

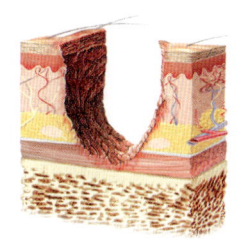

褥瘡

痤　瘡 ※1 ざそう

- 毛嚢の炎症性疾患で，皮脂分泌の亢進を伴います．
- 皮脂腺が分布する全身の皮膚（顔面，頚部，胸部，背中，両肩）に発生します．
- 細菌の増殖を伴う炎症や炎症を伴わない場合もあります．

何が原因？
- 多数の要因による皮脂腺の活性の活発化と毛嚢の閉塞

病態生理学的に現われる変化は？

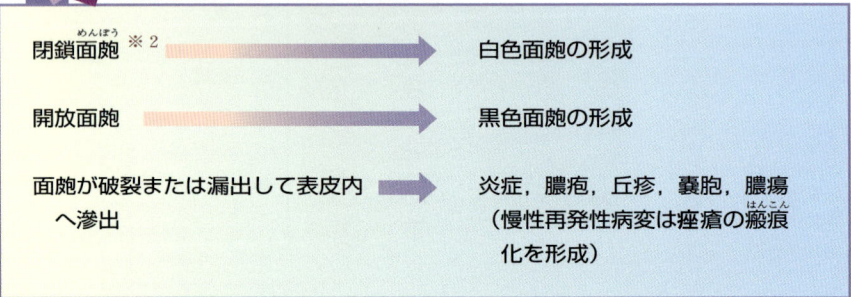

閉鎖面皰 ※2 ➡	白色面皰の形成
開放面皰 ➡	黒色面皰の形成
面皰が破裂または漏出して表皮内へ滲出 ➡	炎症，膿疱，丘疹，嚢胞，膿瘍（慢性再発性病変は痤瘡の瘢痕化を形成）

※1 訳者注……痤瘡：いわゆる「にきび」のことです．

※2 訳者注……面皰：尋常性痤瘡の初期病変．

痤瘡の進展

過剰な皮脂産生

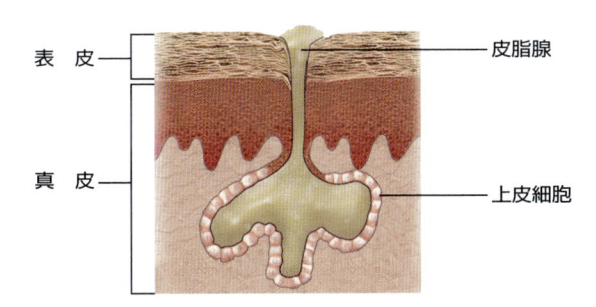

- 表皮
- 真皮
- 皮脂腺
- 上皮細胞

上皮細胞の脱落増加

- 閉塞した毛嚢

毛嚢の炎症反応

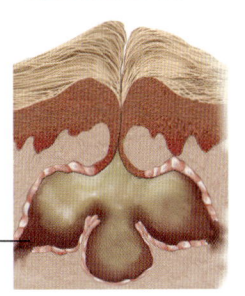

- 破壊した毛嚢

面皰を有する痤瘡

- 閉鎖面皰（白色面皰）
- 開放面皰（黒色面皰）

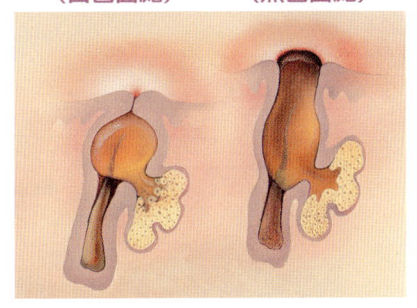

蜂窩織炎 ほうかしきえん

- 皮膚の真皮や皮下組織層の感染症で，皮膚の損傷（咬傷や創傷）が原因で発症することが多い．
- 発熱，紅斑，リンパ管炎を伴うことが多い．
- 危険因子：糖尿病，免疫不全，循環障害，神経障害．

何が原因？

- 細菌感染症や真菌感染症，特にA群β溶血性連鎖状球菌や黄色ブドウ状球菌による感染症が多い
- 糖尿病や免疫機能低下症の患者：アシネトバクター，酵母菌，腸内菌，大腸菌，ミコバクテリウム，パスツレラ菌，変形菌，緑膿菌，ビブリオ菌
- 子供の場合，肺炎球菌やB群髄膜炎菌（眼窩周囲）が原因となることもあるが，まれ．

病態生理学的に現われる変化は？

損傷に対する炎症反応	→	紅斑，浮腫，感染部位およびその周囲の痛みや熱感，発熱，リンパ節炎

急性炎症反応期

血漿蛋白を運搬する血液の流れが増し，損傷を受けた組織へ液体が流れます．

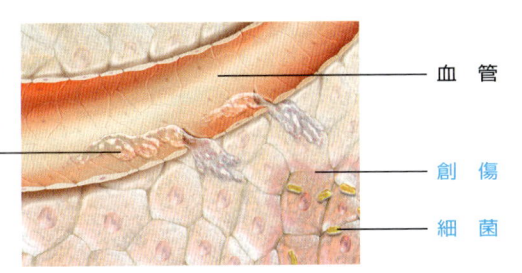

血 管

創 傷

細 菌

損傷を受けた組織に向かって防御作用を有する白血球が移動します．

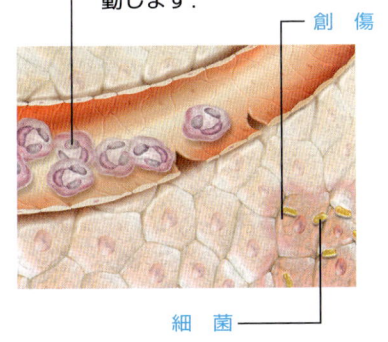

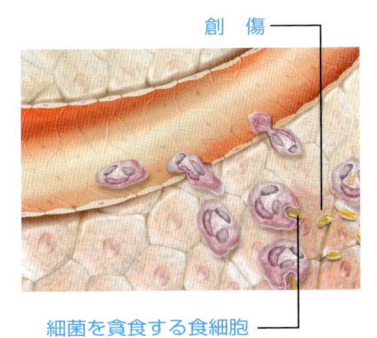

創 傷

細 菌

創 傷

細菌を貪食する食細胞

蜂窩織炎の診断

蜂窩織炎の典型的な徴候は，最初の創傷部位の周囲に認められる紅斑と浮腫で，さわると熱感があります．

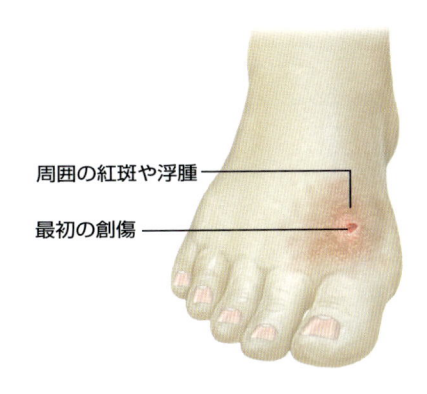

周囲の紅斑や浮腫

最初の創傷

帯状疱疹 たいじょうほうしん

- 水痘帯状疱疹ウイルス（水痘ウイルス）感染によって起こる急性炎症．
- 限局性の小水疱を伴う皮膚病変で，周辺領域の激しい神経痛様疼痛が特徴．
- 成人に発生するのがふつうです．
- 完全に治癒することが多いですが，瘢痕形成，視覚障害（角膜傷害の場合），持続性神経痛などが残ることもあります．

何が原因？
- 水痘帯状疱疹ウイルスの再活性化

病態生理学的に現われる変化は？

ウイルスの再活性化 →	発熱，不快感；痛みを感じる部位に認められる小発疹や発赤した小結節性皮膚病変
炎症を起こした神経節に由来する神経分布支配領域 →	激しい深部痛；瘙痒症；皮膚の異常感覚や過敏感覚 体幹部に広がるのがふつう；時折，四肢の皮膚節分布に沿って認められることもある 痛みは持続性ないし間欠性；ふつうは1～4週間続く
三叉神経節が侵された場合 →	眼の痛み，角膜や強膜の傷害，視覚障害
動眼神経が侵された場合（まれ） →	結膜炎，眼外組織の脆弱性，眼瞼下垂，麻痺性散瞳

帯状疱疹

背景にある紅斑

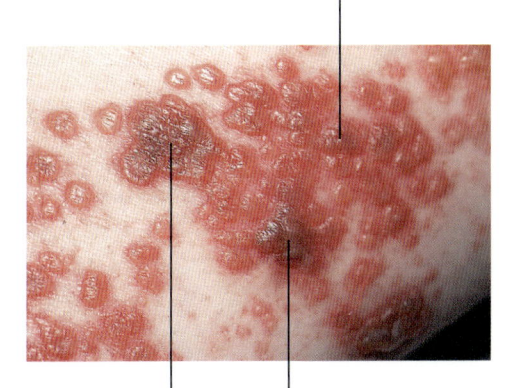

中心部が陥凹した小水疱

From Goodheart, H,P., MD.Goodheart's Photoguide of Common Skin Disorders,2nd ed. Philadelphia:Lippincott Williams & Wilkins, 2003.

疣　贅 ※ ゆうぜい

- 皮膚と隣接粘膜に発生するウイルス感染症で，高頻度にみられる良性疾患です．
- 突然自然消失する場合もあれば，治療で消失することもあり，長期に及ぶ根気強い治療が必要な場合もあります．

何が原因？
- ヒトパピローマウイルス
- 直接接触による伝染や自己接種

病態生理学的に現われる変化は？

表皮細胞の複製 →	病変は多様で，表面は粗糙(そぞう)のことも平滑なこともあり，形は円形のことも不規則なこともある．隆起していたり平担なこともあり，単発性のことも多発集族していることもある．乾燥していたり湿潤傾向のこともあり，また柔らかい場合も粗雑な場合もある．身体のどの部位にも発生しうる．

※訳者注……疣贅：いわゆる「いぼ」のことです．

疣贅の断面図

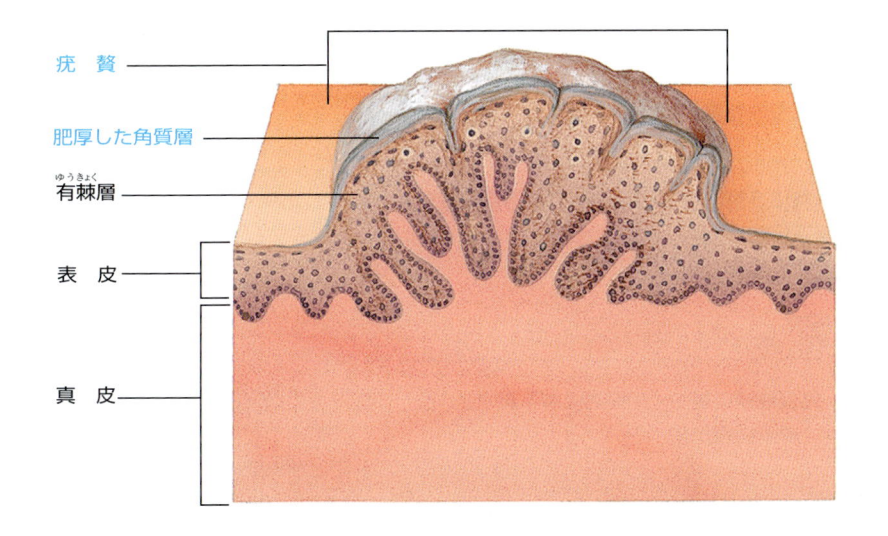

- 疣　贅
- 肥厚した角質層
- 有棘層（ゆうきょく）
- 表　皮
- 真　皮

爪周囲疣贅

手足や足趾の爪の辺縁周囲に生じた疣贅は，表面粗糙で不規則な形をしており，隆起しています．ひどい状態になると，疣贅が爪の下にまで広がり，爪床を押し上げて痛みが生じるようになります．

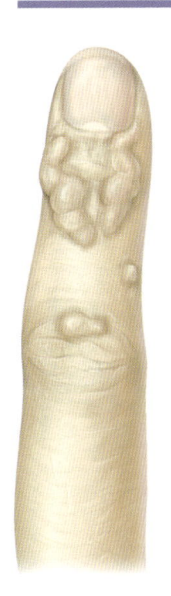

乾　　癬 かんせん

- 部分的な寛解と増悪を繰り返す表皮の増殖を特徴とする慢性再発性疾患.
- 特異的全身性環境要因と関連して拡大することが多いですが，予想することは難しい.
- 剥脱性(はくだつせい)乾癬性紅皮症は全身に広がります.

何が原因？
- 特にβ溶血性連鎖状球菌による感染症によって生じた発赤病変
- 遺伝的素因
- 免疫障害

病態生理学的に現われる変化は？

免疫機構に基づくT細胞による真皮の炎症反応 →	紅斑性の境界明瞭な発疹で，身体の広範囲に乾癬性病変が認められることがある
	乾癬の好発部位は，頭皮，胸部，肘頭，膝蓋，背部，殿部など
	乾癬の特徴は，銀色の鱗屑(りんせつ)が被っていることで，この鱗屑は容易に薄くはがれ落ちたり肥厚したりする
乾燥した痂皮(かひ)形成性病変 →	瘙痒感(そうようかん)を伴う．時折痛みを感じることもある

10. 皮膚系

乾癬性病変

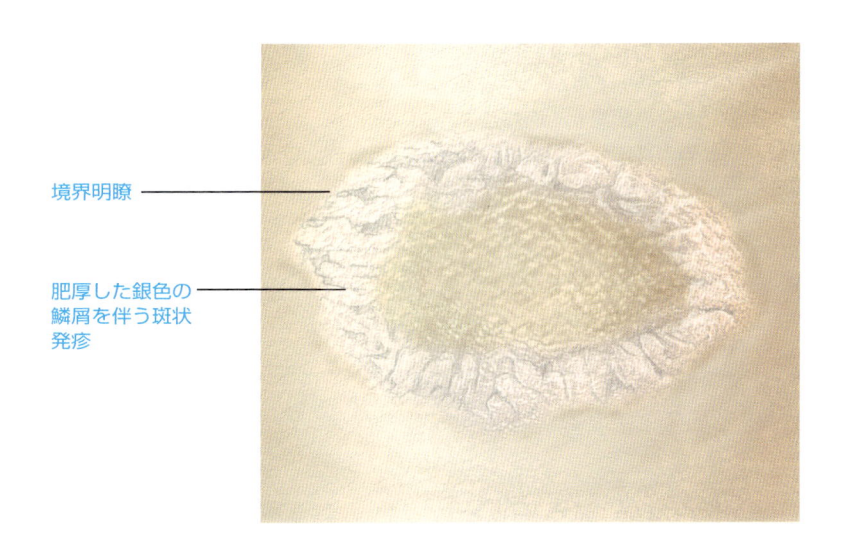

境界明瞭

肥厚した銀色の
鱗屑を伴う斑状
発疹

びまん性乾癬性斑状発疹

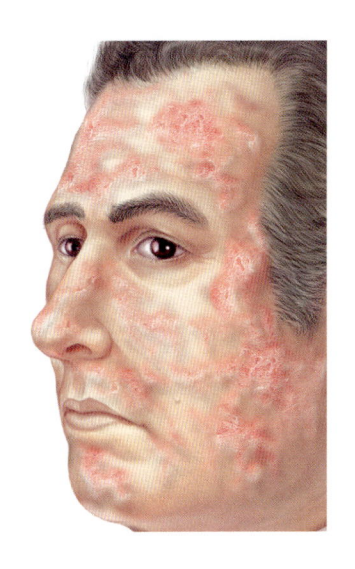

脂漏性角化症 ※ しろうせいかくかしょう

- 疣状の腫瘤を示す良性の皮膚病変で，ふつうは茶色や黒色です．蝋様に見えたり黄色を呈することもあります．
- 好発部位は背中と顔面です．
- 非悪性疾患で，前癌病変でもありません．
- 単発性のことも，群生しているように見える場合もあります．
- 泥膏様に見えます．

何が原因？
- 不明だが，遺伝性も疑われている

病態生理学的に現われる変化は？

病変部位の炎症 →	瘙痒，発赤，病変部は，衣服とこすれたり，ひっかかったりする
色素沈着の程度の変化 →	日焼色，茶色，黒色，黄色，蝋様など，さまざまな色調を呈する

※訳者注……脂漏性角化症：老人性疣贅とも呼ばれます．

脂漏性角化症

基底細胞乳頭腫

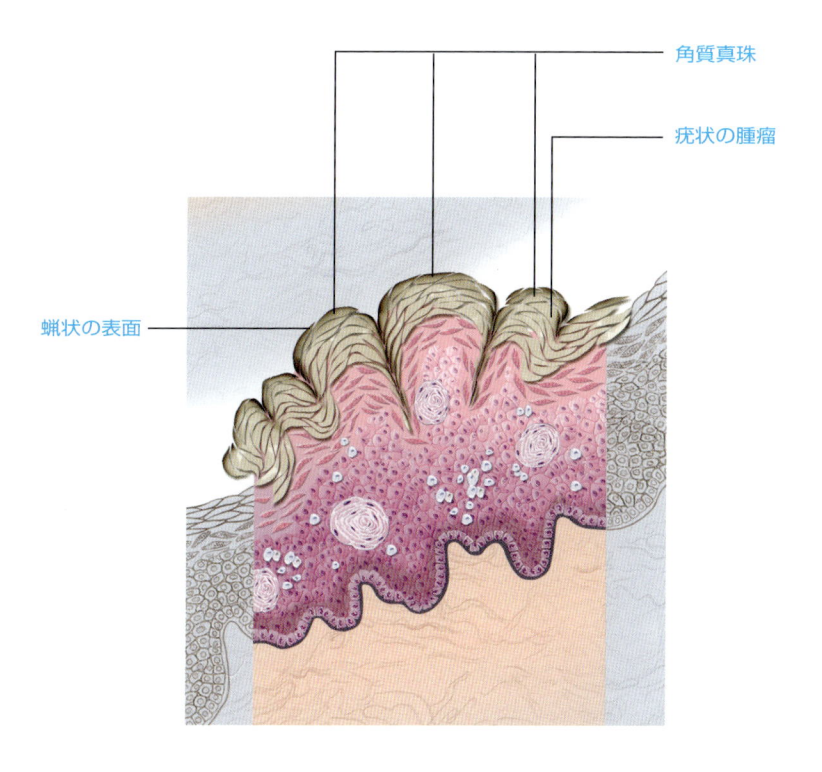

角質真珠

疣状の腫瘤

蝋状の表面

日光角化症※ にっこうかくかしょう

- 表皮細胞にみられる前癌病変．
- 未治療のまま放置すると有棘細胞癌に進行します．
- 治療後は，自然に消失したり再発したりします．

何が原因？
- 慢性的な日光照射による傷害

病態生理学的に現われる変化は？

皮膚の構成層の変化 →	乾燥してざらざらした粘着性の黄色ないし茶色の鱗屑を伴う小さな斑や丘疹；紅斑性局面；硬くなった角化症は悪性化しやすい
斑または丘疹の分布 →	日光に曝される領域に認められる：頬，側頭，前額，耳，首，手の甲，前腕

※訳者注……日光角化症：老人性角化症や老人性角化腫とも呼ばれます．

前癌性日光角化症

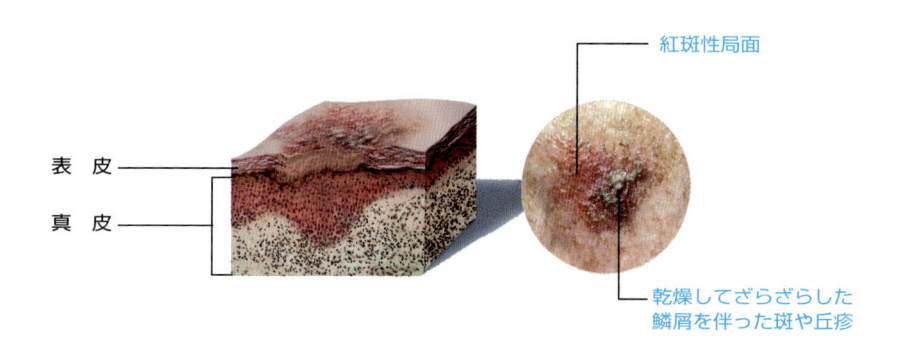

表　皮
真　皮

紅斑性局面

乾燥してざらざらした
鱗屑を伴った斑や丘疹

基底細胞癌

- ゆっくり増殖する破壊性の皮膚腫瘍で，基底細胞腫とも呼ばれています．
- 皮膚癌全体の50％以上を占めます．
- 表皮の基底細胞に変化が起こり，成熟過程の低下と正常の角質生成が認められます．基底細胞の分裂が続いて腫瘍が形成されます．

何が原因？

- 長時間に及ぶ日光の曝露（最も多い）
- 砒素，熱傷，免疫抑制，放射線曝露，ワクチン接種（まれ）

病態生理学的に現われる変化は？

結節潰瘍型病変
皮膚細胞の非修復突然変異 → 顔面に最も好発

初期：病変は小さく，表面平滑で桃色の半透明な丘疹；表面を走行する末梢血管が拡張；色素沈着を認めることが時折ある

病変が大きくなると，中央が陥凹し，辺縁が硬く盛り上がる

潰瘍形成と限局性浸潤を認め，大量の出血をひき起こす（大きな血管に腫瘍が浸潤した時）

表在型基底細胞癌
皮膚細胞の非修復突然変異 → 胸部や背中に多発性に発生することが多い

卵形ないし不規則な形状で，わずかに色素沈着した斑点があり，境界鮮明で少し隆起し，辺縁は糸のようである

表面はびらん性である

硬化型基底細胞癌
皮膚細胞の非修復突然変異 → 頭と首に発生する

病変は蝋(ろう)のように見え，硬く，黄白色の斑点を伴い，辺縁は不明瞭である

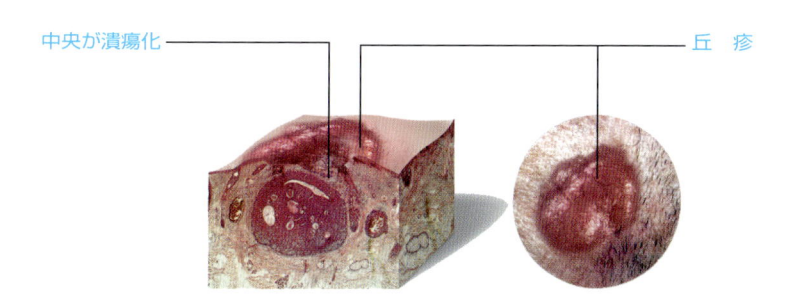

基底細胞癌

中央が潰瘍化　　　　　　　　　丘　疹

有棘細胞癌　ゆうきょくさいぼうがん

- 浸潤性腫瘍で，転移します．角化表皮細胞から発生します．
- 60歳以上の白人に好発．
- 屋外労働者や日当たりの良い暖かい気候の居住者に高頻度で発生します．

何が原因？
- 慢性的な皮膚の炎症や刺激
- 遺伝性疾患
- 除草剤，薬剤，砒素を含む蝋（ろう）などの摂取
- 油やタールなどの限局性発癌物質
- 日光紫外線への過剰な曝露
- 日光角化症（にっこうかくかしょう）や白板症などの前癌病変
- X線照射治療

病態生理学的に現われる変化は？

角化表皮細胞の突然変異 →	硬い硬結組織を伴った小結節
炎症と病変部の硬化 →	初期病変：境界不明瞭な黒くくすんだ硬い結節性病変で，落屑（らくせつ）や潰瘍形成を伴う．顔面，耳，手背，前腕，その他日光に曝露して傷害を受ける部位に好発する
角質化 →	後期病変：鱗屑（りんせつ）状で，顔面や手に好発する；下口唇や耳にも認められ，浸潤性転移を示すこともある
所属リンパ節への転移 →	疼痛，倦怠感，疲労感，衰弱，食欲不振

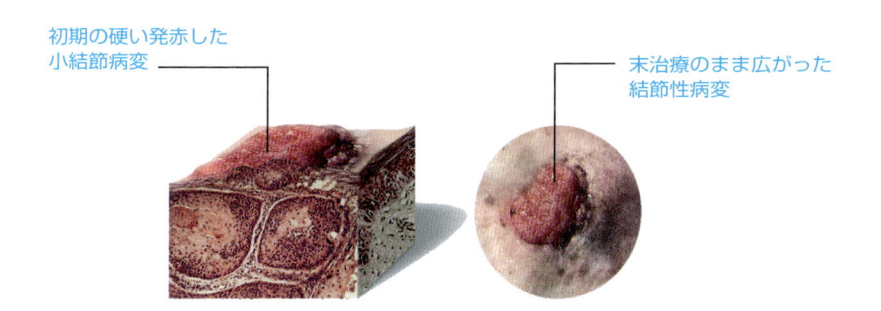

有棘細胞癌

初期の硬い発赤した小結節病変

末治療のまま広がった結節性病変

悪性黒色腫 あくせいこくしょくしゅ

- メラノサイト※から発生する悪性腫瘍で，皮膚病変や母斑の増大を特徴とし，色の変化，炎症，痛み，痒み，潰瘍形成，出血などを伴います．
- 好発部位：頭部，頸部（男性），下肢（女性），背部
- 表在拡大性黒色腫，小結節性悪性黒色腫，黒子性悪性黒色腫，先端四肢黒子性黒色腫に分類されます．

何が原因？
- 日光への過剰な曝露

病態生理学的に現われる変化は？

表在拡大性黒色腫
皮膚メラニン産生細胞の突然変異 ➡ 色調は，茶色ないし黒色の背景の上に赤・白・青などの各色が重なったように見える．病変の辺縁は不規則
不規則で小さな隆起性小結節性腫瘍のような外観を呈し，潰瘍形成や出血が認められる

小結節性悪性黒色腫
皮膚メラニン産生細胞の突然変異 ➡ 血性水疱やポリープに似た外観で，身体のどこにでも発生する

黒子性悪性黒色腫
皮膚メラニン産生細胞の突然変異 ➡ 大きくて平らなそばかすに似た外観を示す．典型的な場合の色調は，茶色，黒色，白みがかった青灰色などで，表面には不規則で散在性の黒色小結節が認められる

先端四肢黒子性黒色腫
皮膚メラニン産生細胞の突然変異 ➡ 増大する不規則な黒色斑で，手掌や足底に認められることが多い

※訳者注……メラノサイト：表皮基底層にあるメラニン形成細胞．

悪性黒色腫

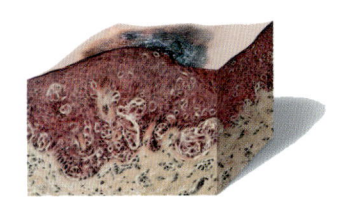

- 正常の皮膚からも，既存の母斑からも，発生しえます．
- 速やかに治療しないと，他の部位の皮膚，リンパ節，内臓へ転移します．

悪性黒色腫の特徴

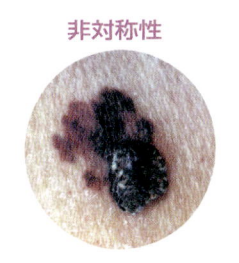

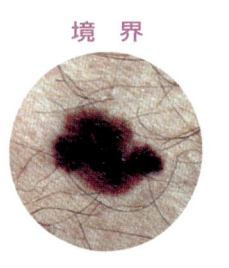

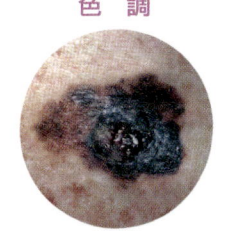

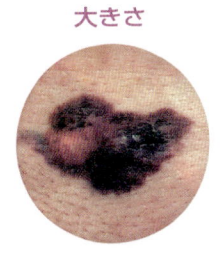

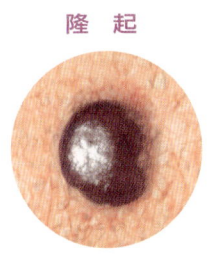

非対称性

境　界

色　調

大きさ

隆　起

悪性黒色腫　367

11

生殖器系

前立腺炎………370
前立腺肥大症………372
前立腺癌………374
精巣捻転………376
精索静脈瘤………378
陰嚢水腫………380
精巣癌………382
梅　毒………384
トリコモナス症………386
2型単純疱疹………388
骨盤炎症性疾患………390
乳管内乳頭腫………392
乳　癌………394
子宮筋腫………396
子宮内膜症………398
子宮内膜癌………400
子宮頚癌………402
卵巣嚢腫………404
卵巣癌………406
外陰部癌………408

前立腺炎

- 前立腺の炎症．急性と慢性の二種類があります．
- 非細菌性で特発性の前立腺炎がふつうです．
- **急性前立腺炎**：診断が容易で治療しやすいです．
- **慢性前立腺炎**：男性に繰り返し発生する尿路感染症の最も多い原因ですが，発見するのが難しい．

何が原因？

- 細菌性前立腺炎：大腸菌，クレブシエラ菌，腸内細菌，プロテウス菌，緑膿菌，連鎖状球菌，ブドウ状球菌
- 非細菌性前立腺炎：原因不明

病態生理学的に現われる変化は？

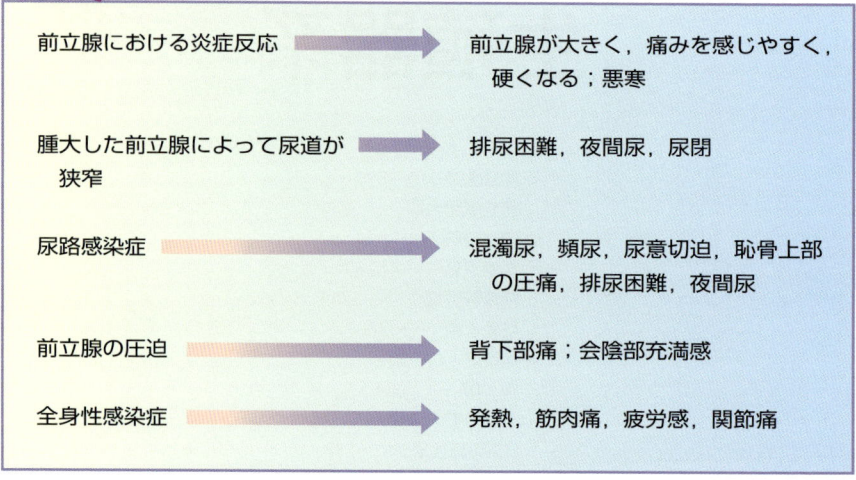

前立腺における炎症反応	→ 前立腺が大きく，痛みを感じやすく，硬くなる；悪寒
腫大した前立腺によって尿道が狭窄	→ 排尿困難，夜間尿，尿閉
尿路感染症	→ 混濁尿，頻尿，尿意切迫，恥骨上部の圧痛，排尿困難，夜間尿
前立腺の圧迫	→ 背下部痛；会陰部充満感
全身性感染症	→ 発熱，筋肉痛，疲労感，関節痛

前立腺の炎症

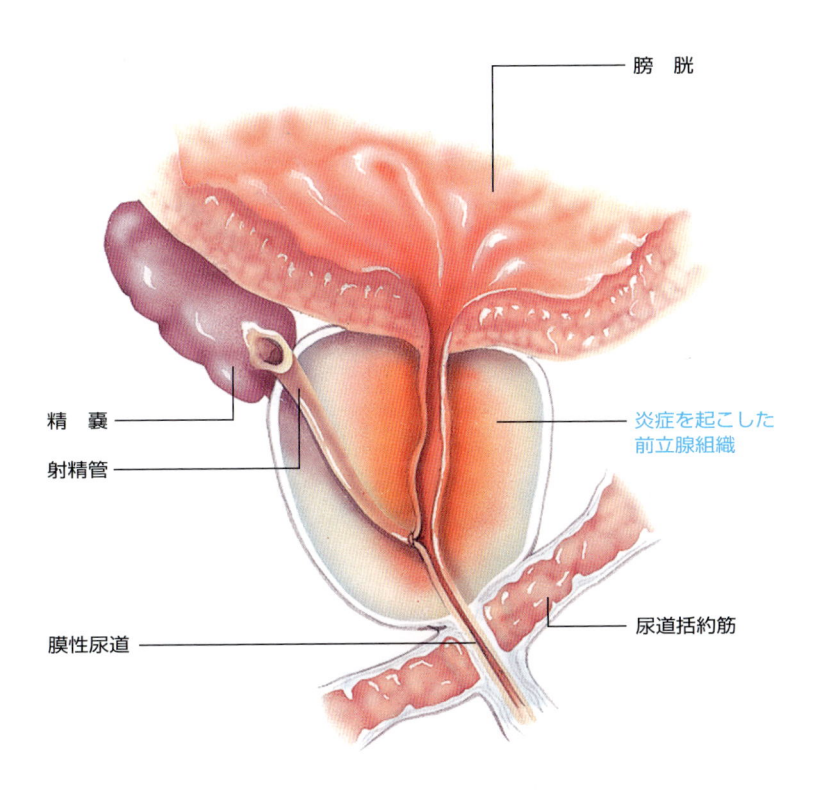

- 膀胱
- 炎症を起こした前立腺組織
- 精嚢
- 射精管
- 膜性尿道
- 尿道括約筋

前立腺肥大症

- 前立腺の腫大を特徴とし，尿道を圧迫して尿路閉塞をひき起こします．
- 加齢と関連して発症するのがふつうです（50歳以上の男性は，前立腺が少し腫大していることが多い）．
- 前立腺の大きさ，患者の年齢や健康状態，閉塞の範囲，などによって，対症療法を行ったり外科的治療を施行したりします．

何が原因？
- 正確な原因は不明
- おそらく加齢に伴うホルモン活性の変化が原因と考えられる．すなわち，高齢になるにつれてアンドロゲンホルモンの産生が低下し，アンドロゲンとエストロゲンのバランスが乱れ，ジヒドロテストステロン（主な前立腺細胞内アンドロゲン）の値が高くなる

病態生理学的に現われる変化は？

前立腺腫大 →	尿道の直径が狭くなり排尿する際に力が必要となる；排尿開始時がかなり困難となる．充分な排尿感がなく，尿の出方も途中でとぎれたりする
尿路の閉塞や前立腺の大きさの程度が増大 →	頻尿；夜間尿；尿の滴下；尿の膀胱内停留；尿失禁；尿意切迫；血尿

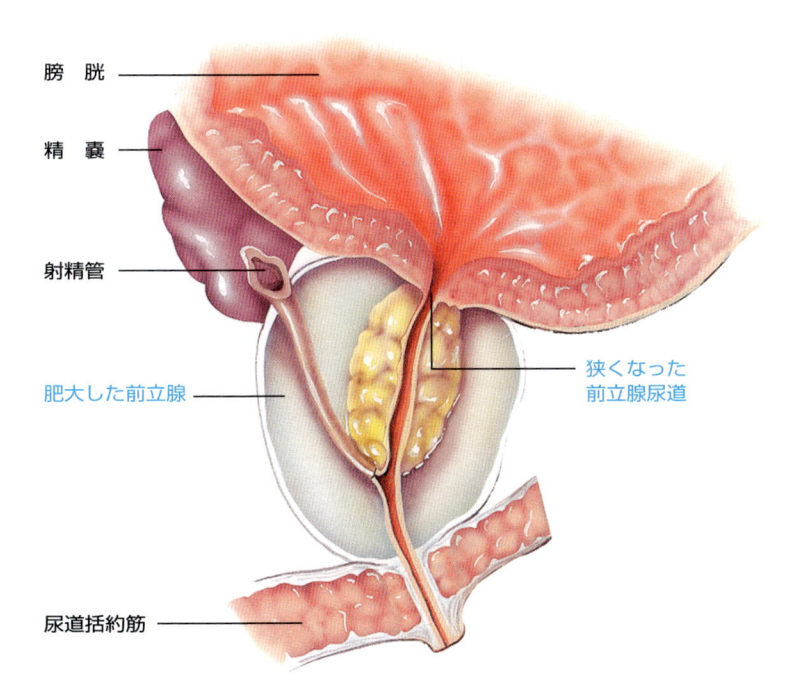

前立腺肥大

- 膀胱
- 精嚢
- 射精管
- 肥大した前立腺
- 狭くなった前立腺尿道
- 尿道括約筋

前立腺肥大症

前立腺癌

- 50歳以上の男性に好発します．増殖速度の緩やかな癌．
- ほとんどは腺癌（腺組織由来）．肉腫はきわめてまれです．
- 前立腺後部より発生することが多い．尿道近くから発生する場合もあります．
- 良性の前立腺肥大組織から加齢に伴って発生することがまれにあります．
- 末期にならないと，典型的な臨床症状は発現しません．

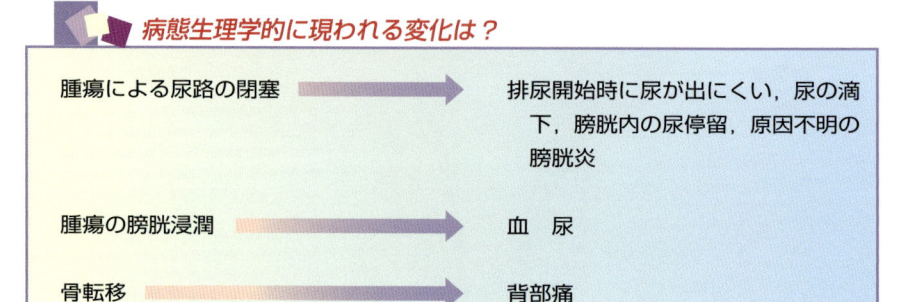

何が原因？
- 不　明

病態生理学的に現われる変化は？

腫瘍による尿路の閉塞 →	排尿開始時に尿が出にくい，尿の滴下，膀胱内の尿停留，原因不明の膀胱炎
腫瘍の膀胱浸潤 →	血尿
骨転移 →	背部痛

前立腺癌

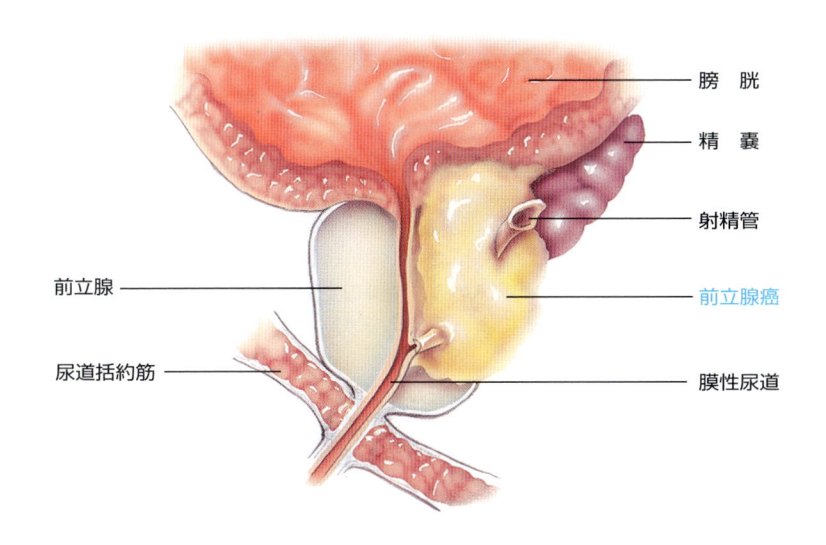

前立腺癌の転移経路

原発性前立腺癌が転移する時には，典型的な場合はまず前立腺被膜に浸潤し，次いで射精管に沿って精嚢や精嚢周囲筋膜の間へと広がっていきます．

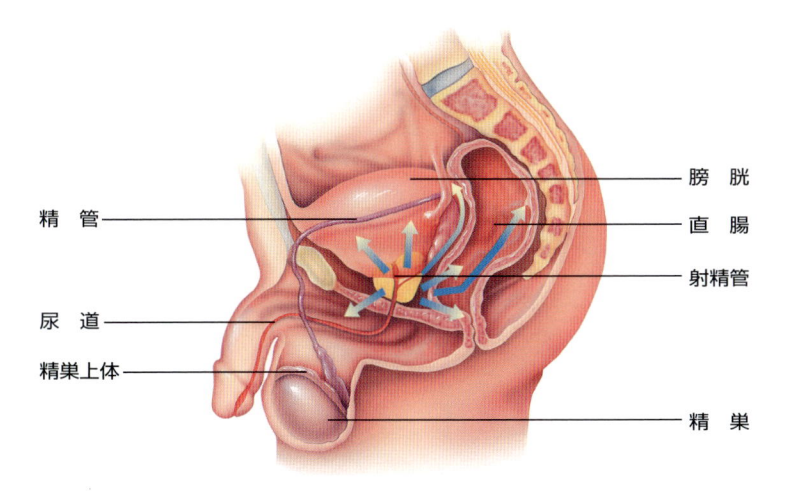

精巣捻転

- 精巣や精巣間膜の回転によって精索が異常にねじれる状態をいいます．
- 精巣鞘膜の内側や外側に起こることもあります．
- 大人の場合は精巣鞘内に起こることが多く，新生児の場合は精巣鞘外に起こることが多い．
- 治療しないで放置すると，絞扼を経て最終的には梗塞という結果に至ります．

何が原因？

- 精巣鞘外捻転
  - 精巣鞘膜と陰嚢の付着が粗いため，精巣の上部で精索の回転が起こる
  - 肉体的な力や筋肉の刺激によって，精巣挙筋が突然激しく収縮する
- 精巣鞘内捻転
  - 精巣被膜の異常や精巣の位置異常
  - 精巣や精筋膜と陰嚢壁の不充分な付着により，血管の周囲を精巣が自由に回転

病態生理学的に現われる変化は？

精索内動静脈のねじれ	➡	患側精巣や骨盤腸骨窩の非常に苦しい痛み；浮腫状になり挙上して斑状出血を伴った陰嚢，精巣挙筋反射の消失；血管の充血，虚血；治療しないで放置すると精巣が機能障害を起こして壊死に陥る

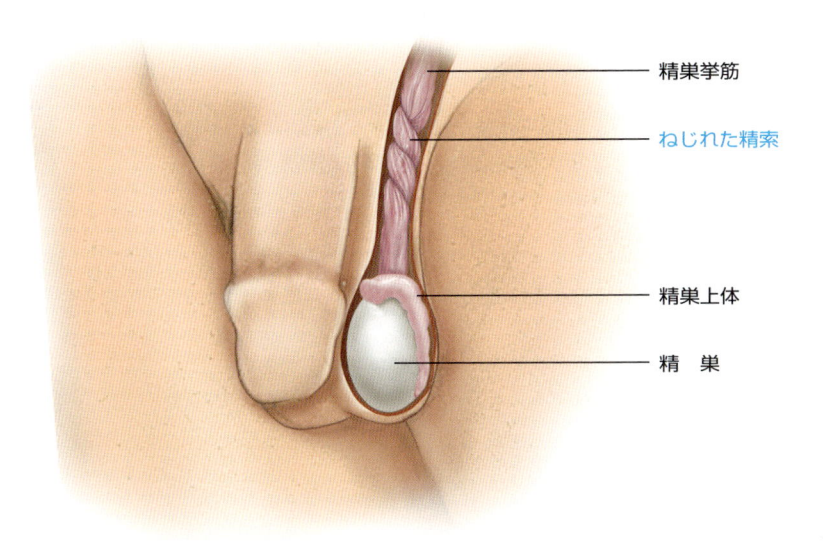

精巣捻転

精巣挙筋
ねじれた精索
精巣上体
精　巣

精巣捻転　377

精索静脈瘤

- 精索内の拡張し捻転した静脈瘤様静脈の腫瘤で，「虫が這っている陰嚢」と表現されています．
- 不妊症と診断された男性の30%に認められます．
- 15〜25歳の男性に好発します．

何が原因？
- 精巣静脈内の弁の機能不全または先天的欠損
- 腫瘍や血栓による下大静脈の閉塞（片側左側精索静脈瘤）

病態生理学的に現われる変化は？

精巣への血流増加による体温上昇 →	精巣の萎縮，精子形成不全，不妊症
血液の停留 →	患側の重い感じ，精巣の痛み，触覚感受性の亢進

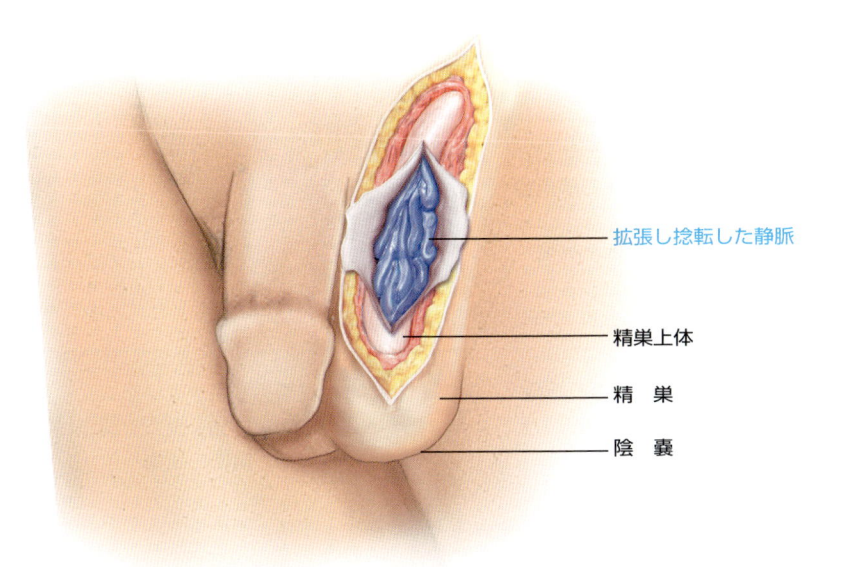

精索静脈瘤

- 拡張し捻転した静脈
- 精巣上体
- 精巣
- 陰嚢

陰嚢水腫

- 精巣鞘膜(せいそうしょうまく)の臓側層と壁側層の間に，または精索に沿って，液体が貯留した状態．
- 陰嚢が腫脹する原因の中で最も多い．
- 先天的な場合は，治療しなくても，生後1年以内に自然に回復するのがふつうです．

何が原因？
- 先天的な奇形（乳幼児）
- 精巣や精巣上体の感染症
- 精巣の腫瘍
- 精巣や精巣上体の外傷

病態生理学的に現われる変化は？

陰嚢内の腹膜腔内液貯留	→	陰嚢の腫脹や重い感じ，軟らかい，または強く張った腫脹した塊を触知，陰嚢の圧痛
精巣上体の急性感染症や精巣の捻転	→	疼痛，腫脹

陰嚢水腫

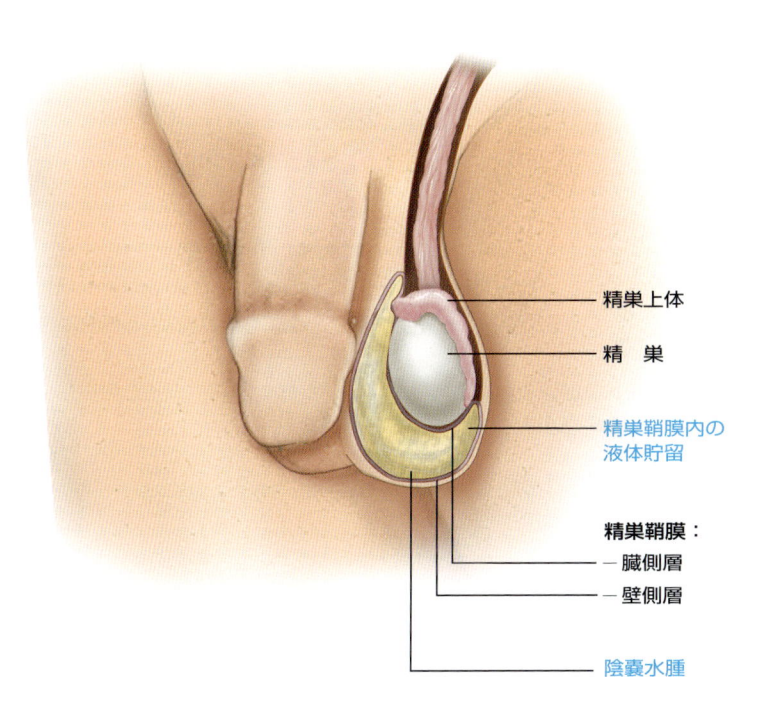

- 精巣上体
- 精　巣
- 精巣鞘膜内の液体貯留
- 精巣鞘膜：
  - 臓側層
  - 壁側層
- 陰嚢水腫

精巣癌

- 生殖腺細胞由来がふつうです．
- 約40％が精上皮腫（セミノーマ）で，原始生殖腺細胞によく似た一様な未分化細胞から成ります．残りの腫瘍は非精上皮腫です．腫瘍によってさまざまな分化の程度の違いがあります．
- 予後は，細胞型や病期によって決まります．病変が限局している場合，外科手術や放射線照射による治療を行うと，患者のほとんどは5年以上生存します．

何が原因？

- 不　明

病態生理学的に現われる変化は？

腫瘍の増大 →	硬い無痛性の表面平滑な精巣の腫瘤．重い感じを訴える場合もある
絨毛膜ゴナドトロピンまたはエストロゲンを腫瘍が産生 →	女性化乳房，乳首の圧痛
尿管の閉塞 →	尿に関する諸症状
呼吸器系組織への浸潤 →	咳，喀血，呼吸促迫
持続性細胞増殖 →	疲労感，食欲不振，顔面蒼白，嗜眠，体重減少

精巣癌

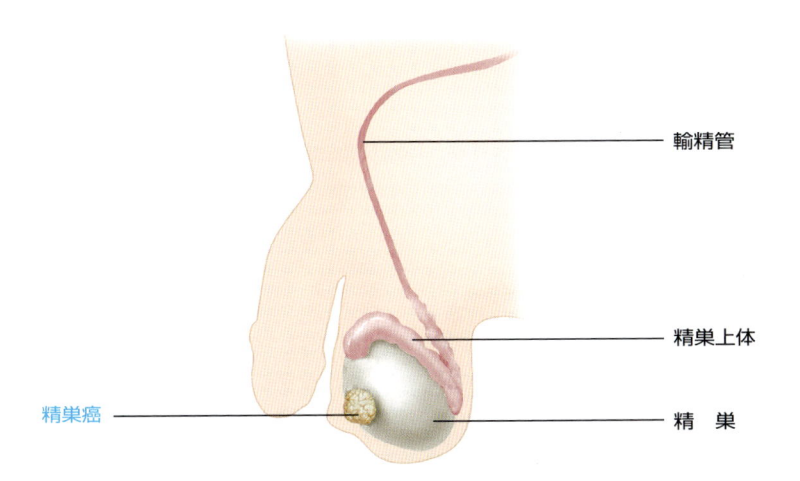

- 輸精管
- 精巣上体
- 精巣癌
- 精 巣

精巣癌の病期

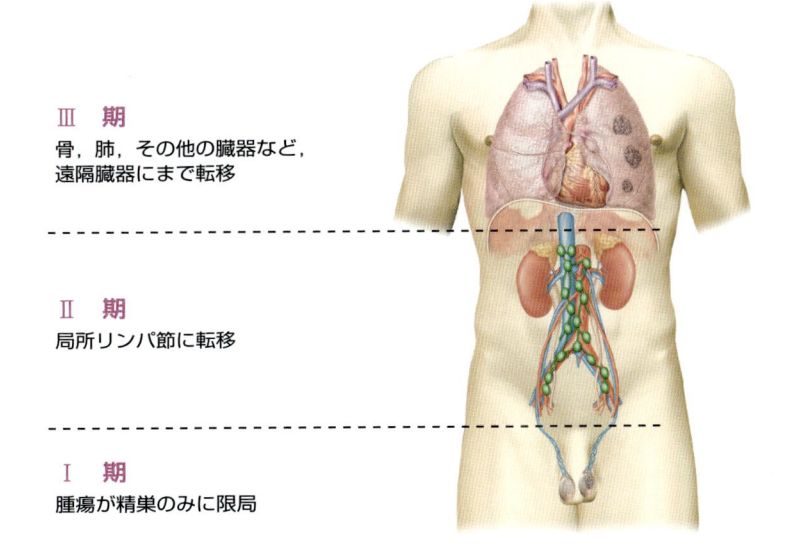

Ⅲ 期
骨，肺，その他の臓器など，遠隔臓器にまで転移

Ⅱ 期
局所リンパ節に転移

Ⅰ 期
腫瘍が精巣のみに限局

梅　毒

- スピロヘータによって起こります．伝染性，全身性の性病，または先天性の疾患です．
- 最初の病変は粘膜から始まりますが，すぐに隣接のリンパ節や血管内に広がっていきます．
- 最初は性交によって伝染しますが，母親から胎児に伝染する場合もあります．

何が原因？
- 梅毒トレポネーマ

病態生理学的に現われる変化は？

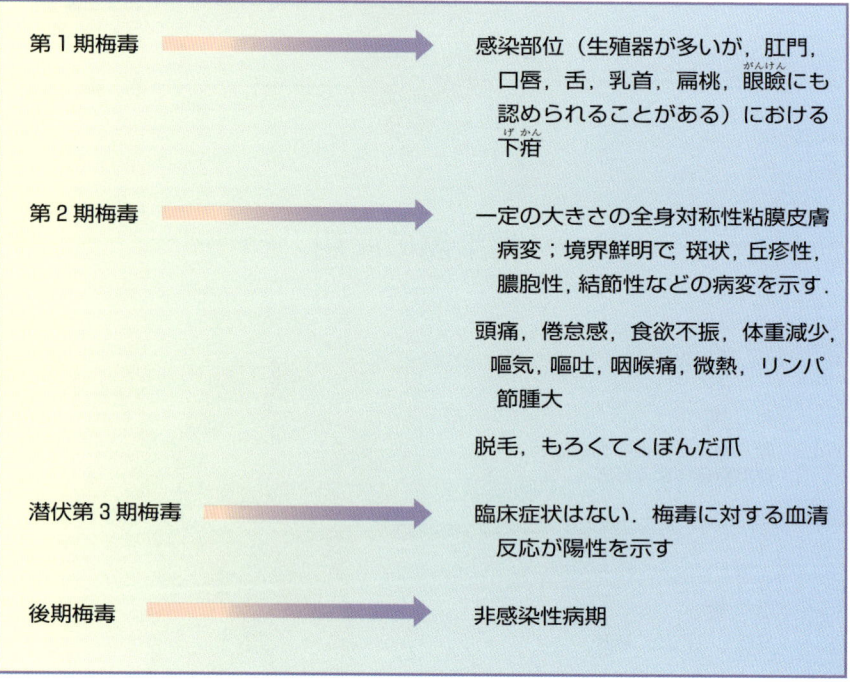

第1期梅毒 →	感染部位（生殖器が多いが，肛門，口唇，舌，乳首，扁桃，眼瞼にも認められることがある）における下疳
第2期梅毒 →	一定の大きさの全身対称性粘膜皮膚病変；境界鮮明で斑状，丘疹性，膿胞性，結節性などの病変を示す．
	頭痛，倦怠感，食欲不振，体重減少，嘔気，嘔吐，咽喉痛，微熱，リンパ節腫大
	脱毛，もろくてくぼんだ爪
潜伏第3期梅毒 →	臨床症状はない．梅毒に対する血清反応が陽性を示す
後期梅毒 →	非感染性病期

11．生殖器系

梅毒の症状

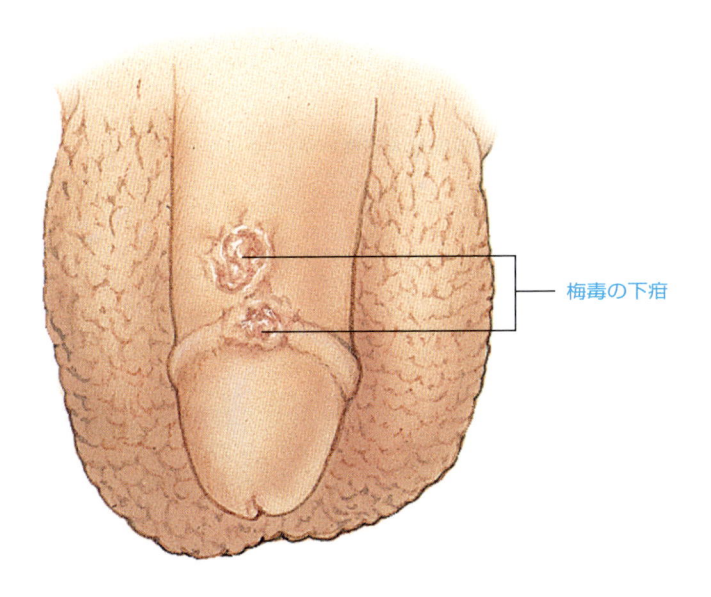

梅毒の下疳

梅毒 385

トリコモナス症

- 性生活に活動的な女性の約15%，男性の約10%が罹患する原虫感染症．
- 女性の感染好発部位：腟，尿道，さらには子宮頚部，膀胱，バルトリン（Bartholin）腺，スキーン（Skene）腺．男性の感染好発部位：下部尿道，さらには前立腺，精嚢，精巣上体．

何が原因？
- 腟トリコモナス，運動性四鞭毛（べんもう）を有する原虫

病態生理学的に現われる変化は？

感染経過 →	
	女性の場合：灰色ないし緑黄色の大量の泡沫性の悪臭を放つ腟分泌物，激しい痒み，発赤，腫脹，性交不快症，排尿困難，性交後の血性腟排泄物の小塊，月経過多，月経困難症
	男性の場合：ふつうは無症状

トリコモナス症の症状

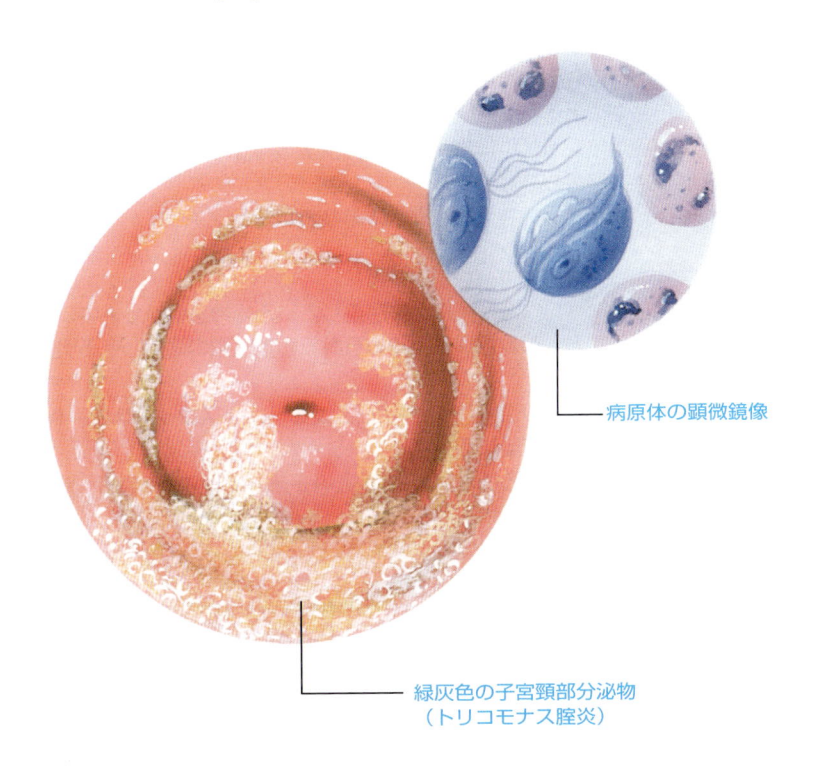

病原体の顕微鏡像

緑灰色の子宮頸部分泌物
（トリコモナス腟炎）

2型単純疱疹

- ヒトヘルペスウイルスによって繰り返し起こるウイルス感染症．
- 陰部疱疹とも呼ばれ，最初に陰部に罹患します．性交によって伝染するのがふつうで，経口性交による交叉感染もあります．
- 疼痛を伴う液体の入った小疱疹が陰部に発生するのが特徴です（全く症状のない潜伏期間が長い場合もあります）．
- 主として維持療法が行われ，根治療法はありません．

何が原因？

- 妊娠関連性伝染（ヘルペスウイルスに感染している妊婦患者が分娩中に新生児にウイルスを伝染する．活動性病変が認められる初期感染の間は，帝王切開すべきである）
- ヒトヘルペスウイルスの伝染（1型および2型のヘルペスウイルスによって発症）
  - 最初は性交によって伝染する
  - 1型は自己接種伝染することがある（手洗いを充分にしなかったり，経口性交によって伝染する）

病態生理学的に現われる変化は？

ウイルスの皮膚浸透，ウイルスの複製，皮膚の神経ニューロン内への侵入 →	初期症状は，陰部の疼痛，ヒリヒリした痛み，瘙痒感．続いて，液体が中に入った小疱疹の限局性発疹
疼痛性病変 →	排尿困難，性交不快感
ウイルス感染の進行 →	不快感，発熱，帯下（女性の場合），リンパ節腫大

2型単純疱疹

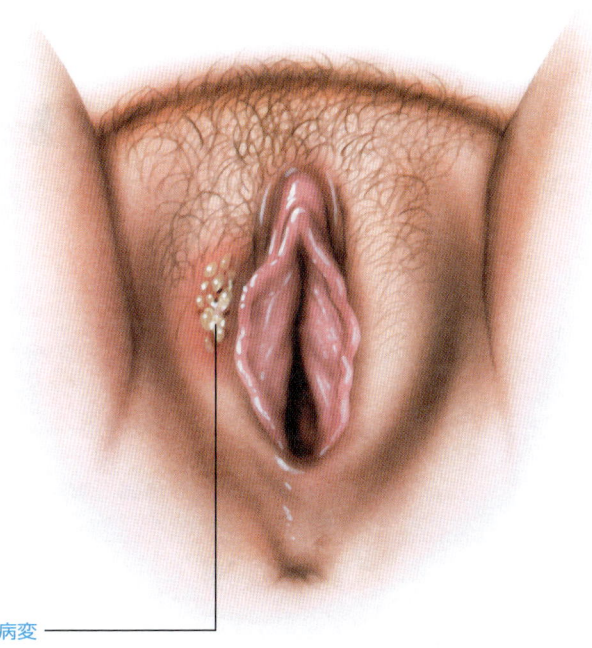

大陰唇の疱疹病変

骨盤炎症性疾患

- 子宮，卵管，卵巣の感染症．
- 早期発見と早期治療すれば，予後は良好です．
- 治療せず放置すると，不妊，致命的な敗血症，ショックに至ることがあります．
- 慢性的な合併症として，慢性的な骨盤の痛みや瘢痕（はんこん）組織形成を起こすことがあります．

何が原因？
- 好気性菌や嫌気性菌の感染症
  - 淋菌とクラミジア・トラコマチス（最も高頻度の原因菌）
  - ブドウ状球菌，連鎖状球菌，類ジフテリア菌，緑膿菌，大腸菌

病態生理学的に現われる変化は？

感染経過 →	微熱，不快感，悪寒，嘔気，嘔吐，排尿困難，子宮頚部が動いた時や子宮附属器の触診時に生じる激痛，排尿時痛，腟出血
癒着形成 →	不妊，腹痛，異常腟出血

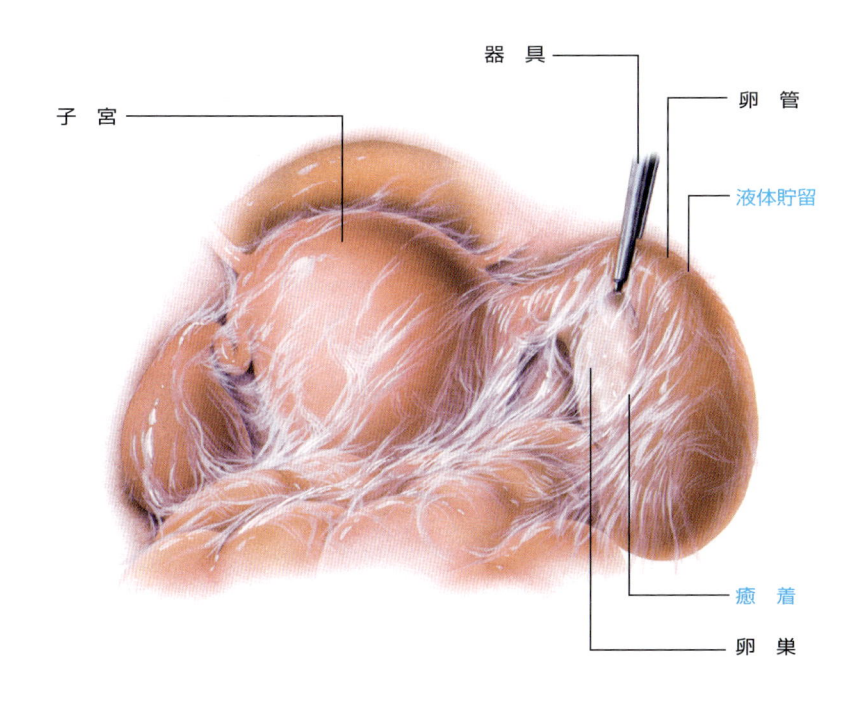

骨盤炎症性疾患における癒着の分布

- 子宮
- 器具
- 卵管
- 液体貯留
- 癒着
- 卵巣

骨盤炎症性疾患

乳管内乳頭腫

- 乳房の乳管内に発生する小さな良性腫瘍．
- 好発年齢は35〜55歳の女性．
- 乳管から分泌物を出すことが多い．
- 腫瘤は非常に小さく，皮膚表面からは触知しづらいことが多い．

何が原因？
- 不　明

病態生理学的に現われる変化は？

乳管上皮細胞の増殖によって乳管内に発生する小さな腫瘤 →	腫瘤は単発ないし多発性に発生．境界鮮明で，触知できないことが多く，可動性がない．硬さはさまざまで，痛みはない
乳管内圧の亢進 →	乳頭から漿液性，血性の分泌物が認められる

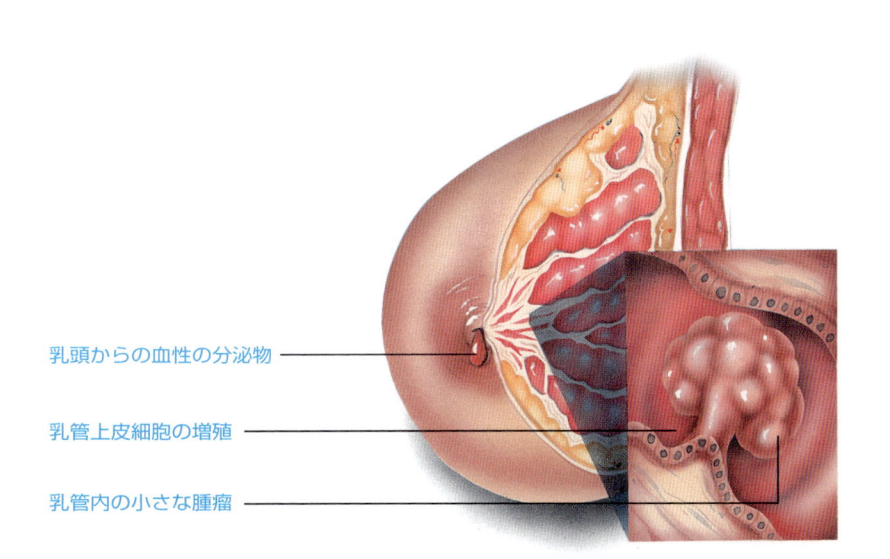

乳管内乳頭腫

- 乳頭からの血性の分泌物
- 乳管上皮細胞の増殖
- 乳管内の小さな腫瘤

乳　癌

- 女性の癌の中で最も頻度が高い[※].
- 青春期以降のどの年齢にも発生しますが，50歳以降がより高頻度です．

何が原因？
- 不　明

病態生理学的に現われる変化は？

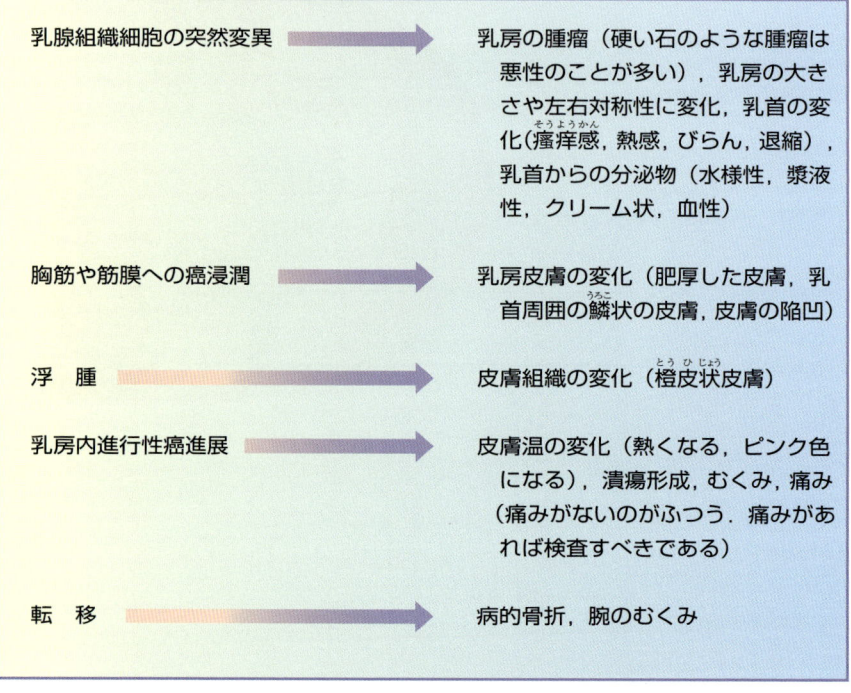

乳腺組織細胞の突然変異	→	乳房の腫瘤（硬い石のような腫瘤は悪性のことが多い），乳房の大きさや左右対称性に変化，乳首の変化(瘙痒感,熱感，びらん，退縮)，乳首からの分泌物（水様性，漿液性，クリーム状，血性）
胸筋や筋膜への癌浸潤	→	乳房皮膚の変化（肥厚した皮膚，乳首周囲の鱗状の皮膚，皮膚の陥凹）
浮　腫	→	皮膚組織の変化（橙皮状皮膚）
乳房内進行性癌進展	→	皮膚温の変化（熱くなる，ピンク色になる），潰瘍形成，むくみ，痛み（痛みがないのがふつう．痛みがあれば検査すべきである）
転　移	→	病的骨折，腕のむくみ

※訳者注……日本でも乳癌の頻度は高く，最近特に急速に増加しています．患者数，死亡者数ともこの20年間で約2倍に増加し，現在年間の患者数は4万人を超え，死亡者数も1万人を超えています．
日本人女性の癌による死亡者数の中では，乳癌は，大腸癌，胃癌，肺癌，肝癌に次いで第5位です．

乳癌の図解

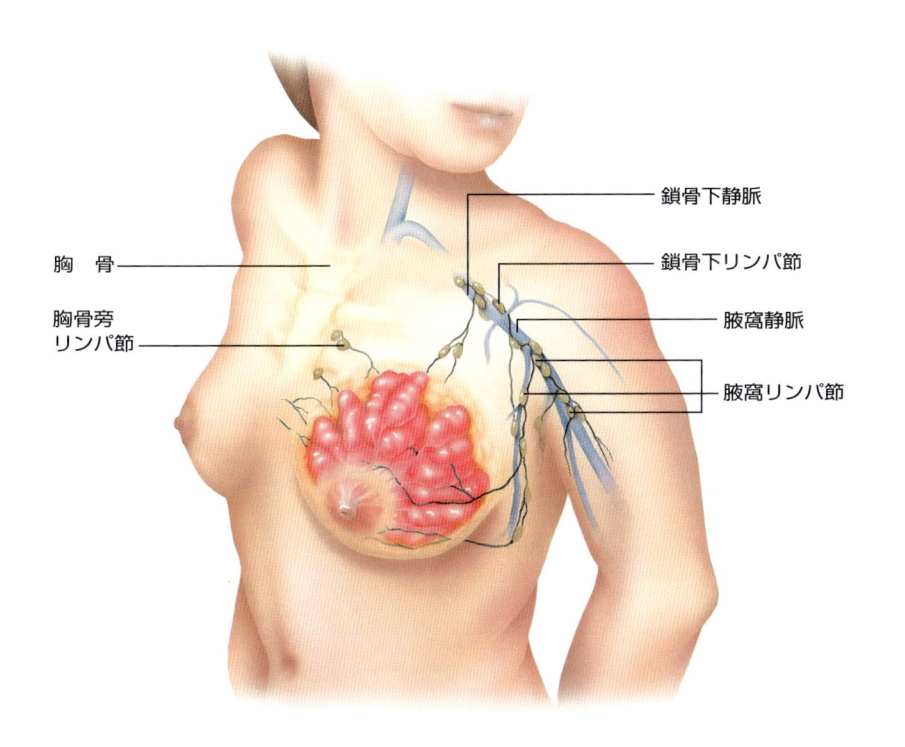

胸　骨

胸骨旁リンパ節

鎖骨下静脈

鎖骨下リンパ節

腋窩静脈

腋窩リンパ節

非浸潤性乳管癌

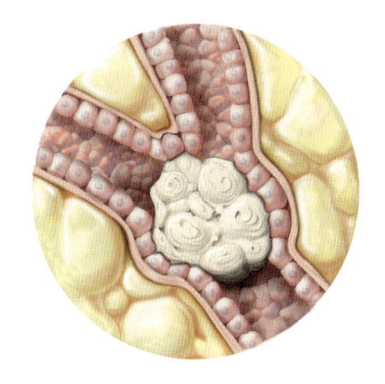

浸潤性乳管癌

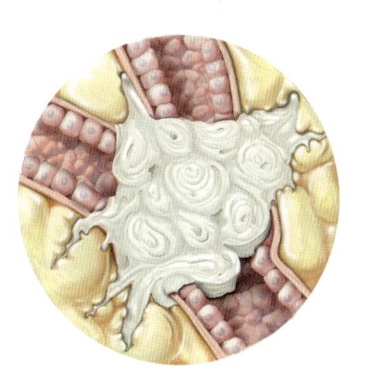

子宮筋腫

- 子宮筋腫は，女性に発生する良性腫瘍の中で最も頻度が高い．
- 子宮体部に発生する場合が最も多いですが，子宮頸部やその周囲，子宮広靱帯などにも認められることがあります．
- 生殖可能年齢女性の15〜20％，30歳以上の女性の30〜40％に認められます．

何が原因？
- 不　明

病態生理学的に現われる変化は？

子宮腔の増大による子宮内膜腔血管の破裂	➡ 異常出血（最もよくみられる症状）
腫瘍の増大	➡ 疼痛，骨盤圧迫感，隣接臓器への圧迫感，軽度の腎臓障害
線維組織の過剰増殖により血液供給が不充分となる	➡ 疼痛，腫瘍の収縮

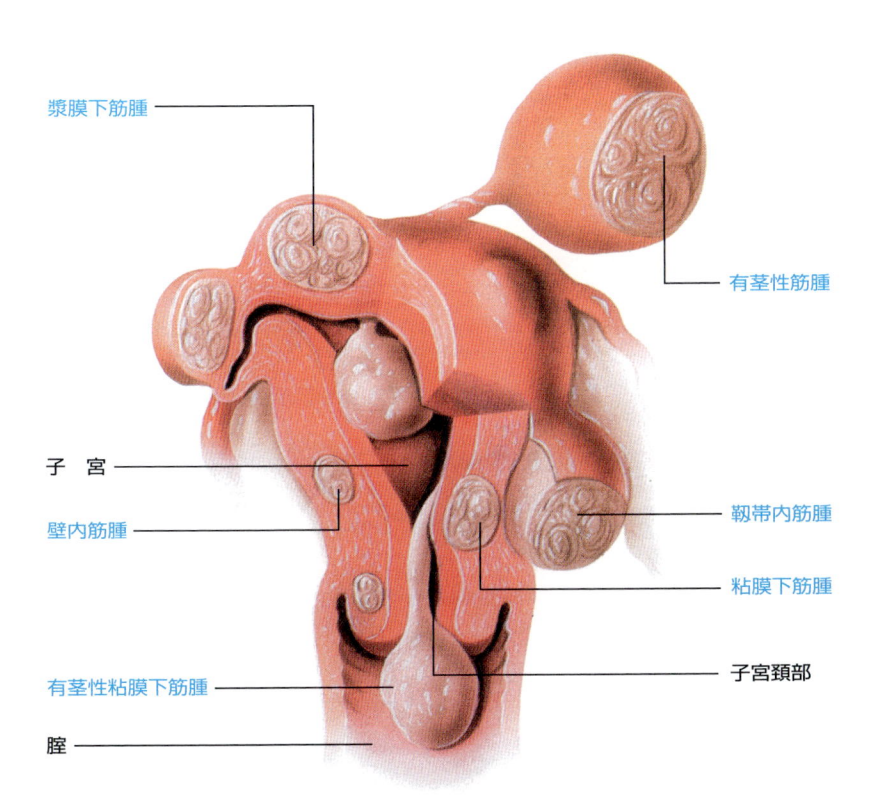

子宮筋腫

- 漿膜下筋腫
- 有茎性筋腫
- 子宮
- 壁内筋腫
- 靱帯内筋腫
- 粘膜下筋腫
- 子宮頸部
- 有茎性粘膜下筋腫
- 腟

子宮内膜症

- 子宮内腔以外の場所に子宮内膜組織が存在する状態をいいます．
- 骨盤内領域（ふつう卵巣周囲，子宮膀胱腹膜，子宮仙骨靱帯，直腸子宮窩が多い）に限局していることが多いですが，身体中のどこにでも（腸管，さらには肺や四肢など）認められます．

何が原因？
- 不　明

病態生理学的に現われる変化は？

異所性組織の迷入と癒着 →	月経困難症（典型的な場合は，月経前5〜7日から痛みが始まり，月経ピーク後2〜3日間痛みが続く）
卵巣や卵管に異所性組織 →	不妊や大量生理出血
卵巣や直腸子宮窩に異所性組織 →	深く突き刺すような性交不快感
膀胱に異所性組織 →	恥骨上部痛，排尿困難，血尿
大腸や虫垂に異所性組織 →	腹部の痙攣性疼痛，排便時の疼痛，便秘，血便（直腸・S状結腸の筋層内に存在する異所性子宮内膜組織から出血）
子宮頚部・腟・腹膜に異所性組織 →	月経時における異所性子宮内膜組織からの出血，性交時の疼痛

骨盤内 子宮内膜症

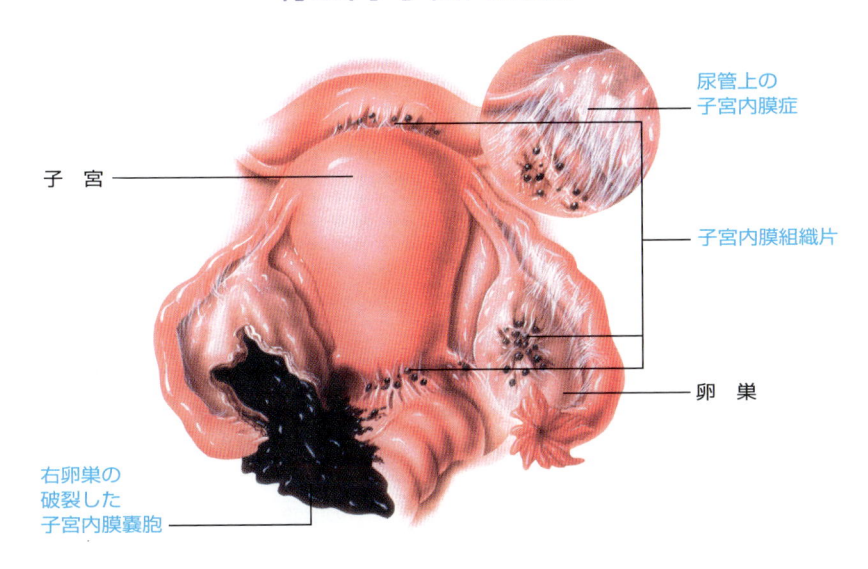

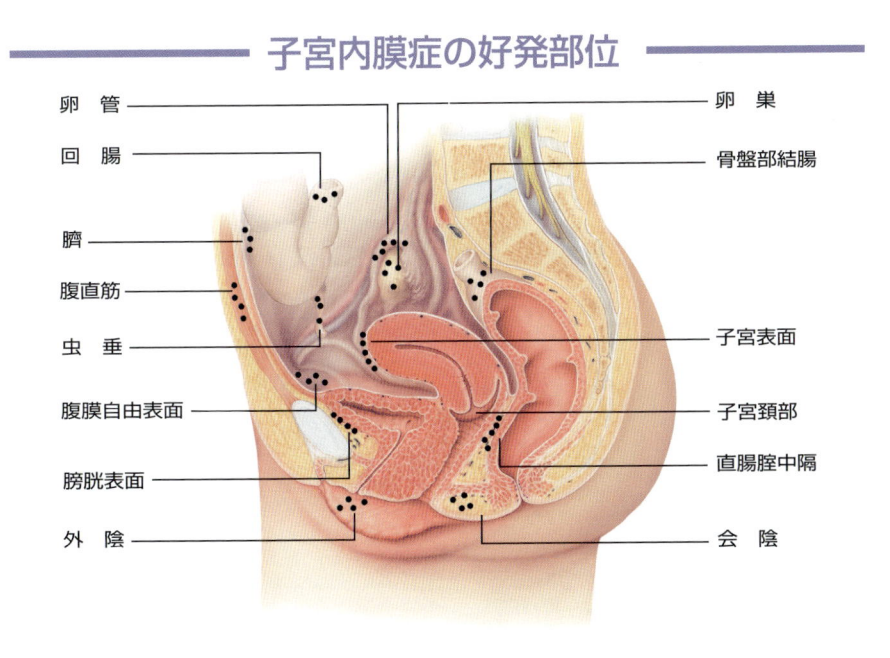

- 子宮
- 尿管上の子宮内膜症
- 子宮内膜組織片
- 卵巣
- 右卵巣の破裂した子宮内膜嚢胞

子宮内膜症の好発部位

- 卵管
- 回腸
- 臍
- 腹直筋
- 虫垂
- 腹膜自由表面
- 膀胱表面
- 外陰
- 卵巣
- 骨盤部結腸
- 子宮表面
- 子宮頚部
- 直腸腟中隔
- 会陰

子宮内膜症　399

子宮内膜癌

- 子宮体癌とも呼ばれています．
- 婦人科系の癌の中で最も高頻度です[※]．
- 50歳から60歳の閉経後の女性に多い．
- 閉経前の女性で「子宮体癌」に罹患する場合は，無排卵月経や他のホルモンバランスの乱れなどの既往歴をもっている人が多い．

何が原因？
- 不　明

病態生理学的に現われる変化は？

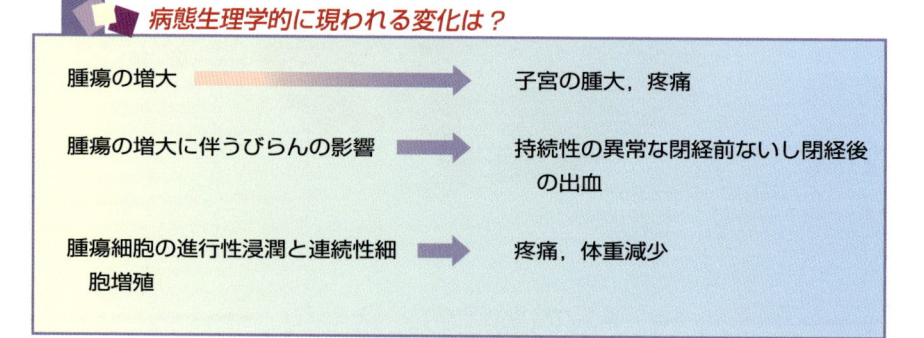

腫瘍の増大	→	子宮の腫大，疼痛
腫瘍の増大に伴うびらんの影響	→	持続性の異常な閉経前ないし閉経後の出血
腫瘍細胞の進行性浸潤と連続性細胞増殖	→	疼痛，体重減少

[※]訳者注……日本では，子宮内膜癌（子宮体癌）よりも子宮頸癌のほうが高頻度に認められ，子宮内膜癌の患者数は子宮頸癌の約半分です．

子宮内膜癌の進行

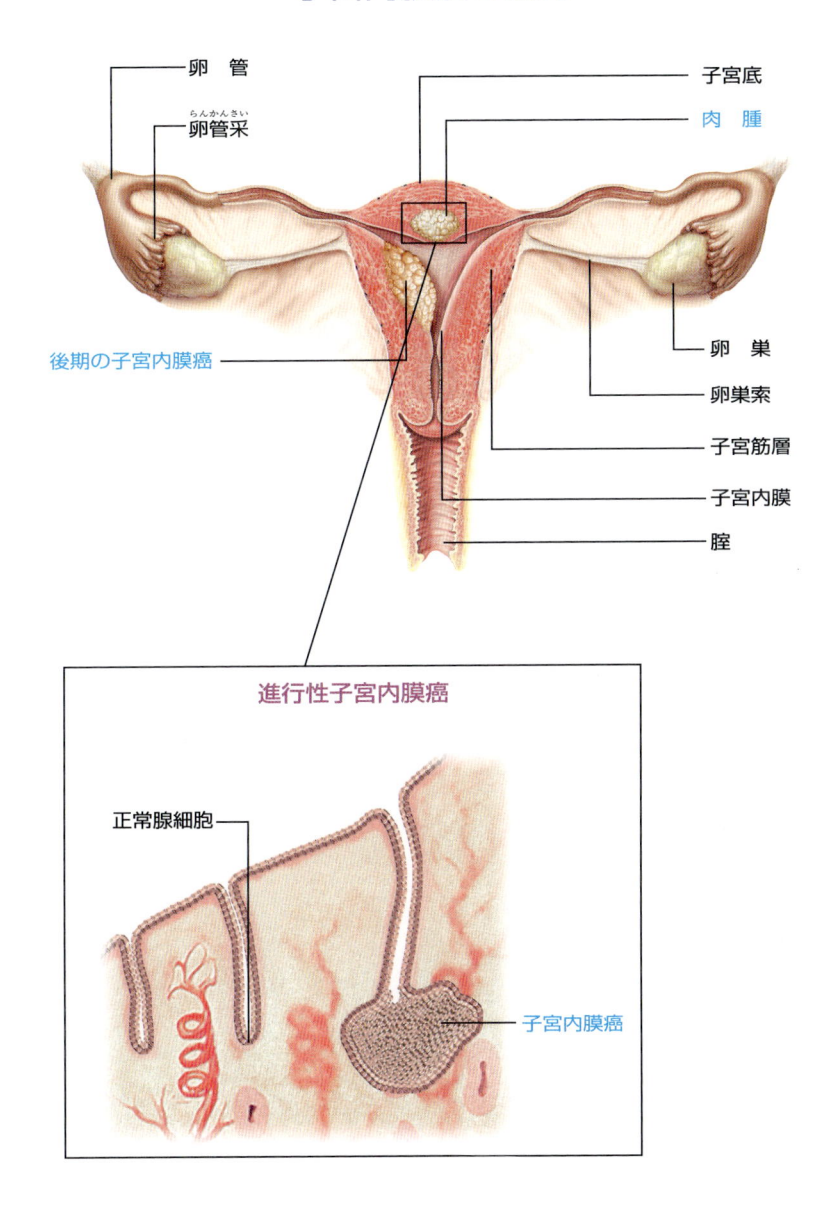

- 卵管
- 卵管采（らんかんさい）
- 子宮底
- 肉腫
- 後期の子宮内膜癌
- 卵巣
- 卵巣索
- 子宮筋層
- 子宮内膜
- 腟

進行性子宮内膜癌

- 正常腺細胞
- 子宮内膜癌

子宮内膜癌　401

子宮頸癌

- 女性生殖器系の癌の中で3番目に多い※.
- 微小浸潤型と浸潤型に分類されます.
- 前癌異形成病変：浸潤癌よりも高頻度に発生し、より若い女性に多く認められます.
- 浸潤癌は30歳から50歳の女性に好発し、20歳以下の女性にはほとんど発生しません.

何が原因？
- 不　明

病態生理学的に現われる変化は？

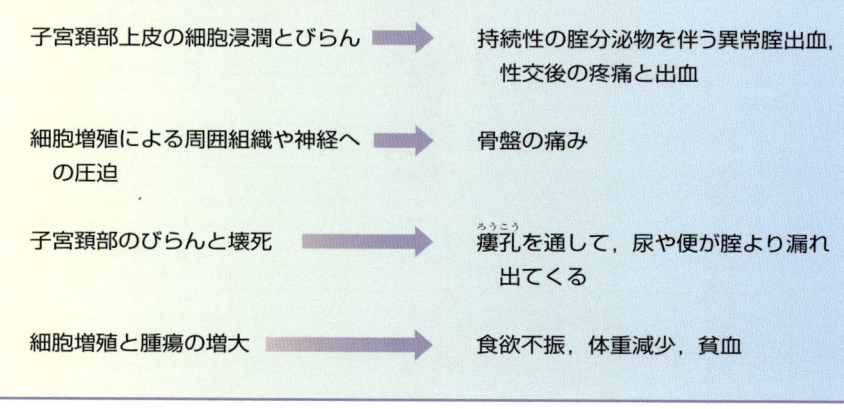

子宮頸部上皮の細胞浸潤とびらん →	持続性の腟分泌物を伴う異常腟出血, 性交後の疼痛と出血
細胞増殖による周囲組織や神経への圧迫 →	骨盤の痛み
子宮頸部のびらんと壊死 →	瘻孔（ろうこう）を通して、尿や便が腟より漏れ出てくる
細胞増殖と腫瘍の増大 →	食欲不振, 体重減少, 貧血

※訳者注……日本では、女性生殖器系の癌による死亡者数の中で、乳癌、卵巣癌に次いで3番目に多く、年間約2,500人が子宮頸癌で死亡しています.

子宮頸癌

上皮内癌
- 正常細胞
- 前癌細胞

扁平上皮癌
- 悪性細胞
- 子宮頸部外膜病変

パパニコロー Papanicolaou（PAP）染色塗抹標本所見

正　常
- 大きな表面型扁平上皮
- 小さな濃縮した核

軽度異形成
- 核/細胞質比の軽度上昇
- 過染色性
- 異常な染色質

高度異形成，上皮内癌
- 基底型細胞
- 核/細胞質比の高度上昇
- 著しい過染色性
- 異常な染色質

浸潤癌
- 著しい多形性
- 不規則な核
- 凝縮した染色質
- 目立つ核小体

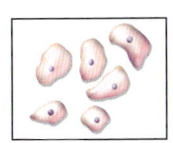

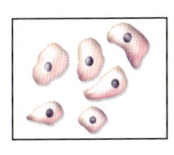

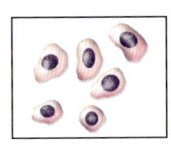

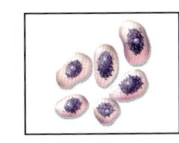

卵巣嚢腫

- 液状や半固形状の物質が中に入っている良性嚢状病変．
- 小さい病変で症状が出ないことが多いですが，悪性化しているところがないかどうか，できる限り検査する必要があります．
- 単発性ないし多発性で，排卵期に発生することが多い．
- 予後は良好です．

何が原因？

- 顆粒膜−黄体嚢胞（黄体内に発生）：月経周期の出血期に，血液が過剰に蓄積貯留
- 莢膜−黄体嚢胞：
  - 胞状奇胎，絨毛膜癌
  - ホルモン治療（ヒト絨毛ゴナドトロピン，クエン酸クロミフェン）

病態生理学的に現われる変化は？

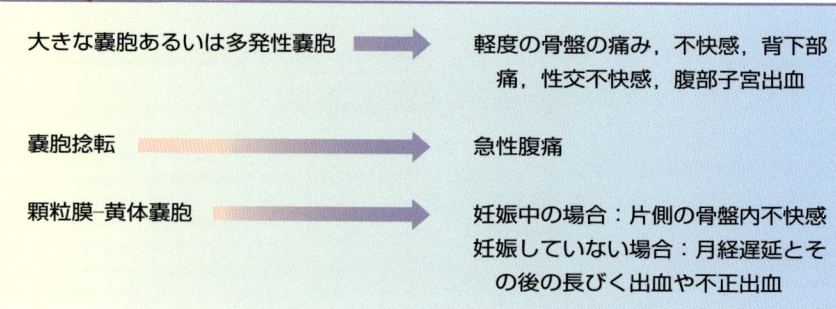

大きな嚢胞あるいは多発性嚢胞 →	軽度の骨盤の痛み，不快感，背下部痛，性交不快感，腹部子宮出血
嚢胞捻転 →	急性腹痛
顆粒膜−黄体嚢胞 →	妊娠中の場合：片側の骨盤内不快感 妊娠していない場合：月経遅延とその後の長びく出血や不正出血

卵巣嚢腫

濾胞性嚢胞

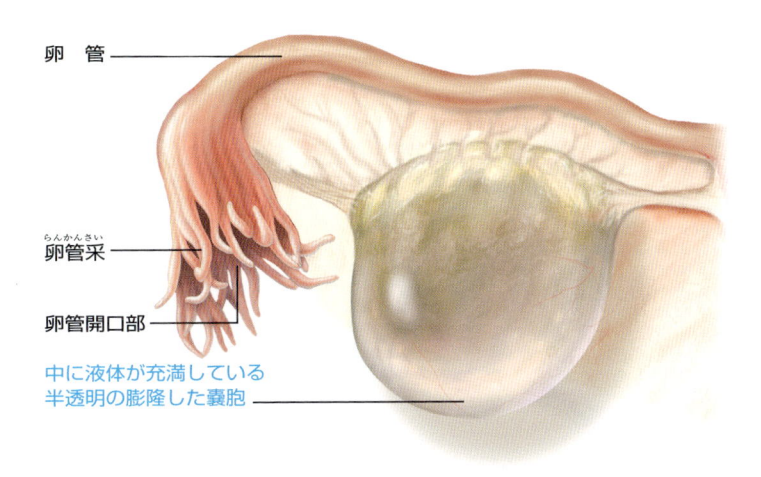

- 卵管
- 卵管采
- 卵管開口部
- 中に液体が充満している半透明の膨隆した嚢胞

類皮嚢胞

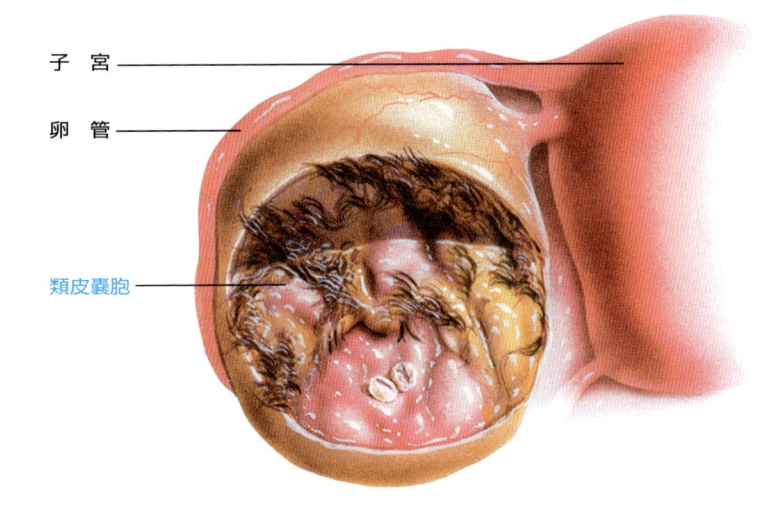

- 子宮
- 卵管
- 類皮嚢胞

卵巣癌

- アメリカ女性の死因の第5位．婦人科系癌の中で最も致死率が高い[※]．
- 癌の組織型と病期によって予後は左右されますが，ほとんど症状が出ず，診断がついた時はすでに進行している場合が多いので，予後は悪い．
- 以前に乳癌の治療をした女性の場合は，他の癌と比較して最も転移性卵巣癌の頻度が高い．

何が原因？
- 不　明

病態生理学的に現われる変化は？

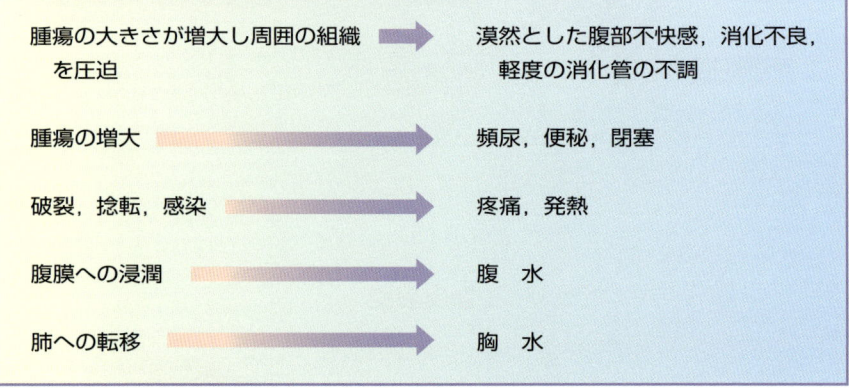

原因	→	症状
腫瘍の大きさが増大し周囲の組織を圧迫	→	漠然とした腹部不快感，消化不良，軽度の消化管の不調
腫瘍の増大	→	頻尿，便秘，閉塞
破裂，捻転，感染	→	疼痛，発熱
腹膜への浸潤	→	腹　水
肺への転移	→	胸　水

※訳者注……日本では，女性の癌による死亡者数の中で第7位を占めており，年間約4,000人を超える人が卵巣癌で死亡しています．

卵巣癌

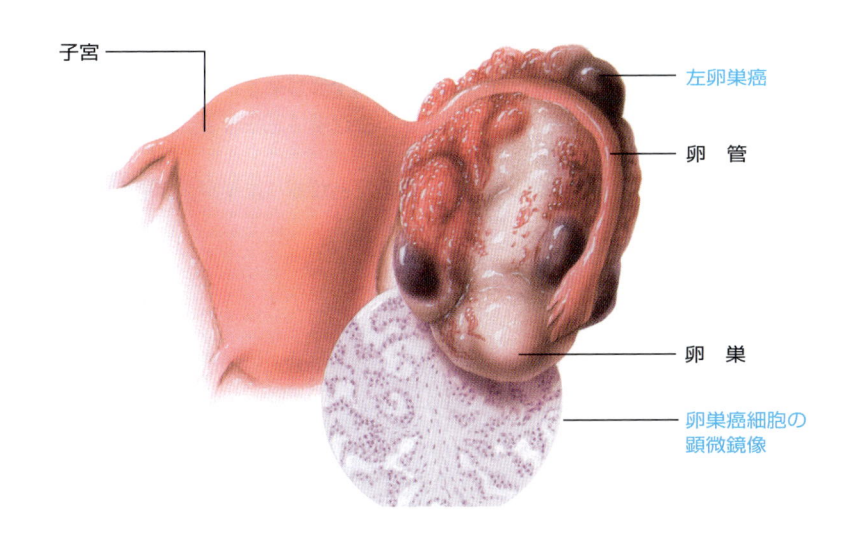

- 子宮
- 左卵巣癌
- 卵管
- 卵巣
- 卵巣癌細胞の顕微鏡像

好発転移部位

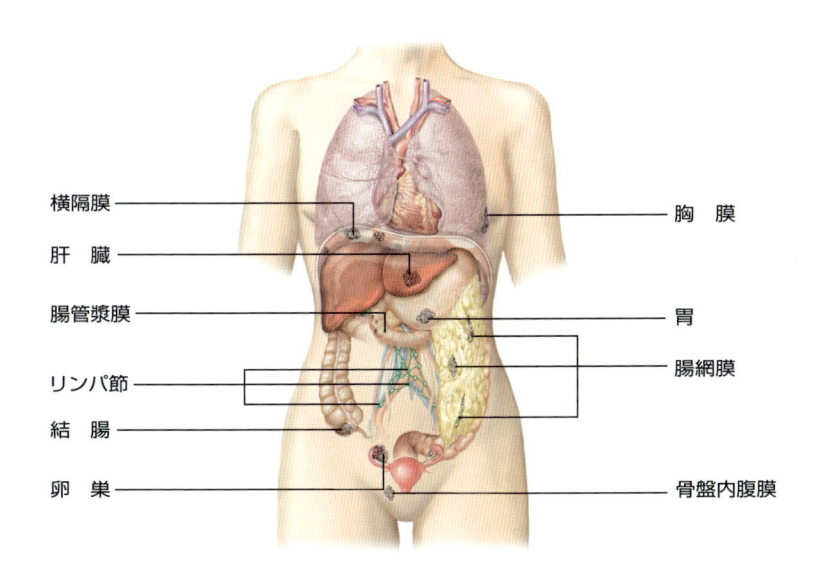

- 横隔膜
- 肝臓
- 腸管漿膜
- リンパ節
- 結腸
- 卵巣
- 胸膜
- 胃
- 腸網膜
- 骨盤内腹膜

卵巣癌

外陰部癌

- 全婦人科系癌の約4％を占めます．
- 大半は扁平上皮癌です．
- 早期診断により治療が有効となり，生存率も上昇します．
- 切除したリンパ節に転移がなければ，5年生存率は90％です．転移があれば，5年生存率は50～60％です．
- どの年齢にも発生し，幼児にも認められることがありますが，発生率のピークは60歳以上です．

何が原因？
- 不　明

病態生理学的に現われる変化は？

腫瘤形成 →	外陰部表面の小潰瘍，疼痛，鼠径部（そけいぶ）の腫瘤，排尿や排便の異常
衣類や圧迫帯によって病変が刺激・摩擦されて感染を起こす →	瘙痒症，異常出血，疼痛

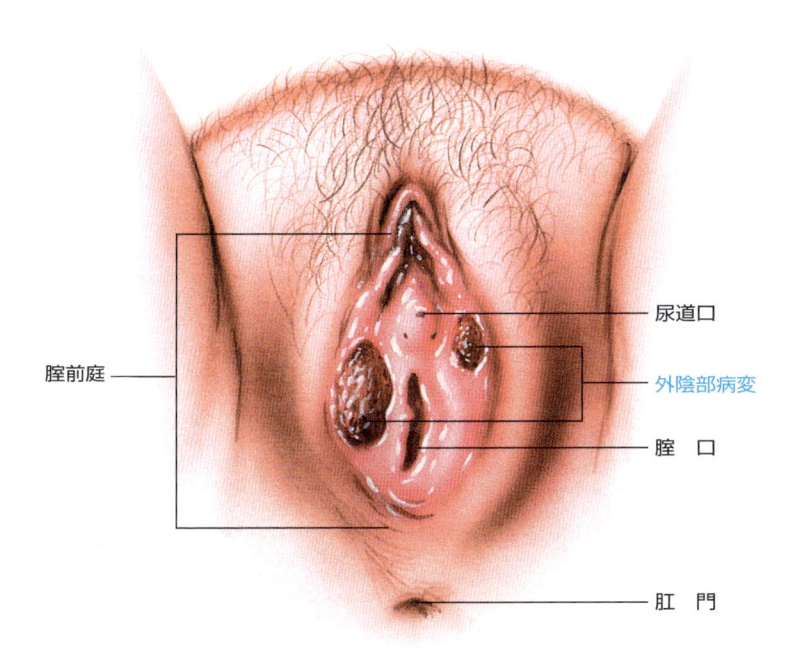

外陰部癌

- 腟前庭
- 尿道口
- 外陰部病変
- 腟口
- 肛門

12

遺伝子疾患

ダウン（Down）症候群………**412**
鎌状赤血球貧血………**414**
嚢胞性線維症………**416**

ダウン（Down）症候群

- 特徴的な顔面，その他の身体異常（生下時に明らか），精神発育遅延などを認める特発性染色体異常．
- 21トリソミーとも呼ばれています．
- 心臓障害，呼吸器や他臓器の感染症，急性白血病などの治療法の改良により，寿命が大幅にのびています．

何が原因？

- 染色体異常（21染色体が3個）

病態生理学的に現われる変化は？

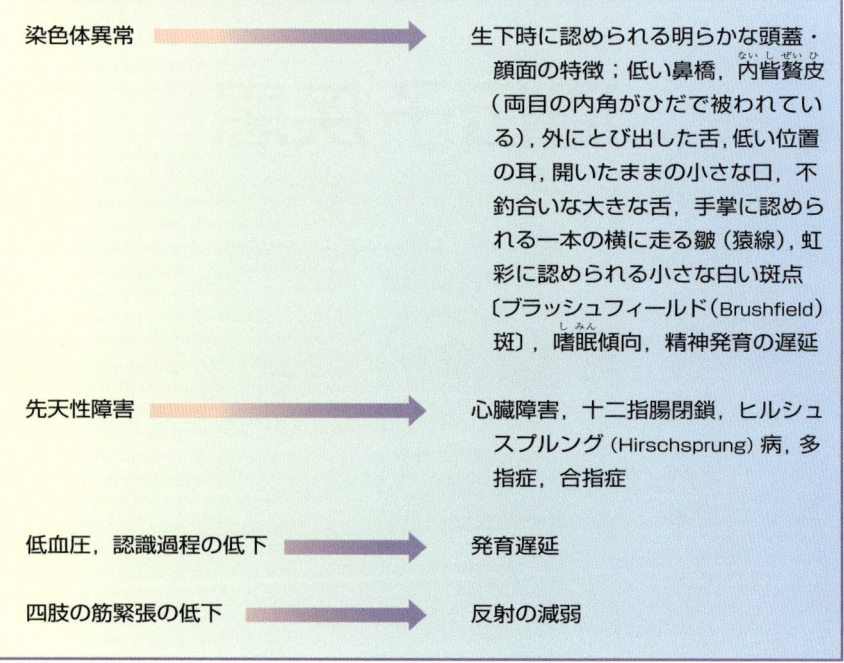

染色体異常 →	生下時に認められる明らかな頭蓋・顔面の特徴；低い鼻橋，内眥贅皮（両目の内角がひだで被われている），外にとび出した舌，低い位置の耳，開いたままの小さな口，不釣合いな大きな舌，手掌に認められる一本の横に走る皺（猿線），虹彩に認められる小さな白い斑点〔ブラッシュフィールド（Brushfield）斑〕，嗜眠傾向，精神発育の遅延
先天性障害 →	心臓障害，十二指腸閉鎖，ヒルシュスプルング（Hirschsprung）病，多指症，合指症
低血圧，認識過程の低下 →	発育遅延
四肢の筋緊張の低下 →	反射の減弱

ダウン症候群の臨床的特徴

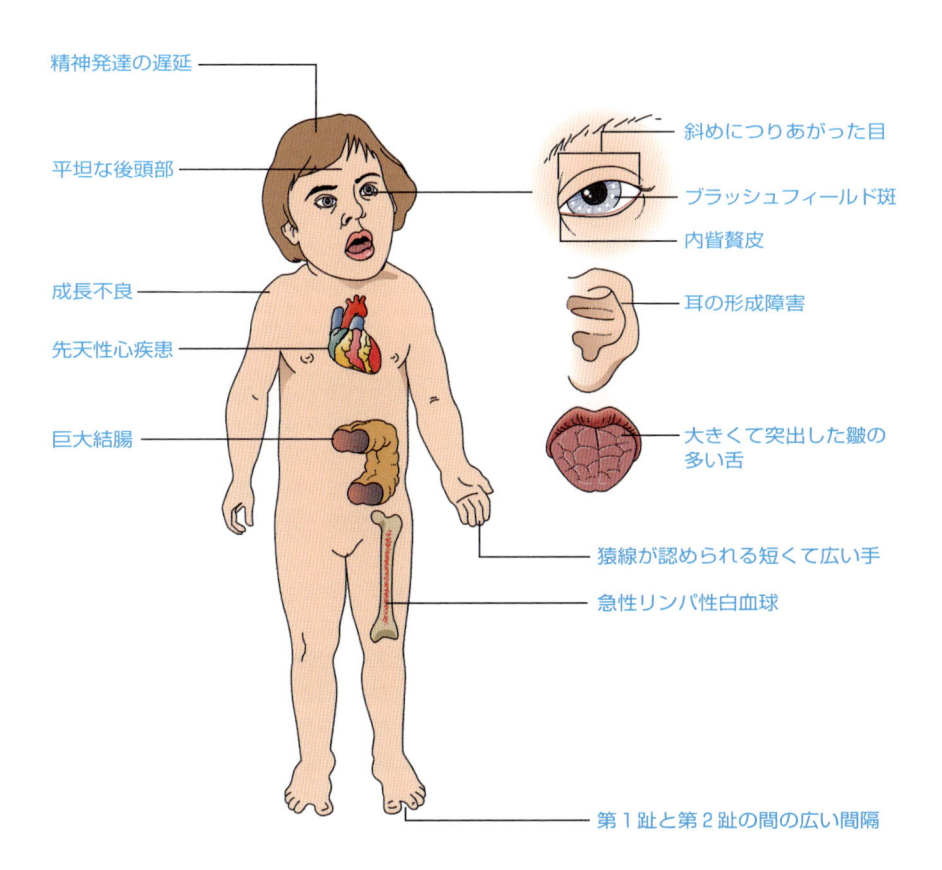

- 精神発達の遅延
- 平坦な後頭部
- 成長不良
- 先天性心疾患
- 巨大結腸
- 斜めにつりあがった目
- ブラッシュフィールド斑
- 内眥贅皮
- 耳の形成障害
- 大きくて突出した皺の多い舌
- 猿線が認められる短くて広い手
- 急性リンパ性白血球
- 第1趾と第2趾の間の広い間隔

image from Rubin,E.,and Farber,j.L.Pathology,3rd ed.Philadelphia:Lippincott Williams&Wilkins,1999.

ダウン（Down）症候群

鎌状赤血球貧血

- 異常血色素分子（HbS）によって起こる先天性溶血性貧血で、特徴的な鎌状赤血球が産生されます．
- アフリカや地中海の家系に多い．
- 生後6ヵ月までは、大量に存在する胎児血色素により、特に症状も出ないのがふつうです．

何が原因？
- 常染色体劣性遺伝（HbS産生遺伝子のホモ接合体遺伝）

病態生理学的に現われる変化は？

還元と鎌状赤血球形成の繰り返し →	貧血，頻脈，心肥大，慢性疲労感，原因不明の呼吸困難，肝腫大，関節腫大，骨痛
硬く絡まった鎌状赤血球による血管閉鎖（これによって，組織の酸素欠乏と壊死が起こる） →	腹部・胸郭・筋肉・関節・骨の激しい痛み（特徴的な疼痛発作）；蒼白な口唇・舌・手掌・爪床；嗜眠状態；無感情；眠気；興奮状態；激痛；発熱
ビリルビン産生の増加 →	黄疸，褐色尿
脾摘と同じ状況（長期間に及ぶ疾患による脾臓機能障害と脾臓の瘢痕化） →	再生不良性貧血（巨赤芽球性貧血）クリーゼ：顔面蒼白，嗜眠状態，眠気，呼吸困難，昏睡状態，骨髄機能の著しい低下，溶血
脾臓や肝臓に突然大量に細胞がつまる →	嗜眠状態，顔面蒼白，循環血液量減少性ショック

鎌状赤血球クリーゼ

鎌状赤血球貧血の末梢血液像

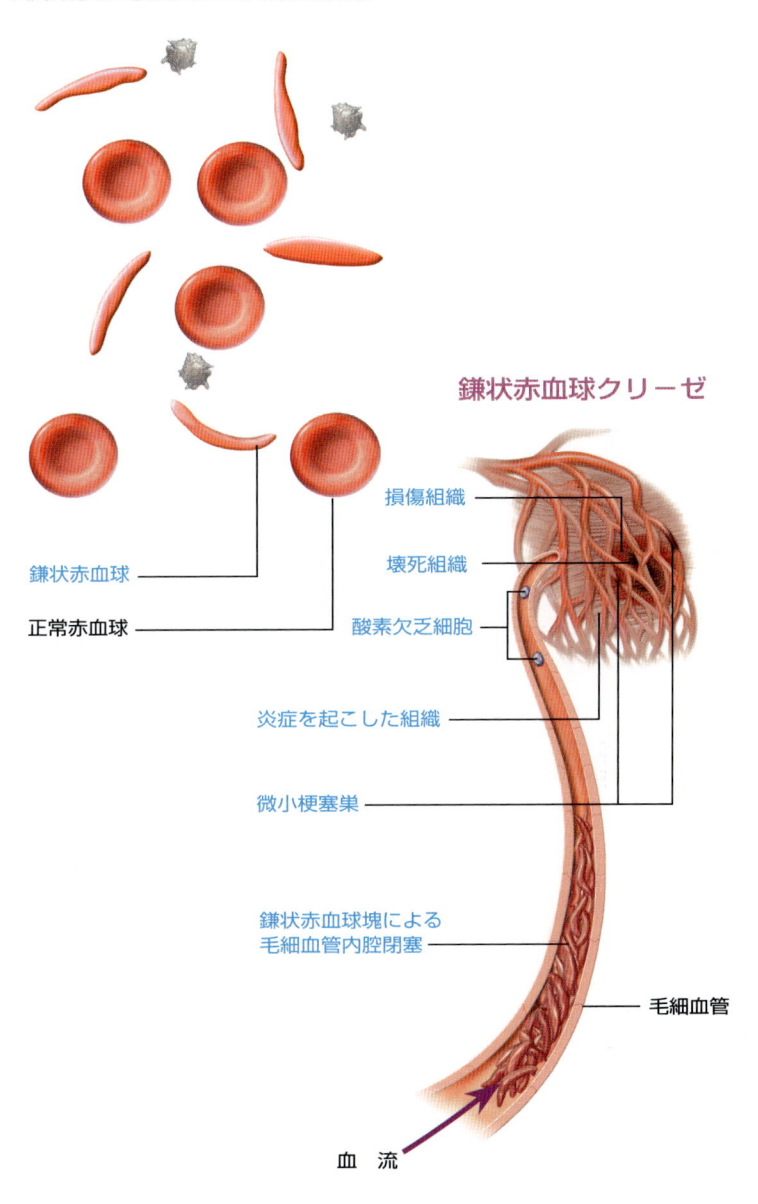

- 鎌状赤血球
- 正常赤血球

鎌状赤血球クリーゼ

- 損傷組織
- 壊死組織
- 酸素欠乏細胞
- 炎症を起こした組織
- 微小梗塞巣
- 鎌状赤血球塊による毛細血管内腔閉塞
- 毛細血管
- 血流

嚢胞性線維症

- 慢性進行性外分泌腺機能不全疾患で，多数の臓器系に影響を及ぼします．
- 白人の子供における致死的遺伝子疾患の中で最も頻度が高い．
- 気管支拡張症や細気管支拡張症を起こす慢性気道感染症，膵外分泌腺機能不全症，腸管機能不全症，生殖機能不全症，汗腺機能不全症，などを特徴とします．

何が原因？
- 7q染色体の遺伝子突然変異；常染色体劣性遺伝

病態生理学的に現われる変化は？

イオン平衡の異常 →	濃厚な分泌物と脱水
気道表面の液体の異常と肺の防御不全 →	慢性気道感染症
細気管支と肺胞における濃厚な分泌液の蓄積 →	呼吸困難，発作性の咳，水泡音，喘鳴
慢性の低酸素血症 →	樽形胸郭，チアノーゼ，ばち状指趾
膵管上皮におけるCFTR塩化物チャンネルの欠如 →	重炭酸塩や水の貯留（膵酵素の停滞，慢性胆嚢炎，胆石症，膵臓の破壊などをひき起こす）
塩化物や水の分泌抑制と液体の過剰吸収 →	小腸や大腸の閉塞
発汗によるナトリウム喪失の結果発生する低ナトリウム血症と低塩素血症 →	致命的なショックと不整脈
栄養物の吸収障害 →	成長不良；体重増加不良，腹部膨隆，やせた四肢，緊張性に欠ける青白い皮膚
脂溶性ビタミンの欠乏 →	凝固異常，骨成長の遅延，性成長の遅延

嚢胞性線維症における全身の変化

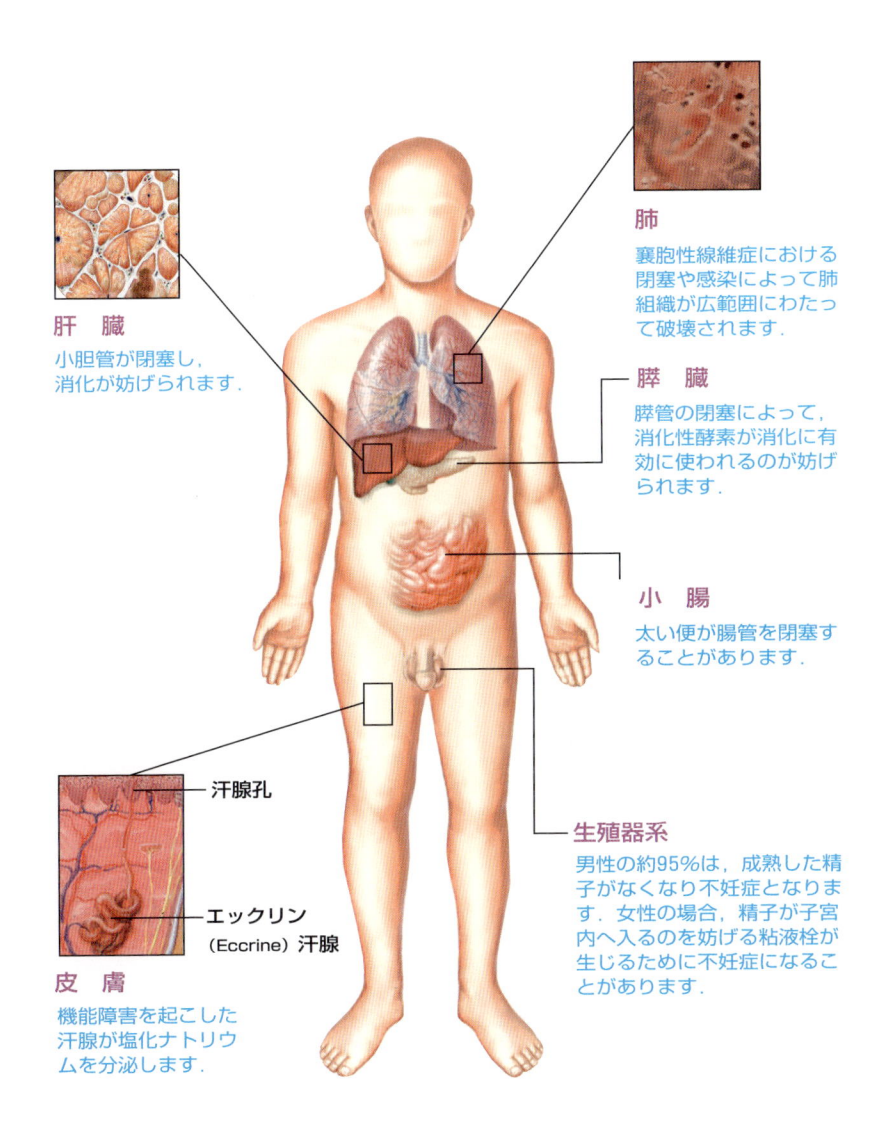

肝臓
小胆管が閉塞し，消化が妨げられます．

肺
嚢胞性線維症における閉塞や感染によって肺組織が広範囲にわたって破壊されます．

膵臓
膵管の閉塞によって，消化性酵素が消化に有効に使われるのが妨げられます．

小腸
太い便が腸管を閉塞することがあります．

汗腺孔
エックリン (Eccrine) 汗腺

皮膚
機能障害を起こした汗腺が塩化ナトリウムを分泌します．

生殖器系
男性の約95%は，成熟した精子がなくなり不妊症となります．女性の場合，精子が子宮内へ入るのを妨げる粘液栓が生じるために不妊症になることがあります．

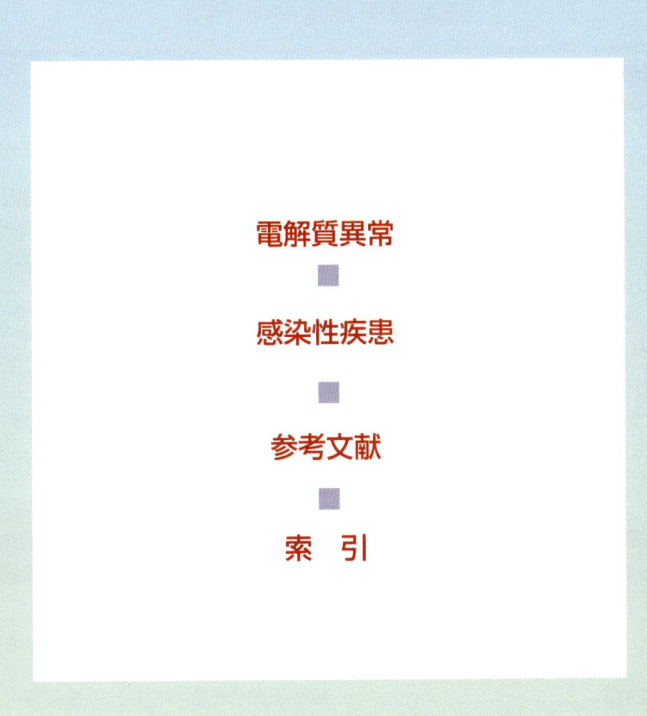

電解質異常

■

感染性疾患

■

参考文献

■

索　引

電解質異常

電解質異常	徴候と症状
低ナトリウム血症 ■ 血清Na<135mEq/L（135mmol/L）	■ 筋肉攣縮，筋力低下 ■ 嗜眠，精神錯乱，痙攣発作，昏睡 ■ 低血圧，頻脈 ■ 嘔気，嘔吐，消化管の疼痛性痙攣 ■ 乏尿または無尿
高ナトリウム血症 ■ 血清Na>145mEq/L（145mmol/L）	■ 興奮，不安，発熱，意識レベルの低下 ■ 筋肉被刺激性，痙攣発作 ■ 高血圧，頻脈，陥凹性浮腫，過剰な体重増加 ■ 口渇，唾液の粘稠度増加，舌の荒れ ■ 呼吸困難，呼吸停止，死亡
低カリウム血症 ■ 血清K<3.5mEq/L（3.5mmol/L）	■ 眩暈，低血圧，不整脈，心電図変化，心肺停止 ■ 嘔気，嘔吐，食欲不振，下痢，蠕動運動の低下，腹部膨満，麻痺性腸閉塞 ■ 筋力低下，疲労感，下肢の疼痛性痙攣
高カリウム血症 ■ 血清K>5mEq/L（5mmol/L）	■ 頻脈から徐脈へ変化，心電図変化，心停止 ■ 嘔気，下痢，消化管の疼痛性痙攣 ■ 筋力低下，弛緩性麻痺
低塩素血症 ■ 血清Cl<100mEq/L（100mmol/L）	■ 筋肉の過興奮性，テタニー ■ 浅くて抑制された呼吸 ■ 低ナトリウム血症と合併しているのがふつうで，筋肉攣縮や筋力低下などの低ナトリウム血症に特徴的な諸症状を認めます
高塩素血症 ■ 血清Cl>108mEq/L（108mmol/L）	■ 深くて速い呼吸 ■ 衰弱 ■ 嗜眠，昏睡へ移行
低カルシウム血症 ■ 血清Ca<8.2mg/dL（2.05mmol/L）	■ 不安，興奮，口の周囲の攣縮，喉頭痙攣，痙攣発作，クヴォステク（Chvostek）徴候[※1]陽性，トルソー（Trousseau）徴候[※2]陽性 ■ カルシウム流入減少による低血圧と不整脈

※1 訳者注……クヴォステク徴候：外耳道の前方をたたくと，顔面筋の痙攣が起こることをいいます．
※2 訳者注……トルソー徴候：上腕を圧迫した際に，手首の筋痙攣が起こることをいいます．

電解質異常	徴候と症状
高カルシウム血症 ■ 血清Ca>10.2mg/L(2.54mmol/L)	■ うとうと状態，嗜眠，頭痛，興奮，精神錯乱，うつ状態，無関心，手指のピリピリした痛みや知覚脱失，筋肉の疼痛性痙攣，痙攣発作 ■ 筋力低下や筋肉弛緩 ■ 骨の痛み，病的骨折 ■ 心ブロック ■ 食欲不振，嘔気，嘔吐，便秘，脱水，消化管の疼痛性痙攣 ■ 脇腹の痛み
低マグネシウム血症 ■ 血清Mg<1.3mEq/L(0.65mmol/L)	■ ほとんど常に低カリウム血症と低カルシウム血症を合併 ■ 過剰な被刺激性，テタニー，下肢や足の疼痛性痙攣，クヴォステク徴候[※1]陽性，トルソー徴候[※2]陽性，精神錯乱，妄想，痙攣発作 ■ 不整脈，血管拡張，低血圧
高マグネシウム血症 ■ 血清Mg>2.1mEq/L(1.05mmol/L)	■ 中枢神経系抑制状態，嗜眠，うとうと状態 ■ 反射の減弱，筋力低下，弛緩性麻痺 ■ 呼吸抑制 ■ 心ブロック，徐脈，心電図検査におけるQRS幅の拡大とQT間隔の延長 ■ 低血圧
低リン血症 ■ 血清P<2.7mg/dL(0.87mmol/L)	■ 筋力低下，振戦，錯感覚症 ■ 組織低酸素血症 ■ 骨の痛み，反射の減弱，痙攣発作 ■ 弱い脈拍 ■ 過換気 ■ 嚥下困難，食欲不振
高リン血症 ■ 血清P>4.5mg/dL(1.45mmol/L)	■ 低カルシウム血症にならなければふつうは症状が出ません．低カルシウム血症になるとテタニーや痙攣発作が認められます． ■ 反射亢進，弛緩性麻痺，筋力低下

感染性疾患

疾　患	特　徴
細菌感染症	
炭疽（たんそ）	皮膚，吸入，腸の症状を特徴とする細菌感染症． ■皮膚炭疽は，小さな隆起性の瘙痒性病変が特徴的で，小疱疹となり，拡大したリンパ腺に沿って無痛性潰瘍形成を認めます． ■吸入炭疽は，インフルエンザ様症状が特徴的で，重篤な呼吸困難とショックをひき起こします． ■腸炭疽は，発熱，嘔気，嘔吐，食欲低下を起こし，腹痛，吐血，ひどい下痢に進行します．
クラミジア	クラミジア・トラコマチス（*Chlamydia trachomatis*）によって起こる性感染症． ■病型は，感染を受けた個人や感染部位によって異なります．
結膜炎	眼の結膜に起こる細菌またはウイルスの感染症． ■眼の充血，めやに，流涙，疼痛，羞明（しゅうめい）などの症状を伴います．
淋病（りんびょう）	グラム陰性オキシダーゼ陽性双球菌である淋菌（*Neisseria gonorrhoeae*）によって起こる性感染症． ■病型は，感染を受けた個人と感染部位によって異なります．
リステリア症	弱い溶血性グラム陽性菌である単核性リステリア（*Listeria monocytogenes*）によって起こる感染症． ■流産，早産，死産，胎児の臓器膿瘍を起こすことがある疾患．新生児は，髄膜炎によって泉門がぴんと張り，被刺激性または嗜眠（しみん）傾向で，痙攣発作を起こしたり昏睡状態となります．
ライム（Lyme）病	スピロヘータ（*Borrelia burgdorferi*）によって起こる感染症で，マダニによって伝染します． ■典型的な場合は，慢性遊走性紅斑と呼ばれる環状発疹を起こし，血液の流れやリンパ系を通って他の皮膚や臓器に広がっていきます．
髄膜炎	細菌，ウイルス，原虫，真菌によって起こる髄膜の炎症． ■特徴的な症状としては，発熱，悪寒，頭痛，項部硬直，嘔吐，羞明（しゅうめい），嗜眠，昏睡，ブルジンスキー（Brudzinski）徴候陽性，ケルニッヒ（Kernig）徴候陽性，深部腱反射亢進，脈圧の拡大，徐脈，発疹などがあります．
中耳炎	細菌感染によって起こる中耳の炎症． ■ウイルス性疾患にみられる諸症状を発症した後，耳の痛みを起こします．

疾患	特徴
腹膜炎	細菌侵入によって起こる腹膜の急性ないし慢性の炎症． ■ 突然発症することが多く，激しいびまん性の腹痛を起こします．
百日咳 (ひゃくにちぜき)	非運動性グラム陰性球杆菌である百日咳菌（*Bordetella pertussis*）によって起こる強い伝染性の呼吸器感染症．類似菌であるパラ百日咳菌（*Bordetella parapertussis*）や気管支敗血症菌（*Bordetella bronchiseptica*）によって起こることもあります． ■ 痙攣発作性の咳や，特徴的な大きくて雄鶏が鳴くような吸入性笛声音(てきせいおん)を伴います．合併症としては，無呼吸，低酸素血症，痙攣発作，肺炎，脳疾患，死亡などがあります．
肺炎	細菌，真菌，原虫によって起こる肺実質の感染症． ■ 細菌感染が引き金となって肺胞の炎症と浮腫を起こし，低換気領域が発生します．毛細血管は血液でうっ血状態となり，血流が停止します．肺胞毛細血管膜が破壊され，肺胞は血液や滲出液で充満し，無気肺や肺虚脱をひき起こします．
サルモネラ症	腸内細菌科サルモネラ属に属する細菌によって起こる疾患． ■ 特徴的な症状としては，発熱，腹痛，消化管の疼痛性痙攣，小腸結腸炎を伴う重症の下痢などがあります．
赤痢	腸内細菌科に属する赤痢菌によって起こる急性の腸管感染症．赤痢菌は，短い非運動性のグラム陰性杆菌です． ■ 赤痢菌は，腸管粘膜に侵入して炎症をひき起こします．症状としては，水様便，発熱，腸管の疼痛性痙攣，膿・粘液・血液が混じった便などが認められます．
破傷風	嫌気性芽胞形成性のグラム陽性菌である破傷風菌（*Clostridium tetani*）によって起こる，急性の外毒素が媒介する感染症． ■ 著しい筋肉の過緊張，深部腱反射の異常亢進，痛みを伴う不随意筋の収縮が特徴．激しい筋肉の痙攣が7日目まで続きます．
トキシック ショック症候群	トキシックショック症候群トキシン-1やブドウ状球菌から生じる腸内毒素BおよびCなどの毒素を産生する，ペニシリン耐性の黄色ブドウ状球菌（*Staphylococcus aureus*）によって起こる急性細菌感染症．化膿性連鎖状球菌（*Streptococcus pyogenes*）によって起こる場合もあります． ■ 主な徴候や症状としては，発熱，低血圧，腎不全，多臓器障害などがあります．

疾　患	特　徴
結　核	抗酸菌である結核菌（*Mycobacterium tuberculosis*）を感染者から吸入することによって伝染する感染性疾患． ■ 発熱，衰弱，食欲不振，寝汗，体重減少，咳などが特徴的な症状．
尿路感染症	グラム陰性菌である大腸菌によって起こる場合が最も多い感染症で，細菌は尿道から侵入して上行性に感染して膀胱内に入ります． ■ 尿意切迫，頻尿，排尿障害の症状を起こすことが多い．
ウイルス感染症	
トリインフルエンザ	典型的には鳥類に感染するA型インフルエンザウイルスによって起こります． ■ ヒトに感染した報告例によると，発熱，咳，咽頭痛，筋肉痛などの諸症状を起こします．さらに進行すると，眼の感染症，肺炎，急性呼吸窮迫症候群（ARDS）を起こします．
サイトメガロウイルス感染症	デオキシリボ核酸（DNA）ウイルスで，ヘルペスウイルス群に属します． ■ ウイルスは，体内のリンパ球や単核球を通して肺・肝臓・消化管・眼・中枢神経系に広がり，それぞれの臓器内で炎症反応を起こします．
単純ヘルペスウイルス（HSV）	HSVは，エンベロープにおおわれた二重鎖のDNAウイルスで，1型と2型があります．1型HSVは口腔内・呼吸器系分泌物を介して伝播していきます．2型HSVは性交渉によって伝播していきます． ■ 特徴的な疼痛性疱疹病変は，初感染部位に認められるのがふつうです．
帯状疱疹（たいじょうほうしん）	神経節や神経後根に潜伏している水痘帯状疱疹ウイルスが再活性化することによってひき起こされます． ■ 小さな疼痛性発赤結節性皮膚病変が神経の走行に沿って広がり，膿や液体が中に充満した小水疱に変化します．
ヒト免疫不全ウイルス（HIV）感染症	リボ核酸（RNA）レトロウイルスで，後天性免疫不全症候群（AIDS）をひき起こします． ■ 数年間にわたって無症状のまま経過したり，インフルエンザ様症状が出現したりします．
伝染性単核球症	ヘルペスウイルスであるエプスタイン-バール（Epstein-Barr）ウイルスによって起こるウイルス感染性疾患で，循環血液中のBリンパ球がウイルスに感染しています． ■ 感染しているBリンパ球が血液中にウイルスを放出し，発熱，咽頭痛，疲労感，頸部リンパ節腫脹などの諸症状をひき起こします．

疾　患	特　徴
サル痘	オルトポックスウイルス属に属するサル痘ウイルスによって起こるサルの疾病ですが，まれにヒトも罹患します． ■ リンパ節腫脹，発熱，頭痛，筋肉痛，背部痛，疲労感，最終的には痂皮（かひ）を形成して，やがてはがれ落ちる病変を伴う丘疹様発疹（きゅうしんようはっしん），などの諸症状が特徴です．
流行性耳下腺炎（じかせんえん）（おたふくかぜ）	パラミクソウイルス科ルブラウイルス属に属するRNAウイルスであるムンプスウイルスによって起こる急性ウイルス性疾患． ■ 耳下腺の腫脹と圧痛，およびその他の唾液腺の腫脹が特徴的な症状です．
狂犬病	ラブドウイルス科に属するRNAウイルスである狂犬病ウイルスによって起こる急速進行性の中枢神経系感染症．感染動物にかまれることにより感染します． ■ ウイルスは神経に沿って脊髄や脳に広がり，発熱，倦怠感，頭痛，食欲不振，嘔気，神経機能の荒廃などの諸症状をひき起こします．
呼吸性シンチウムウイルス（＝RSウイルス）	エンベロープにおおわれたRNAウイルスであるパラミクソウイルスによって起こる呼吸器感染症． ■ 細気管支炎や肺炎が続いて起こり，重症の場合は気管支粘膜上皮が傷害され，肺胞間の肥厚や肺胞内が液体で充満するようになります．
風　疹	トガウイルス科ルビウイルス属に属する風疹ウイルスによって起こります．風疹ウイルスは，エンベロープにおおわれたRNAウイルスです． ■ 特徴的な斑状丘疹性発疹が最初顔面に出現し，急速に広がっていきます．
麻　疹（はしか）	急性の強い伝染性を示すパラミクソウイルス感染症で，直接的な接触や鼻咽頭分泌液の飛沫の空気感染によって伝染していきます． ■ コプリック（Koplik）斑が特徴的で，丘疹性紅斑になる瘙痒性（そうようせい）斑状発疹を示します．
痘瘡（とうそう）（天然痘，疱瘡）	オルトポックスウイルス属に属するポックスウイルスによって起こる急性の伝染性ウイルス感染症． ■ 突然，インフルエンザ様症状が出現します．発熱，倦怠感，頭痛，激しい背部痛，発疹が認められます．発疹は特徴的で，最初は顔面・手・前腕などに出現しますが，数日間で体幹に広がります．病変は鼻や口腔の粘膜にも広がり，潰瘍が形成され，大量のウイルスが口やのどへ放出されます．

疾　患	特　徴
水　痘 （水疱瘡）	ヘルペスウイルス科に属する水痘帯状疱疹ウイルスによって起こる，非常に伝染性の強い，高頻度に認められる発疹性疾患． ■ 飛沫感染または小水疱との接触感染によって伝播します．子宮内感染もあります． ■ 小さな紅斑を伴う瘙痒性発疹が特徴で，進行して丘疹となり，紅斑病変上に透明な小水疱が認められるようになります．
ウイルス性 肺炎	さまざまな種類のウイルスによって起こる肺感染症で，感染している人との接触によって伝染していきます． ■ ウイルスが気管支の粘液腺や杯細胞に侵入し，発熱，発疹，下痢，腸重積などの諸症状をもたらします．

真菌感染症

ヒスト プラスマ症	二形性の真菌であるヒストプラスマ（*Histoplasma capsulatum*）によって起こる真菌感染症． ■ 最初は無症状ないし軽度の呼吸器疾患症状のみですが，進行して，他のいくつかの臓器にまで障害を及ぼす非常に重篤な疾患となります．

原虫感染症

トキソ プラスマ症	鳥類と哺乳類の両方に感染し細胞内寄生するトキソプラズマ（*Toxoplasma gondii*）によって起こる感染症． ■ 特徴的な症状は，発熱，筋肉痛，頭痛，嘔吐，神経学的変化，臓器障害などです．
旋毛虫症	寄生虫である旋毛虫（*Trichinella spiralis*）によって起こる感染症で，初嚢幼虫を含む肉を，生または不充分な調理の状態で摂取することにより感染します． ■ 特徴的な症状は，発熱，筋肉痛，皮膚病変，譫妄，嗜眠，重篤な心肺系または神経系の感染症症状などです．

参考文献

Albano, C., et al. "Innovations in the Management of Cerebral Injury," *Critical Care Nursing Quarterly* 28(2):135-49, April-June 2005.

Atlas of Pathophysiology, 2nd ed. Philadelphia: Lippincott Williams & Wilkins, 2005.

Breiterman-White, R. "Functional Ability of Patients on Dialysis: The Critical Role of Anemia," *Nephrology Nursing Journal* 32(1):79-82, January-February 2005.

Bridges, E.J., and Dukes, S. "Cardiovascular Aspects of Septic Shock: Pathophysiology, Monitoring, and Treatment," *Critical Care Nurse* 25(2):14-16, 18-20, 22-24, April 2005.

Bristow, N. "Understanding the Symptoms of Irritable Bowel Syndrome," *Nursing Times* 101(10):36-38, March 2005.

Burrows-Hudson, S. "Chronic Kidney Disease: An Overview," *AJN* 105(2):40-49, February 2005.

Deaton, C., and Namasivayam, S. "Nursing Outcomes in Coronary Heart Disease," *Journal of Cardiovascular Nursing* 19(5):308-15, September-October 2004.

Elgart, H.N. "Assessment of Fluids and Electrolytes," *ACCN Clinical Issues* 15(4):607-21, October-December 2004.

Farquhar, S.L., and Fantasia, L. "Pulmonary Anatomy and Physiology of the Effects of COPD," *Home Healthcare Nurse* 23(3):167-66, March 2005.

Giger, J.N. "Understanding Genetics: The Relationship of Disease and Genetic Predisposition in African-Americans," *Journal of National Black Nurses' Association* 15(2):vii-viii, December 2004.

Just the Facts: Pathophysiology. Philadelphia: Lippincott Williams & Wilkins, 2005.

Lomborg, K., et al. "Body Care Experienced by People Hospitalized with Severe Respiratory Disease," *Journal of Advanced Nursing* 50(3):262-71, May 2005.

Maxwell, C., and Viale, P.H. "Cancer Treatment-Induced Bone Loss in Patients with Breast or Prostate Cancer," *Oncology Nursing Forum* 32(3):589-603, May 2005.

Nicholson, C. "Cardiovascular Care of Patients with Marfan Syndrome," *Nursing Standard* 19(27):38-44, March 2005.

Professional Guide to Pathophysiology. Philadelphia: Lippincott Williams & Wilkins, 2003.

Pruitt, B., and Jacobs, M. "Caring for a Patient with Asthma," *Nursing* 35(2):48-51, February 2005.

Ryan, C.J., and Zerwic, J.J. "Knowledge of Symptom Clusters Among Adults at Risk for Acute Myocardial Infarction," *Nursing Research* 53(6):363-69, November-December 2004.

Sheerin, F. "Spinal Cord Injury: Anatomy and Physiology of the Spinal Cord," *Emergency Nurse* 12(8):30-36, December 2004.

Smeltzer, S.C., and Bare, B.G. *Brunner and Suddarth's Textbook of Medical-Surgical Nursing*, 10th ed. Philadelphia: Lippincott Williams & Wilkins, 2004.

Thompson, C., and Tsiperfal, A. "Is There an Output Failure?" *Progress in Cardiovascular Nursing* 20(2):98, Spring 2005.

索引

あ

アジソン病　302
アトピー性皮膚炎　340
アナフィラキシー　278
アルツハイマー病　134
アレルギー性鼻炎　280
悪性黒色腫　366
悪性貧血　252
胃炎　172
胃潰瘍　174
胃癌　176
胃食道逆流症　168
陰嚢水腫　380
陰部疱疹　388
うつ病　138
ウイルス感染症　424～426
ウイルス性肝炎　200
ウイルス性肺炎　426
黄斑変性　148

か

外陰部癌　408
潰瘍性大腸炎　182
拡張型心筋症　50
滑液嚢炎　228
過敏性腸症候群　184
鎌状赤血球クリーゼ　415
鎌状赤血球貧血　414
肝癌　206
肝硬変　202
関節リウマチ　286
乾癬　356
冠動脈疾患　6

感冒　68
顔面肩甲上腕型筋ジストロフィー　219
ギラン・バレー症候群　118
気管支喘息　80
気管支肺炎　73
気胸　96
基底細胞癌　362
基底細胞乳頭腫　359
急性冠症候群　8
急性呼吸窮迫症候群　90
急性骨髄性白血病　260
急性腎不全　320
急性尿細管壊死　322
急性白血病　258
狂犬病　425
狭心症　8
胸水　100
強直性脊椎炎　290
強皮症　288
巨細胞腫　244
筋ジストロフィー　218
筋萎縮性側索硬化症　122
緊張性気胸　96
クッシング症候群　300
クラミジア　422
グレーブス病　294
クローン病　180
憩室炎　186
憩室性疾患　186
結核　424
結膜炎　422
血友病　272
腱炎　222

原虫感染症　426
高カリウム血症　420
高カルシウム血症　421
高ナトリウム血症　420
高マグネシウム血症　421
高リン血症　421
高塩素血症　420
口蓋裂　140
高血圧症　2
高脂血症　4
甲状腺癌　298
甲状腺機能亢進症　294
甲状腺機能低下症　296
甲状腺中毒症　294
口唇裂　140
拘束型心筋症　52
後天性免疫不全症候群　282
喉頭癌　142
抗利尿ホルモン欠乏症　305
抗利尿ホルモン不適合分泌症候群　306
股関節脱臼　237
股関節発達形成障害　236
呼吸性シンチウムウイルス
　　　　　（＝RSウイルス）　425
骨関節炎　230
骨腫瘍　244
骨髄炎　238
骨　折　242
骨粗鬆症　240
骨肉腫　244
骨盤炎症性疾患　390

さ
サイトメガロウイルス感染症　424
サラセミア　254
サルコイドーシス　76
サルモネラ症　423
サル痘　425
細菌感染症　422〜424
再生不良性貧血　256
挫　傷　220
痤　瘡　348
痔　196
子宮筋腫　396
子宮頸癌　402
糸球体腎炎　314
子宮内膜癌　400
子宮内膜症　398
肢帯型筋ジストロフィー　219
脂肪閉塞症候群　94
重症急性呼吸器症候群　70
重症筋無力症　124
十二指腸潰瘍　174
粥状硬化症　7
手根管症候群　232
手指強皮症　289
循環血液量減少性ショック　16
消化性潰瘍　174
上気道感染症　68
褥　瘡　346
食道炎　169
食道癌　170
食道狭窄　169
食道静脈瘤　205
食道裂孔ヘルニア　166
脂漏性角化症　358
心タンポナーデ　58
腎盂腎炎　316

腎　癌　330
心筋炎　48
真菌感染症　426
心筋梗塞　8, 10
腎血管性高血圧　318
腎結石　324
心原性ショック　14
心室中隔欠損症　36
真性多血症　248
心内膜炎　46
深部静脈血栓症　64
心不全　12
心房中隔欠損症　34
心膜炎　56
蕁麻疹　342
膵　炎　210
膵　癌　212
水腎症　326
水　痘　426
水頭症　132
髄膜炎　126, 422
髄膜瘤　162
精索静脈瘤　378
精巣癌　382
精巣捻転　376
脊髄髄膜瘤　162
脊髄損傷　158
赤　痢　423
接触皮膚炎　338
全身性エリテマトーデス　284
旋毛虫症　426
前立腺炎　370
前立腺癌　374
前立腺肥大症　372

僧帽弁逸脱症　32
僧帽弁狭窄症　30
僧帽弁閉鎖不全症　28
側　彎　234
鼠径ヘルニア　198

た

ダウン症候群　412
大血管転位症　42
帯状疱疹　352, 424
大腸ポリープ　188
大腸癌　190
大腸憩室症　187
大動脈縮窄症　44
大動脈弁狭窄症　24
大動脈弁閉鎖不全症　22
大葉性肺炎　73
多嚢胞性腎疾患　328
多発性硬化症　116
多発性骨髄腫　270
単純ヘルペスウイルス　424
胆　石　209
炭　疽　422
胆嚢炎　208
中耳炎　152, 422
虫垂炎　194
椎間板ヘルニア　160
痛　風　226
てんかん　136
デュシェンヌ型筋ジストロフィー　219
低カリウム血症　420
低カルシウム血症　420
低ナトリウム血症　420
低マグネシウム血症　421

低リン血症　421
低塩素血症　420
鉄欠乏性貧血　250
伝音性難聴　151
電解質異常　420〜421
伝染性単核球症　424
トキシックショック症候群　423
トキソプラズマ症　426
トリインフルエンザ　424
トリコモナス症　386
頭蓋内出血　108
痘瘡　425
糖尿病　308
動脈管開存症　40
特発性肺線維症　84

な

内臓脂肪症候群　310
軟骨芽細胞腫　245
難聴　150
西ナイル脳炎　128
日光角化症　360
二分脊椎　162
乳癌　394
乳管内乳頭腫　392
尿崩症　304
尿路感染症　424
熱傷　344
捻挫　224
脳腫瘍　114
脳卒中　106
脳動静脈奇形　112
脳動脈瘤　110
嚢胞性線維症　416

は

パーキンソン病　120
肺炎　72, 423
肺癌　98
難肺気腫　82
肺結核　74
敗血症性ショック　18
肺高血圧症　86
肺水腫　88
肺塞栓症　92
肺動脈弁狭窄症　26
梅毒　384
白内障　144
橋本病　297
播種性血管内凝固症候群　274
破傷風　423
ヒストプラズマ症　426
ヒト免疫不全ウイルス感染症　282, 424
ヒルシュスプルング病　192
非ホジキンリンパ腫　268
百日咳　423
ファロー四徴症　38
風疹　425
副腎機能低下症　302
腹部大動脈瘤　60
腹膜炎　214, 423
閉塞性肥大型心筋症　54
片頭痛　104
ホジキン病　266
蜂窩織炎　350
膀胱炎　332
膀胱癌　334

ま

麻疹　425
慢性リンパ性白血病　262
慢性気管支炎　78
慢性甲状腺炎　296
慢性骨髄性白血病　264
慢性閉塞性肺疾患　78, 80, 82
むち打ち損傷　156
メタボリックシンドローム　310
メニエル病　154
門脈圧亢進症　204

や

有棘細胞癌　364
疣贅　354
幽門狭窄　178

ら

ライム病　130, 422
卵巣癌　406
卵巣嚢腫　404
リウマチ性心疾患　20
リステリア症　422
流行性耳下腺炎　425
緑内障　146
淋病　422
ルー・ゲーリッグ病　122
レイノー病　62

欧文

Addison 病　302
Alzheimer 病　134
Crohn 病　180
Cushing 症候群　300
Down 症候群　412
Duchenne 型筋ジストロフィー　219
Fallot 四徴症　38
Graves 病　294
Guillain-Barre 症候群　118
Hirschsprung 病　192
Hodgkin 病　266
Lou Gehrig 病　122
Lyme 病　130
Meniere 病　154
Parkinson 病　120
Raynaud 病　62

2 型単純疱疹　388